健康 Smile 49

Smile 49

健康Smile 49

Smile 49

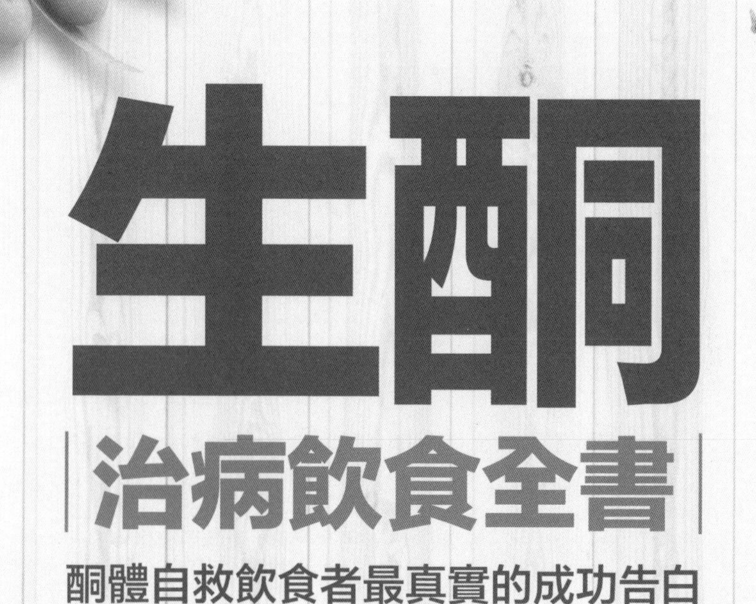

生酮治病飲食全書

酮體自救飲食者最真實的成功告白

KETO CLARITY: YOUR DEFINITIVE GUIDE TO THE BENEFITS OF A LOW-CARB, HIGH-FAT DIET

吉米．摩爾（Jimmy Moore）、
艾瑞克．魏斯特曼（Dr. Eric C. Westman）／著
游懿萱／譯

健康smile.49

生酮治病飲食全書

原著書名 Keto Clarity: Your Definitive Guide to the Benefits of a Low-Carb, High-Fat Diet
作　　者 吉米．摩爾（Jimmy Moore）/ 艾瑞克．魏斯特曼醫師（Dr. Eric C. Westman）
翻　　譯 游懿萱
封面設計 林淑慧
主　　編 劉信宏
總 編 輯 林許文二

出　　版 柿子文化事業有限公司
地　　址 11677臺北市羅斯福路五段158號2樓
業務專線（02）89314903#15
讀者專線（02）89314903#9
傳　　真（02）29319207
郵撥帳號 19822651柿子文化事業有限公司
投稿信箱 editor@persimmonbooks.com.tw
服務信箱 service@persimmonbooks.com.tw

業務行政 鄭淑娟、唐家予

初版一刷 2017年5月
　　二刷 2017年5月
定　　價 新臺幣399元
I S B N 978-986-94312-2-4

KETO CLARITY
Complex Chinese Translation copyright © 2017 by Persimmon Cultural Enterprise Co., Ltd.
Original English Language edition Copyright © Jimmy Moore and Dr. Eric Westman
All Rights Reserved.
This Edition is Published by arrangement with the original publisher, Victory Belt Publishing c/o Simon & Schuster, Inc. through Andrew Nurnberg Associates International Limited.

Printed in Taiwan 版權所有，翻印必究（如有缺頁或破損，請寄回更換）
歡迎走進柿子文化網 http://www.persimmonbooks.com.tw
粉絲團：小柿子波柿萌的魔法書店

～柿子在秋天火紅 文化在書中成熟～

國家圖書館出版品預行編目(CIP)資料

生酮治病飲食全書 / 吉米．摩爾（Jimmy Moore）,艾瑞克．魏斯特曼（Eric C. Westman）著. -- 一版. -- 臺北市：柿子文化, 2017.05
　面；　公分 -（健康smile；49)
譯自：Keto Clarity: Your Definitive Guide to the Benefits of a Low-Carb, High-Fat Diet
ISBN 978-986-94312-2-4(平裝)
1.健康飲食

411.3　　106003754

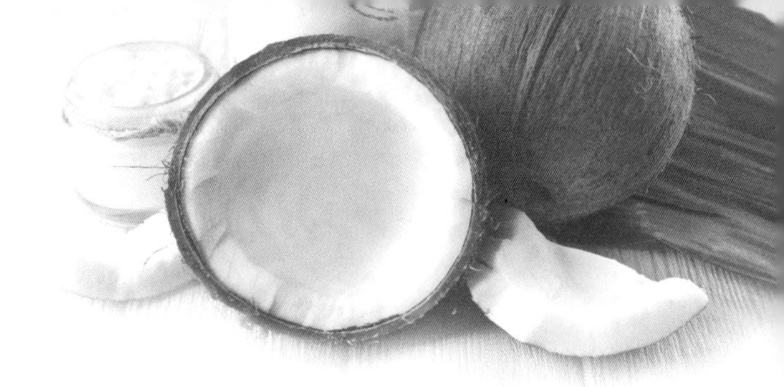

如何使用本書

請把《生酮治病飲食全書》當作另一種同樣可行的營養學與健康的簡介，因為你過去很可能對這方面的所知相當有限。書中的內容與你分享了對低碳水化合物、適量蛋白質、高脂肪飲食的批判思考。換句話說，生酮飲食扮演了重要的角色，能夠改善你整體的健康狀況，並且可逆轉許多醫學上的症狀與慢性疾病。如果你（願意）選擇採用這種飲食方式而遭到反對，請讓本書鼓勵與安慰你，並在邁向健康的路途上給予你建議。

在目前的社會中，有許多大家認為正確的健康飲食基本原則並未經過科學認證，因此並不適用於真實世界的人體上。本書會用簡單的語言，讓你完全了解最新的科學知識，書中有許多傑出的科學家、醫師、營養學家、研究人員現身說法，說明如何利用酮體來達到療癒的效果，以及改善各方面的健康。

請你敞開心胸，準備開始挑戰過去認為正確的營養學知識，擁抱這個新的飲食典範，支持這種典範的證據正在增加當中。你在本書中所學到的訊息，遲早會成為新的典範。這是營養與健康方面的最新知識，而《生酮治病飲食全書》替你預先保留了入場券。

免責聲明

本書的撰寫與出版僅做為提供資訊之用，無論在任何情況下，都不應用來取代專業醫師的建議，因此，你不該將本書中的教育性資料視為與專科醫師進行諮詢的替代品。

關於本書的呈現及翻譯，出版社嘗試對本書的內容提供最符合原意且完整的訊息，當中若有不精確或矛盾之處，敬請參照本書原文。

本書作者和出版商除了提供教育資料之外，別無其他意圖。如果你因為由本書獲得的資訊，而對自己或親友的醫療狀況產生疑問，請直接洽詢專業醫師。讀者或其他對此感興趣的人士，若從本書中獲得資訊並據此採取任何行動，其風險均由個人自行承擔。

專家的推薦

這本書是我從低醣飲食進入生酮飲食的啟蒙書，原因在於書內文筆淺顯易懂，但內容又涵蓋極廣，幾乎包括所有生酮飲食好處、需注意事項，乃至於實踐的層面，讓我在短時間內就能一窺「生酮飲食」的堂奧。

本書作者吉米摩爾（Jimmy Moore）在美國生酮飲食界是名人，撰寫的部落格以及主持的播客（podcast）都極受歡迎。他沒有生物醫學的學術背景，卻聰明的找來杜克大學的魏斯特曼醫師（Eric Westman）來當共同作者。鼎鼎大名的魏斯特曼醫師是美國減重醫師學會的主席（American Society of Bariatric Physicians），也發表過許多學術論文來實證生酮飲食的好處。吉米摩爾更請來二十二位對生酮飲食有深入研究的醫學或營養學專家，將他／她們多年實務經驗的「珠璣之語」穿插在篇章之中，更增加書中論述的可讀性、深度及可信度。

我要鄭重推薦這本《生酮治病飲食全書》給大家。一來這本書的編排及內容會讓人想一氣呵成的看完，一旦看完它，相信你會跟我一樣，迫不及待的想進入生酮飲食，享受生酮飲食所帶來身心健康的提升。

——郭葉璘（壢新醫院影像醫學科主任）

我是接受過完整西醫學訓練的西醫師，過去二十多年來，曾在加護病房、麻醉科、外科、骨科、急診科服務過，近十年轉換跑道做自然醫學，來求診的絕大多數都是中西醫藥物罔效的重症患者，癌末患者也不在少數。而我用來治療患者的最主要自然醫學處方，就是「生酮飲食」。

我本身也「曾經」是重症糖尿病患者，糖化血色素曾高達十三・五％（正常＜六％），在執行生酮飲食後，就再也不必跟降血糖藥物及胰島素為伍，而恢復健康。

因此，我對於生酮飲食的體驗感受比大多數人都深刻，如果說「生酮飲食」是我的「救命方舟」也不為過。

本書收集了很多的文獻資料，誠心推薦給你！

——王群光（台灣腦波自律神經醫學會理事長）

為了保持自己高度健康的狀態，我涉獵相關醫學資訊不菲。但看完這本比正統醫學還講究科學性的健康書，我不禁地一再拍手叫絕或雙手比讚。

沒有醫學背景的作者能夠提供許多深入簡出的說明，讓我學到執行生酮飲食的很多關鍵要點；他更有勇氣、有能耐，也很有科學的實驗精神，拿自己當大白鼠做好幾個臨床實驗來驗證觀點，以及尋找一大群真正的專家來釐清醫界許多是是而非、誤人誤己的醫學謬論。這是一本不僅一步步引導勇者實踐自救方法的絕佳經典，更是赤裸裸的揭露醫療權威假面的好書！

所以，讀者請趕快利用好書上的資訊武裝自己，用來質問與分辨出知名的庸醫與沒沒無聞的良醫，挖掘出真正好的醫師，來服務自己的健康與保護荷包。

——陳立川（癌症和另類療法研究專家）

作者吉米 ・ 摩爾與我一樣，我們都曾經用不正確的健康觀念，在照顧自己的身體，明明嚮往健康的狀態，卻傷心的換來體重過重、糖尿病前期、脂肪肝、膽阻塞、輕度腎衰竭、尿酸過高、嚴重打呼等慢性文明病。直到了解了「生酮飲食」，跨出了歷史性的那一步，短短半年時間，我的體重減少二十公斤，糖化血色素恢復正常，脂肪肝沒了，腎功能也正常了，讓我嘗到真正健康的滋味。同時也讓我產生了使命感，決定要告訴更多人「生酮飲食」的好處，讓更多人能擺脫藥物，靠飲食的調整就恢復健康。

感謝本書的描述淺顯易懂，即使沒有具備醫學及護理的知識，相信一般人都能輕鬆的閱讀。加上書中的 Q&A 整理，專業建議的彙集及食譜的收錄，我相信，本書一定能成為初次嘗試「生酮飲食」的人，非常實用的一本工具書，造福讀者及身邊的人！

——謝旺穎（謝旺穎親子診所院長）

如果你還沒開始生酮飲食，看完本書再開始；如果你已經開始生酮飲食，你的疑惑都在本書解答了。生酮飲食要成功有三要素：低碳水化合物、高油脂，還有這本書，前兩個補身體，最後一個補腦袋，《生酮治病飲食全書》是生酮飲食最好的教科書！

——撒景賢（FB 酮好社團創辦人）

前　言

你是否曾經思考過構成健康飲食的各種資訊有哪些？某星期的一則新聞告訴了我們一項新的研究發明，如攝取椰子以及含椰子油等食物的好處，但幾個星期後，又有新聞頭條告訴我們，含椰子成分的食物具有過多的飽和脂肪酸，會讓血管阻塞，引發心臟病。如此的訊息多到不勝枚舉，而一般人往往已是事業、家庭兩頭燒，到底要如何釐清這樣的混亂資訊呢？

相信我，我也是過來人。我以前的體重曾經超過一百八十公斤，即時當時的我自認為遵守了營養法則，但不管怎麼努力，減重的效果依舊不彰。

我叫吉米．摩爾，後來做了與健康守則幾乎完全相反的事，卻成功扭轉了自己的體重。

政府錯了：
有關二〇一〇年國民飲食指南的證詞

在二〇一〇年七月八日，我在美國華府擔任五十位證人之一，為二〇一〇年國民飲食指南提供口頭證詞。這種指南每五年發行一次，代表美國政府對健康飲食的官方政策，並落實在食物券、學校午餐計畫、美軍家人與眷屬的食物配給中。

是的，這個指南攸關重大，那也是為什麼我會自掏腰包，風塵僕僕的跑到華盛頓對飲食指南諮詢委員會陳述自己的觀點。在那個燠熱的夏日裡，到美國農業部對委員會陳述論點的五十人當中，只有兩位是個人，其餘大部分都代表了特定的利益團體（如大豆遊說團、乳製品遊說團、雞蛋遊說團、食鹽遊說團等等）。

大部分前來陳述的人，說話的語氣都相當無趣且單調，千篇一律地說著為何官方飲食指南應該要考慮他們的提案等等。你很明顯就能聽得出他們無心於此，只是收錢辦事，陳述對他們客戶最有利的內容而已。當天發自肺腑的證詞，實在是少之又少。

在忍受這種坐如針氈的情形幾個小時後，終於輪到排在第二十六位的我發表三分鐘評論。那些小組委員之前聽取證詞時，大多在低頭寫筆記，偶爾才抬頭看一下眼前那些無趣的人。我想要引起這些委員的注意，雖然有些緊張，但卻充滿自信地走到麥克風前，想要（在不看任何筆記的狀態下）和他們分享不帶個人情緒的演說，因為我認為他們提議的內容無法帶給美國人民最大的好處。

這是我的肺腑之言，因為我就是照著自己所說的方式過生活，見證了我的著作對追隨者發揮的力量。我不太記得自己陳述的確切內容為何，因為當時我完全沉浸在自己的情緒當中。但是，當時在場的一位朋友後來表示，從我開口說話的那一刻起，所有科學諮詢會的成員以及政府官員都抬起頭來，仔細聆聽我說的每一句話。根據美國農業部提供的逐字稿，內容如下：

> 嗨，大家好，我叫做吉米·摩爾，來自南卡羅來納州的史巴坦堡（Spartanburg）。我架設了名為「過著低碳水化合物的生活」（Livin' La Vida Low-Carb）的網站。我在二〇〇四年一月開始攝取低碳水化合物的飲食，這是在遵守了你們每五年公佈一次的飲食指南幾年後，結果失敗了，為此我還感到十分挫折，因為那對我一點效果也沒有。那時的我三十二歲，體重約一百八十六公斤，膽固醇過高，也有高血壓，健康狀況遭到不行，直到我突破框架，跳脫政府告訴我如何能夠變健康的法則，最後才找回了自己的健康與人生。
>
> 今日我站在這裡，不只代表了自己，還代表了上萬名我的部落格讀者，以及我廣播節目的聽眾。他們是真實存在的人，我希望你們看見一位活生生的人因為不照著你們所說的方式去做，而徹底扭轉了人生。我攝取更多脂肪，少吃碳水化合物，不必費心地去做心血管運動。原本的那一套在我身上根本發揮不了作用，直到最後我找到了一套有效的方式，才發現這個委員會中的專家，其實並非是所有事情的專家。
>
> 我們真的不該只提供所有美國人一套一體適用的指南。我建議你們，應該提供數套指南供人們選擇，因為每個人的情況並非全然相同，就像大家穿的鞋子尺寸不同一樣。我穿十三號的鞋，這裡大家都穿十三號的鞋嗎？當然不是。飲食也是同樣的道理。

> 我們需要的飲食指南，必須是適合個人新陳代謝需求的指南，無論他們是否肥胖或罹患糖尿病，那些都是必須列入考慮的事項。如果我們那麼做，我想大家都會更健康。
>
> 否則的話，五年後的今天，出來作證的還是同一群人，同一群來遊說各種事物的人，那又有什麼改變呢？我敢說，肥胖的情形會日益嚴重，糖尿病情況會更不好，心臟病也會更糟糕，那時我一定會問你們：「為何如此？」

在我提出證詞後，許多人過來向我致謝，讓我滿心感激，覺得這一趟不虛此行。其實，有位警衛還向我要了名片，想看看我的部落格，希望能進一步了解我的工作內容。他說，我和我的故事與來此作證的大多數人截然不同。這讓我覺得說出真心話是正確的選擇，我很高興自己這麼做了！

我不會自吹自擂，說自己那天的話改變了二〇一〇年的《美國健康指南》，但我很高興自己到場陳述證詞，代表那些受到美國農業部以及衛生與公共服務部傷害的人說話。我希望在下一次討論飲食指南之前，能夠出現新的「我的餐盤」（亦即之前的食物金字塔），這些政府官員將會看見他們大力提倡食用穀類且貶低脂肪類的結果。

他們無視科學的做法終究會被推翻，因此，希望本書能夠稍微加速這個過程。

請你試著想想：假如美國農業部是個企業，國民的健康狀況則反映了他們的淨利率，那麼，他們應該早在多年前就破產了。過去幾十年來，民眾肥胖、罹患糖尿病、心臟病以及其他慢性病的比例大幅增加了。你知道其中最令人震驚的是什麼嗎？使這些疾病加劇的原因，正好與一九八〇年代美國政府公布的飲食指南相符。那是巧合嗎？我想不是吧。

有句俗諺說：瘋狂重複做一樣的事，卻期待有不同的結果。近年來，美國的營養政策正是如此。政府預設了低脂、低鹽、低卡、高碳水化合物、蔬果為主的飲食範本，只要研究結果不符合範本，便一律遭到政府忽略。但這種單一的飲食方式，並不適合許多正在減重或處理新陳代謝等慢性健康問題的人。

事實上，統計數字已經證明了，這種方式實在相當失敗！現在該是美國農業部以及衛生與公共服務部承認自身錯誤的時候了。

我的故事：
嘗試過各種瘦身方式後，卻依然維持在一百八十公斤

我很慶幸自己能夠找到適當的方式，擺脫十年前跟隨營養指南時，造成健康狀況起起伏伏的日子。在二〇〇四年一月時，我三十二歲，體重卻高達一百八十六公斤，我的家庭成員長期以來也都一直面臨著體重問題。

我的母親嘗試過各種低脂減重計畫，我們的廚房裡也總是不缺米餅和脫脂牛奶，但她一直無法讓體重降低，覺得相當氣餒，最後選擇在二〇〇三年十二月進行胃繞道手術。當時，我心裡就已經打定了主意，如果我下一次的減重計畫不成功，我將追隨她的腳步。幸好我沒走到那一步。

數十年來不良的飲食習慣，缺乏運動，以及對健康的漠不關心，最終使得這些問題都找上了我，但當時的我卻認為，那是基因問題，完全無法克服。覺得自己總是又胖又不健康時，真的感覺相當無助又無力，不知如何是好。我人生中的大半時間都一直有這種感覺。

但希望你別誤會，當時的我也是嘗試了各種流行的減重飲食方式，包括喝 Slim Fast 代餐，服用 Dexatrim 瘦身藥，整天吃兔子的糧食，只是都沒有用。我曾在一九九九年時試過超低脂（幾乎沒有任何脂肪）的飲食法，因為我們向來認為脂肪會使人發胖。當時的效果非常好，我在短短九個月就瘦了約七十七公斤，但卻產生了一個大問題：我一直覺得很餓，因此變得易怒、疲倦，瀕臨喪失理智的邊緣！

我的妻子克莉絲汀會跟你說，當時的我很「飢憤」，也就是飢餓到比無敵浩克還更容易抓狂。當時我的胃又脹又大，讓我覺得自己的健康狀況比減重之前還更糟糕。某天，克莉絲汀問我是否能去麥當勞幫她買份超值餐，我問她我是否能吃個大麥克餐，「僅此一次下不為例。」呃，曾經胖過的人都知道，接下來會發生什麼事。

於是我的低脂減重計畫就到此為止。我原本減掉的體重不僅胖了回來，甚至比我首次在二〇〇三年底體重飆破一百八十公斤時還更重。克莉絲汀越來越擔心我的健康狀況，而這絕非杞人憂天。

雖然我當時沒有嚴重的健康問題，但卻必須服用藥物治療高膽固醇、高血壓、呼吸等問題。在那之前，我在一九九九年時目睹了哥哥凱文在多次心

臟病發後所要面對的問題，知道自己必須找出有效、安全、永續的方式，來讓自己維持健康。但實際上，讓我痛下決心的一連串事件發生在二〇〇三年的秋天。

當時，我在一所中學當代課老師。在我轉身寫板書說明當日的課程時，聽到教室後方有人喊：「天啊，摩爾老師真的很ㄈㄈㄈㄈㄟˊ！」教室沉寂了約兩秒鐘，接著我聽到有生以來最大的爆笑聲。我只好緩緩轉身面對說那句話的男孩，緊張的和他們一起笑了起來，目的是為了讓自己別哭出來！

那就是首次讓我想要減重與維持健康的第一個星星火花。接著，陸續發生的一些事件讓我知道，自己必須立刻處理肥胖的問題。

在我的日常生活中，發生了多到數不清的事件，在在提醒著我必須趕快有所改變：每次上下車時都會把褲子後方扯破，沒人扶一把的話，很難從沙發中起身，沒辦法看電影或搭飛機，因為我沒辦法塞進座位裡，最困擾的是，我遇到的人，臉上都擺出了批判的表情。以上種種都讓我回到現實——我實在放縱自己到一種過分的地步了。

讓我印象最深刻的是，發生在教堂一年一度的秋天節慶上。那裡有一道攀岩用的牆面，我看著大人與小孩在那邊爬上爬下，好像他們是蜘蛛人一樣。想當然耳，我覺得那很容易，人人都能爬，所以我就去排隊，想體驗徒手攀岩的滋味。在束上了所有安全裝置之後，我走向那道牆，伸手想抓住東西。在我想要踏上其中一塊不高的岩石邊緣時，卻因為體重的關係，偏偏站不上去，腳也差點滑了下去。我再試一次，這次腳就滑掉了，扭向一邊，造成關節隱隱作痛。我環顧四周看我攀岩的人，只好尷尬地打消攀登的念頭。那次的經驗讓我畢生難忘，也給了我當頭棒喝，知道自己必須在短時間內做出重大改變。但是，在過去減重失敗無數次之後，我還有什麼更好的選擇呢？

光想到要再節食，就讓我反胃到不行。大家都知道減重必須先降低熱量的攝取，減少攝取的脂質，並且多運動，每星期要在跑步機上待好幾個小時。因此，大多數人採取的瘦身計畫就是低脂、低卡的飲食，加上一週固定去健身房幾趟。

但我清楚的記得，在一九九九年這麼做時的強烈飢餓感與挫折感，也知道一定有更好的方式。幸運的是，那年我的岳母決定送我一份聖誕禮物——有其他的女婿會在節日時收到岳母送瘦身書嗎？我收到了。回想起來，那年收到的聖誕禮物讓我非常高興與感恩，因為我的生活自那時起有了一百八十度的改變。謝謝你，莉比！

大逆轉：
發現低碳水化合物、高脂肪飲食法

我的岳母在聖誕節時送我瘦身書，這似乎是在提醒我，她的女兒嫁給了需要減肥的胖男人。我假裝沒事，但實際上卻很受傷——嘿，我知道自己的體型相當龐大，需要控制體重。

但是，那年的減重計畫，正好讓這件事能夠發生。那本書叫做《阿金博士的減肥大革命》，書中說明了已故的羅伯特．阿金醫師（Dr. Robert C. Atkins）提出的飲食法。我之前已經聽過不少關於這種飲食法的傳聞，有好有壞，但一直沒空好好去搞清楚它。有了那本書之後，我就沒藉口不去了解阿金飲食法的真正內容了。

很好笑的是，早在一九九九年我採取無脂肪飲食時，有位朋友問我是否採用阿金飲食法減重。

「你在跟我開玩笑吧？」我回答，「當然不是，那是最不健康的減重方式了。」我還說：「我絕不會採用阿金飲食法，因為那實在是太不健康了。」還真是大言不慚啊！那麼說，只會讓別人知道我有多麼無知和固執，不願意敞開心胸，接受傳統瘦身法之外的可能。

想想今日的我，是以「低碳水化合物的傢伙」聞名，那些話現在聽來還真是諷刺。所以，絕對別說不可能。

利用聖誕節到新年一週的時間，我徹底拜讀了阿金醫師的著作，我必須老實說，一開始對這種低碳水化合物、高脂的飲食法，我是嗤之以鼻的，在上帝創造的綠色世界中，你怎麼可能吃進更多奶油類的脂肪、全脂起司、紅肉，而不會有不良後果？難道阿金醫師不知道那些東西會阻塞你的血管，讓你得到心臟病與癌症，最後讓你失去寶貴的性命？他叫大家減少攝取碳水化合物類的食物，又是什麼意思？誰能夠不吃麵包、麵條、糖、含澱粉的食物呢？那些不正是提供身體運作能量的食物？

這種營養計畫根本是齣鬧劇！同樣的，無知是種福氣，在十多年之後回首，那還真是幽默曲折的過程啊。

接下來幾天內，再次翻讀這本書後，我恍然大悟，發現之前自己嘗試過的各種瘦身法都離不開降低脂肪攝取的總量，尤其是避免飽和脂肪酸，吃許多「健康的」全穀類，還要斤斤計較食物的熱量。雖然這種減重方式一開始會讓體重大幅下降，但最後都會讓我回到原本的飲食習慣，體重也都會回到開始減重時的數字（甚至還會更重）。我希望能夠避免這種輪迴，此外，低碳水化合物、高脂肪的飲食是我之前從未試過的方式。雖然五年前的我絕對不會採用阿金飲食法，但當時的我卻訂下了新年的新希望，要用這種知名的低碳水化合物飲食法來減輕體重。

就這樣，從二〇〇四年一月一日開始，我就開始採用阿金飲食法。那對我來說，真是震撼教育。那時候的我，每天可以吃掉兩大盒的 Little Debbie 巧克力夾心蛋糕；大份量的義大利麵；幾個麥當勞的火腿起司蛋堡；7-11 的肉桂捲和大巧克力碎片餅乾；十六罐可口可樂。我是個不折不扣的碳水化合物成癮者，每天攝取的碳水化合物很容易就超過一千五百公克，吃的時候連想都沒想過。所以，我的體重超過一百八十公斤絕非偶然吧！

現在，我的飲食已經從多到誇張的糖與加工過的碳水化合物，減少到每天只攝取二十公克這類食物。如果你覺得那對人體沒什麼影響，那就讓我來告訴你吧：影響確實很大！我這輩子沒吸過毒，但做這件事卻很像在勒戒古柯鹼或海洛英一樣，我真希望自己之前沒那樣狂吃過。

幸好我從原本飲食轉換為阿金飲食的痛苦過渡期只有幾週，之後我就開始覺得充滿活力與朝氣。那彷彿是絕望的烏雲離開了頭頂，我終於了解「正常」的感覺是什麼。有生以來，我第一次覺得有希望，終於能夠重掌自己體重與健康的主控權。

由於主流媒體不斷重複報導，所以大家認為阿金飲食法最著名之處，在於每日攝取大量的肉類、蛋、起司、培根。但事實和大家所想的不一樣，那並不是阿金飲食法，而且相去甚遠！雖然阿金飲食法相當複雜，無法用三言兩語道盡，但我們會在第二章中詳細說明。現在，你只要知道阿金醫師並非只叫大家減少碳水化合物的攝取量，吃「低碳水化合物」的包裝食物，或是只吃肉類、蛋、起司。

那麼，這種低碳水化合物、高脂肪的阿金飲食是如何在我身上發揮作用的？在第一個月底時，我一共減掉了約十三公斤。天啊！到了第二個月底時，我又減掉了十八公斤，可以感覺到血液中突然充滿了活力，讓我能夠開始上健身房。到了滿百之日，我已經減掉了四十五公斤，那時候，我就知道有特別的事發生了。

光用文字無法形容這趟不可思議的旅程，我也與之前判若兩人。雖然光用想像就知道那是條崎嶇的路，但我很高興自己發現了健康的低碳水化合物生活，因為在那年我總共減掉了八十二公斤。然而，比減輕體重更重要的是，低碳水化合物的生活讓我重拾健康。

在採用阿金飲食法九個月後，服用處方藥治療高膽固醇、高血壓、呼吸問題就成了過去式。誰說採用低碳水化合物飲食無法改善健康？（我們之後在書中會詳細討論這個問題）

我要向阿金醫師致上最由衷的謝意，謝謝他透過飲食讓我改變生活。自從我讀了他的書之後，我的生活就變得完全不同。我很高興、也很幸運擁有一個人氣很高的健康部落格，以及三個備受尊崇的 iTune podcast，能夠透過這些頻道來宣揚低碳水化合物生活的好處。

雖然我無緣與阿金醫師見上一面，但要是沒有這位偉人對我的教育和啟發，我絕對不可能擁有今日的成功。

他在紐約冰封的人行道上失足喪生以來，至今已十餘載，但是他的風範仍然在全世界激起漣漪。他永遠活在我們這些接棒者的記憶中，我們會持續為低碳水化合物生活而戰。願上帝保佑你，阿金醫師，因為你拯救了我與其他數百萬人的性命，我們都因為你的低碳水化合物營養方針而改善健康，並從中獲益良多。

我也要向賈桂琳・艾伯斯坦（Jacgueline Eberstein）致敬，她是一位合格護士，曾在阿金醫師紐約的診所中工作三十多年，今日依然致力於宣導低碳水化合物的生活型態。

此外，薇若妮卡・阿金也成立了「薇若妮卡與羅伯特・C・阿金基金會」，讓她亡夫的風範流芳百世，同時也贊助美國各地知名大學的研究計畫，包括加州柏克萊大學、德州大學西南校區、哥倫比亞大學、密西根大學、華盛頓大學、杜克大學等。

回饋：
告訴別人我如何「過著低碳水化合物的生活」

在二〇〇五年，大家開始討論我大幅減重的事，都希望知道我減重的祕訣。而在和大家說了自己透過阿金低碳水化合物飲食法，成功減重的故事不下千百次後，我決定要來寫網誌，說明我做過的事，也期望能藉此幫助其他人成功減重。我在二〇〇五年四月底開始成立部落格之前，還不大知道部落格這種東西，只因為有位朋友跟我說開個部落格相當容易，於是我就開始動手寫網誌。

早在知道阿金飲食法之前的高中時代，我就一直想透過文字分享自己的想法。此時，結合我的寫作技巧與熱情，以及致力於健康低碳水化合物的職志，是再有意義不過的事情了。這實在是天作之合，我也準備好要大顯身手了！這是一條我永遠不會回頭的路。

不久之後，許多人湧進了我的新部落格，我將這個部落格命名為「過著低碳水化合物的生活」。自從二〇〇五年四月開設部落格以來，讀者人數就呈現爆炸性的成長，現在每個月的訪客數約有二十萬人。

我一直都熱衷於教育、鼓勵、啟發那些肥胖過重且不健康的人，希望他們能跟隨我的腳步。因為我走到了今天的這一步，因此能夠分享病態肥胖者的親身經驗，如何能夠脫離那個窠臼，以及成功時勝利的感受。我希望自己能夠成為一座燈塔，照亮那些曾和我一樣以為此生注定肥胖不健康的人，並告訴他們：絕對，絕對不要輕言放棄！

在二〇〇六年十月時，我成立了大家耳熟能詳的 iTune podcast「和吉米・摩爾過著低碳水化合物的生活秀」（The Livin' La Vida Low-Carb Show with Jimmy Moore）。

從那時候開始，這個節目就成了網路上的熱門健康節目，共有九百多集（目前已超過一千二百多集），內容主要是對知名飲食法、健身、健康人士的非正式訪談。此外，我還有另外兩個 iTune podcast 節目：「吉米・摩爾與朋友的低碳水化合物對話」（Low-Carb Conversations with Jimmy Moore & Friends）、「詢問低碳水化合物專家」（Ask the Low-Carb Experts）。透過這兩個節目，我也能夠將健康生活的訊息散播到各處。

我在二〇一三年八月時，出版了新書《膽固醇聲明》。在這本書中，展現了共同作者艾瑞克．魏斯特曼醫師的洞見，他也是北卡杜克大學德蘭校區的研究人員。書中同時詳盡地記錄了二十九位知名膽固醇專家的訪談記錄。能和舉世聞名的健康專家面對面建立起意義重大的關係，真是我的榮幸。所以，這本書當然也包含了魏斯特曼博士。

我首次和他碰面，是在二〇〇六年一月於紐約布魯克林區舉行的低碳水化合物營養健康科學會議裡。當時我寫部落格的時間仍未滿一年，卻非常渴望能多了解讓我減重並找回健康的低碳水化合物飲食，這樣就能與更多部落格讀者分享。

我受邀前往參加營養與新陳代謝協會舉辦的研討會，會議中都是醫師、飲食研究學者，以及各種專家的專業演講，老實說，我被當中的醫學專有名詞搞得團團轉。

其中一場演講，一開頭就說明了 PEP-C（低劑量規律性口服化療）療法的觀念，坐在我右邊的男士就靠了過來小聲對我說：「那難道不是飲食的 PEP-C 嗎？」那個人就是艾瑞克．魏斯特曼博士。當時我就知道他是個特別的人。在我和他越來越熟稔，以及知道他為何開始對低碳水化合物有興趣之後，我發現他和我有一樣的使命感，想把這個訊息傳達給最需要的人。正是由於他的病人和我有類似的經驗，都是讀了阿金醫師的書之後成功減重並且重拾健康，讓魏斯特曼醫師知道為何這種飲食法能那麼成功。他的研究讓他在一九九九年時直接和阿金醫師接觸。

魏斯特曼醫師寫了一封信給阿金醫師，阿金醫師則親自打電話給他，並邀他親眼目睹自己如何透過營養學治療病人。因此，魏斯特曼就啟程前往紐約的替代醫學阿金中心，目睹了阿金醫師及其員工如何利用低碳水化合物飲食作為部分療法，治療肥胖、糖尿病及其他慢性健康問題的病人。看見阿金醫師病人的健康大幅改善之後，魏斯特曼醫師問他是否有興趣贊助低碳水化合物、高脂肪飲食的研究，如此就能以科學的方式展現成果。阿金醫師首肯了，魏斯特曼醫師就開始進行阿金飲食法的首次臨床實驗。

最早的前驅研究，是針對五十位採用低碳水化合物飲食者追蹤六個月，研究成果發表在二〇〇二年十一月舉辦於伊利諾州芝加哥的美國心臟病協會年會中。研究結果顯示，採用低碳水化合物、高脂肪飲食的病人，不僅減輕了體重，膽固醇值也降低了。但是，魏斯特曼醫師想知道相較於流行的低脂飲食法，他所見證的結果又是如何？所以在這個研究之後，針對一百二十人進行了隨機抽樣的對照實驗，這些人當中半數採用低碳水化合物飲食，半數採用低脂飲食，並且持續六個月的時間。

研究結果顯示，兩組的健康情形都有所改善，但採用低碳水化合物飲食的人卻能減去較多體重，新陳代謝症狀改善的幅度也較大。那次研究的結果，發表在二〇〇四年的《內科醫學年鑑》，也奠定了日後許多低碳水化合物飲食法的研究基礎。

下一步：
生酮飲食

所以，你現在很可能會認為：「你減重並且重獲健康的故事很棒，但這和你的書《生酮治病飲食全書》又有什麼關係呢？我之前根本沒聽過！」

很高興你提出這樣的問題。你若能了解我們在營養方面的經驗，以及對健康帶來的正面效果之後，就能夠開始了解為何低碳水化合物、高脂肪的飲食正是你改善健康所需的飲食法，而生酮飲食法的概念也來自此處。在本書中，我們會用深入淺出的方式說明生酮飲食背後的概念與原理，以及如何應用在你的情況當中。

我們會大力破除許多以訛傳訛的生酮飲食資訊，是的，本書會帶給你震撼教育，撼動你所知的營養與健康知識。但既然你知道我們熱衷於仔細檢視低碳水化合物、適量蛋白質、高脂肪的生酮飲食，現在我們也該與你分享一路走來所得的知識、經驗、智慧，以幫助你達到最佳的健康狀態。

我們必須闡明生酮飲食的真相，因為那很可能是你拼圖中缺少的那塊，很可能發生在你的家人或朋友身上。

沒有其他書籍和本書一樣，將生酮飲食的運用方式彙整成書，以幫助你達到最佳的健康狀態。你可以將本書視為透過低碳水化合物、高脂肪飲食法獲得健康的明確指南。

現在，就開始準備再次接受教育吧！

認識生酮飲食專家

我很榮幸能在 podcast 節目上訪問數百名不同領域的知名健康專家。因此，我決定寫這本書時，相當清楚能夠詢問哪位專家，以得知生酮飲食對健康影響的最新資訊。

我很高興能夠介紹來自世界各地的這二十二位專家。你可以在書中的「專家聲明」看到他們的說法。

席山・亞蘭（Zeeshan "Zee" Arain）醫學學士、公共衛生與熱帶醫學碩士、澳洲皇家全科醫學院院士

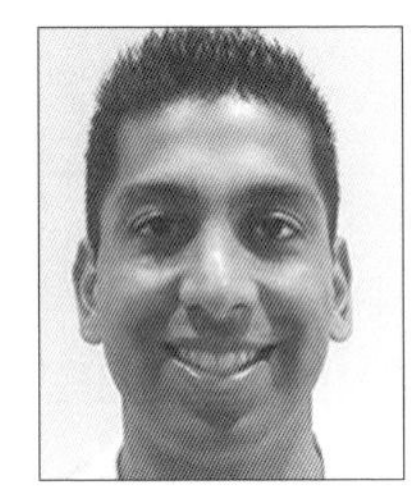

亞蘭醫師在澳洲墨爾本的蒙納許大學取得醫學學士學位，之後又在詹姆士・庫克大學取得公共衛生與熱帶醫學碩士學位。他是位執業醫師，也是知名專業運動組織澳洲足球聯盟墨爾本足球隊的隊醫。透過營養與運動來預防與治療肥胖及其他慢性疾病，是讓他特別有興趣的主題。

亞蘭醫師曾透過精心規劃的低碳水化合物、高脂肪生酮飲食，來治療罹患不同疾病的數百位病人，包括糖尿病、多囊性卵巢症候群、肥胖、高血壓、癲癇、胃食道逆流、腸躁症等患者。他曾公開發表過幾次有關酮營養學的演講，並且致力於這方面的研究。他從二〇一二年開始就投入營養性酮化的研究。若想進一步了解亞蘭醫師，請造訪 opsmc.com.au/person/dr-zeeshan-arain。

布萊恩・巴克斯達爾（Bryan Barksdale）

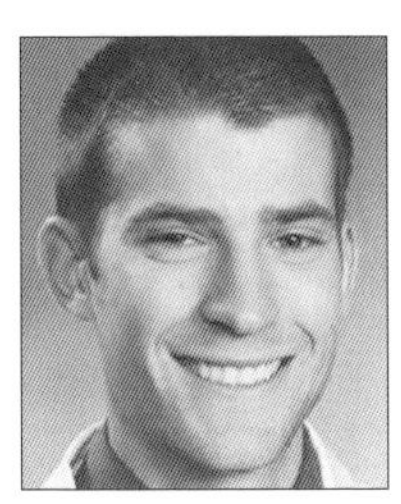

布萊恩在德州大學醫學院就讀醫學學士，在德州大學奧斯汀校區取得神經科學博士學位。他對營養運用以及生活型態的關係相當有興趣，對利用生酮飲食治療神經元疾病更是如此。

他是奧斯汀原始生活團（Meetup.com/Austin-Primal-Living-Group）的創辦者。你可以造訪布萊恩的部落格「從長椅到床邊」（FromBenchToBedside.wordpress.com）以了解更多資訊。

多明尼克・達古斯提諾（Dominic D'Agostino）博士

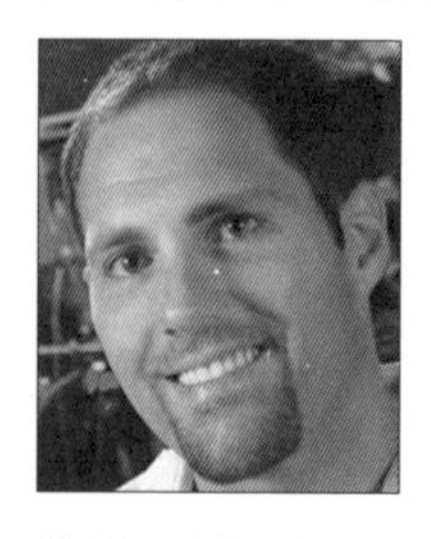

達古斯提諾博士是南佛羅里達大學分子藥理學與生理學系的助理教授。他主要的研究為研發與測試生酮飲食法、低卡飲食，以及利用酮補充品作為神經元疾病與癌症的新陳代謝療法。他的實驗室同時採用活體實驗與試管實驗等方式，來了解新陳代謝療法的生理學、細胞、分子機轉，包括了生物遙測學（EEG、EMG）、電生理學、螢光顯微鏡、雷射掃描共軛焦顯微鏡、原子力顯微鏡（AFM）、生化檢驗、活體生物光造影、行為測試、動作執行等。若想進一步了解達古斯提諾博士，請造訪 DominicDAgostino.com。

威廉・戴維斯（William Davis）醫師

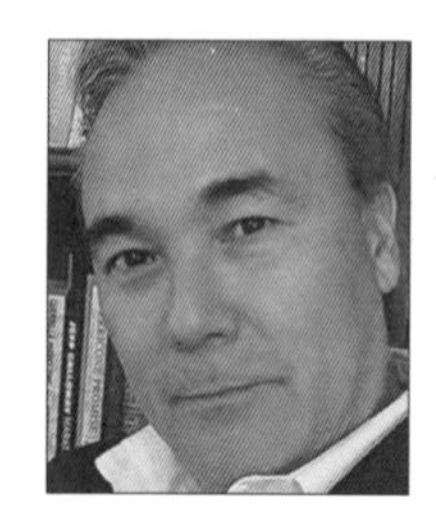

戴維斯醫師是心臟科醫師，也是《紐約時報》暢銷書《小麥完全真相》的作者，該書揭露了基因改造量產小麥的危險性。他畢業於聖路易醫學院，在俄亥俄州立大學醫院內科實習與受訓，之後在大都會醫學中心以及凱斯西儲大學醫院接受高等血管修復術訓練，並於後者擔任心臟科主任以及醫學系助理教授。他目前在維斯康辛州密瓦基（Milwaukee）郊區擔任執業心臟科醫師。若想進一步了解戴維斯醫師，請造訪 WheatBellyBlog.com。

賈桂琳・艾伯斯坦（Jacqueline Eberstein）註冊護理師

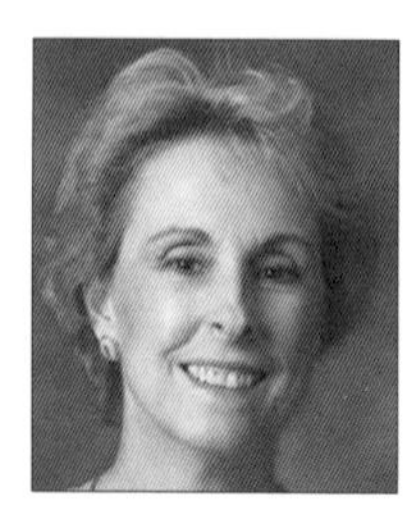

在羅伯特・阿金醫師於二〇〇三年過世之前，賈桂琳擔任了替代醫學阿金中心的醫學教育主任。她從一九七四年起就和阿金醫師共事。她的經驗相當豐富，負責指導內科醫師、醫師助理、執業護理師等有關阿金生活方式與替代醫學等內容。她負責撰寫阿金醫師的書籍、電子報與其他的媒體新聞稿。在二〇〇四年時，她與他人合著《阿金糖尿病革命》，同時演講著作不輟，在國內外各處宣揚阿金哲學。她是低碳水化合物郵輪之旅的固定參加者與講師，目前也是《聰明碳水化合物》電子雜誌的專欄作家。由於她在阿金飲食生活方式的豐富經驗，因此也是低碳水化合物、高脂肪生酮飲食方面的權威之一。若想進一步了解賈桂琳，請造訪 ControlCarb.com。

瑪莉雅・艾莫里希（Maria Emmerich）

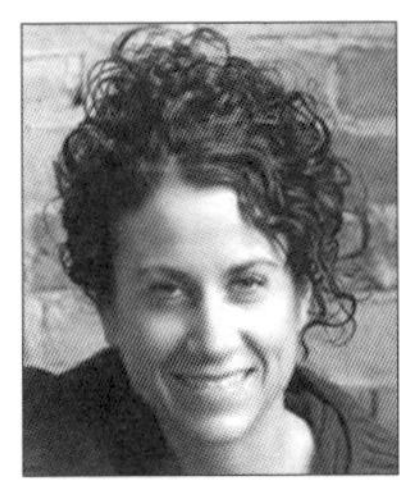

瑪莉雅是營養與運動生理學的健康專家，致力於幫助他人擁有最好的健康狀態。她在童年時一直有體重方面的問題，因此下定決心要研究健康，這樣就能幫助他人，讓他們不再因為外表而感到受挫，也不再因此而處在不健康的心理狀態中。瑪莉雅深知食物及其帶給人們的感受。

她的專長為神經傳遞物質（neurotransmitte）與食物對它的影響。她撰寫了八本書，包括二〇一三年出版的《適應生酮飲食》在內。減輕體重通常是透過飲食治療其他健康問題時的副作用，包括新陳代謝問題、禿頭症、橋本氏甲狀腺炎、自體免疫疾病、腸胃問題，以及其他許多健康狀況。若想進一步了解瑪莉雅，請造訪 mariamindbody.com。

理查・費因曼（Richard Feinmanm）博士

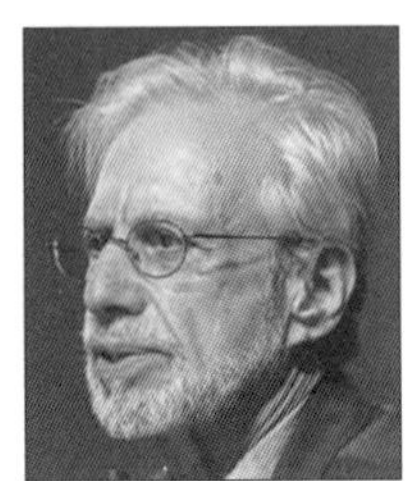

費因曼博士是紐約州立大學下州醫學中心布魯克林校區的細胞生物學（生化）教授。他畢業於羅徹斯特大學，並取得了奧勒岡大學的化學博士。費因曼博士原本的研究領域為蛋白質化學與酶機轉，以及在凝血與止血方面的運用。

他目前研究的興趣則為營養與新陳代謝，尤其是飲食組成與能量平衡。這方面的研究對他在醫學院的授課內容影響相當深遠。他是將營養學融入生化課程的先驅。費因曼博士是營養與新陳代謝社群（NMSociety.org）的創始人，以及《營養與新陳代謝》期刊的前共同主編。若想進一步了解費因曼博士，請造訪 FeinmanTheOther.com。

諾菈・傑得高達斯（Nora Gedgaudas）

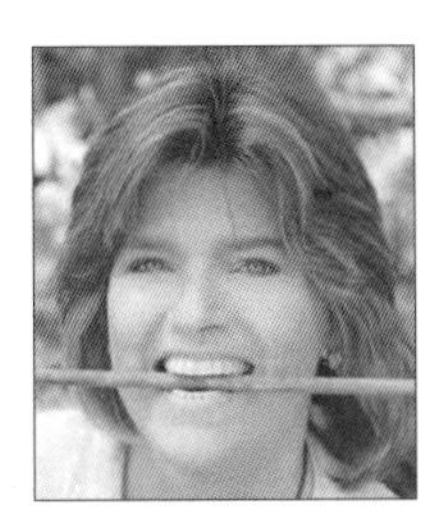

諾菈是「原始人飲食法」（Paleo diet）的知名專家，同時也是暢銷書《原始身體，原始心靈》的作者。她也是相當成功的營養學顧問、講者、教育家，曾在國內外各地電臺、podcast、電視節目、紀錄片中接受訪問。她自己在 iTune 上的 podcast 相當受歡迎，在網站上的文章也擁有眾多的讀者。她是合格的營養顧問與臨床神經反饋（clinical neurofeedback）專家，目前在奧勒岡州的波特蘭市執業。若想進一步了解諾菈，請造訪 PrimalBody-PrimalMind.com。

班・格林費爾德（Ben Greenfield）

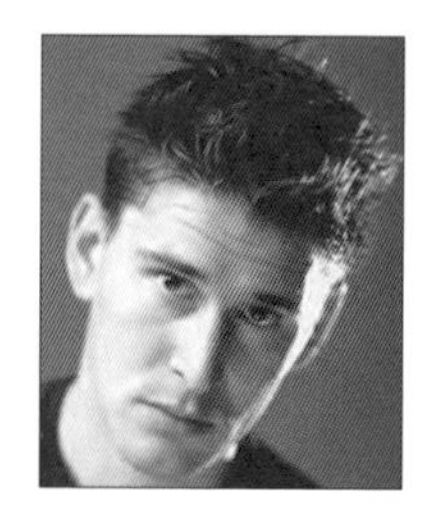

班是位教練、作者、演講者、前健身教練，以及鐵人三項選手。他在愛達荷州立大學取得運動生理學與生物力學的碩士學位，也是合格的運動營養學家（C-ISSN）以及體能教練（CSCS）。他擁有十多年的教學經驗，教授專業運動選手、大學生、業餘運動選手如何從內而外獲得健康。班是 iTune podcast 節目《健身者》、《班・格林費爾德健身》節目主持者、WellnessFX 健康中心的顧問。他同時也著作等身，撰寫了十多個改善健康與體能的計畫與多本書籍，包括二〇一四年出版的《超越訓練：掌握耐力、健康與生活》。他也透過自己的超人教練網（SuperhumanCoach.com）來訓練與指導世界各地的醫師、私人教練、物理治療師。若想進一步了解班，請造訪 BenGreenfieldFitness.com。

約翰・開弗（John Kiefer）

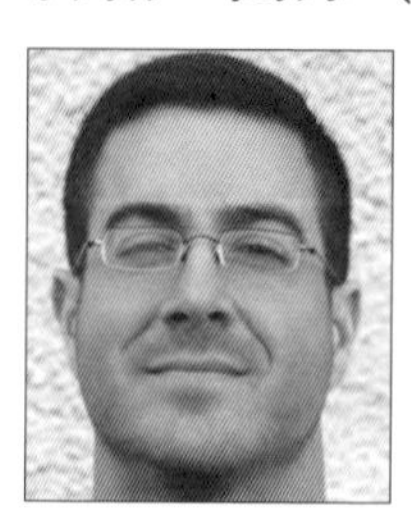

約翰原本是位內科醫師，後來轉而成為營養與體能科學家。他二十多年來不斷研究、檢驗、驗證各種營養與體能表現的觀念，並且廣為各方接受，同時也幫助許多人，包括奧運金牌選手、舉重選手、頂尖科學家、綜合格鬥選手，甚至是財訊全球五百大執行長，幫他們達到最佳的體能狀態。此外，他也寫了兩本飲食手冊《無碳水化合物解決方式》與《減少碳水化合物的負擔》，免費運動手冊《震波草案》，以及一本超低碳水化合物食譜《改變食譜》。

他是業界公認的人體新陳代謝、大分子營養循環與運作專家。若想進一步了解約翰，請造訪 Body.io。

比爾・拉格科斯（Bill Lagakos）博士

拉格科斯博士在美國紐澤西州立羅格斯大學取得營養生化學與生理學博

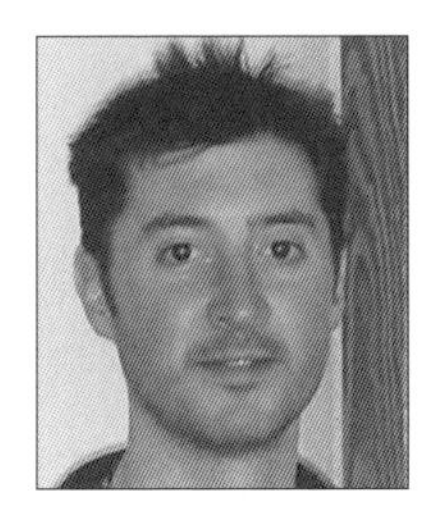

士，研究主題為脂肪新陳代謝與能量的消耗。之後，他在加州大學聖地牙哥分校進行博士後研究，主題為肥胖、炎症、胰島素阻抗。拉格科斯博士在同儕審閱的期刊上發表過無數篇論文，也出版了《可憐且遭到誤解的卡路里》一書。他目前擔任營養科學研究者、顧問、部落客。若想進一步了解拉格科斯博士，請造訪 CaloriesProper.com。

查爾斯・莫伯斯（Charles Mobbs）博士

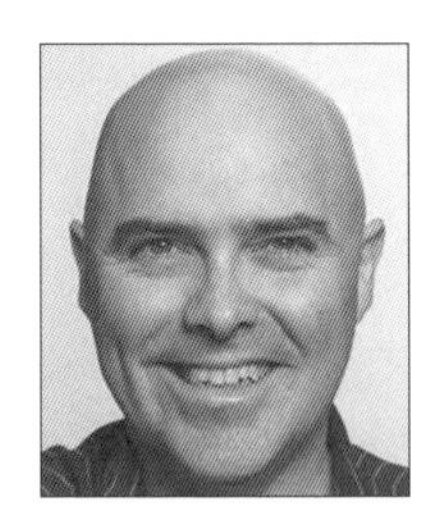

莫伯斯博士是紐約西奈山醫院的神經科學、內分泌學、老人病學教授。他在麻省理工學院取得生命科學學士學位，並在南加大跟隨卡利伯・芬區博士（Dr. Cleb Finch）進行研究，取得細胞與分子科學博士，之後在洛克斐勒大學跟隨唐諾・法夫博士（Dr. Donald Pfaff）進行博士後研究。他最近的獲獎紀錄包括：二〇一〇年西奈山傑出導師、二〇一二年老化基礎研究格蘭獎、二〇一三年中國中央政府大學研究機構聯盟頒發的糖尿病預防與治療中國戰略聯盟代表等。他的研究主題為老化與老年疾病的神經內分泌與新陳代謝機制，在二〇一一年 PBS 的《救命的飲食？》紀錄片中有更詳盡的說明。若想進一步了解莫伯斯博士，請造訪 Neuroscience.MSSM.edu/Mobbs。

瑪麗・紐波特（Mary Newport）醫師、美國小兒科醫學會會員

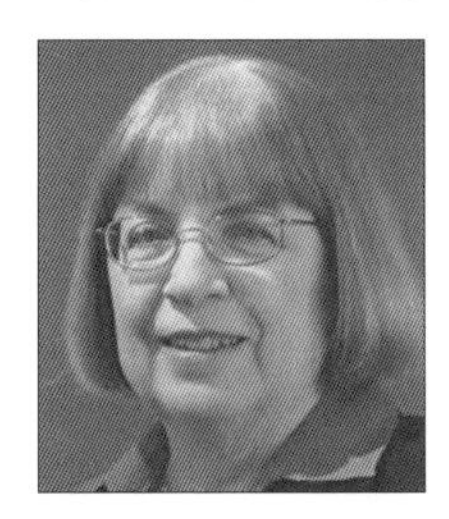

紐波特醫師於一九七八年自辛辛那提醫學院畢業。她在辛辛那提醫學中心的兒童醫院接受兒科訓練，並在南卡羅萊納州的查爾斯頓醫學大學醫院接受新生兒學訓練，學習如何照顧罹病的新生兒與早產兒。她從一九八三年起就在佛羅里達州提供新生兒的醫療照護服務。目前她暫時歇業，專心從事寫作，以及照顧罹患早發性阿茲海默症的丈夫史帝夫（Steve），並且宣揚酮體作為大腦替代能量的訊息。她在二〇〇八年時寫了一篇在網路上受到瘋狂傳閱的文章〈如果阿茲海默症能夠痊癒的話呢？有關酮體的故事〉，這篇故事內容說明了生酮飲食法如何幫助他丈夫與其他罹患阿茲海默症的人，以及其他神經退化疾病的人，並且說明酮體作為大腦替代能源的科

學，以及如何能將中鏈脂肪酸融入飲食當中。紐波特醫師是世界各地力邀的酮體療法講者。若想進一步了解紐波特醫師，請造訪 CoconutKetones.com。

大衛・博瑪特（David Perlmutter）醫師、美國營養學會會員、美國委員會綜合整體醫學

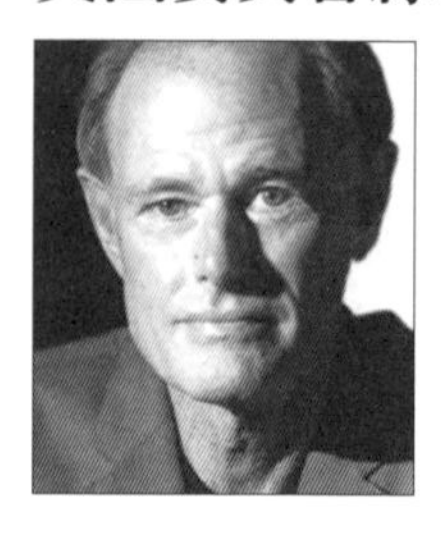

博瑪特醫師撰寫的《無麩質飲食，讓你不生病》一書，榮登《紐約時報》暢銷書排行榜第一名。他是一位合格的神經科醫師，也是美國營養學會員，在邁阿密醫學院取得學士學位，並獲得醫學院頒發的朗翠研究獎（Leonard G. Rowntree Research Award）。

他經常在各個醫療機構演講，並且發表了多篇醫療文獻。此外，他也曾在許多全國性的電視節目上接受訪問，包括《20／20》、《賴瑞・金現場秀》、《CNN》、《福斯新聞》、《福斯與朋友們》、《今日秀》、《歐普拉脫口秀》、《歐茲醫師秀》、《CBS 早安秀》等。他以創新方式治療神經疾病而獲得鮑林獎（Linus Pauling Award），也因為將自由基科學運用在臨床醫學上的創新著作而獲得哈蒙獎（Denham Harmon Award）。此外，他也獲得了二〇〇六年全國營養食物協會年度醫師獎，以及美國營養學會頒發的二〇一〇年年度人道精神獎。博瑪特醫師是《歐茲醫師秀》的醫學顧問。若想進一步了解博瑪特醫師，請造訪 DrPerlmutter.com。

史蒂芬妮・波森（Stephanie Person）

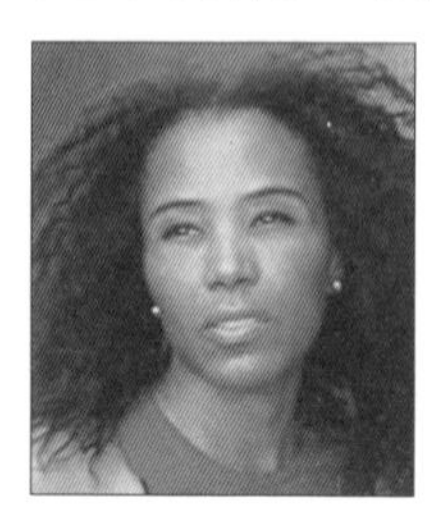

史蒂芬妮是自學的低碳水化合物、高脂肪生酮飲食專家。在她母親罹患末期腦癌只剩六個月時間可活時，她見證了酮體的療效。史蒂芬妮的母親在當時採用生酮飲食，不但擊敗了癌症，從二〇〇七年起，也因為營養上的改變而變得有活力。

今日，史蒂芬妮是身體力行生酮飲食生活方式的支持者。她向各個年齡的客戶推薦生酮飲食，並且在 Youtube 上分享許多有關酮體好處的影片（YouTube.com/FitSk8Chick）。如果想進一步了解史蒂芬妮，請造訪 StephaniePerson.com。

朗・羅斯戴爾（Ron Rosedale）醫師

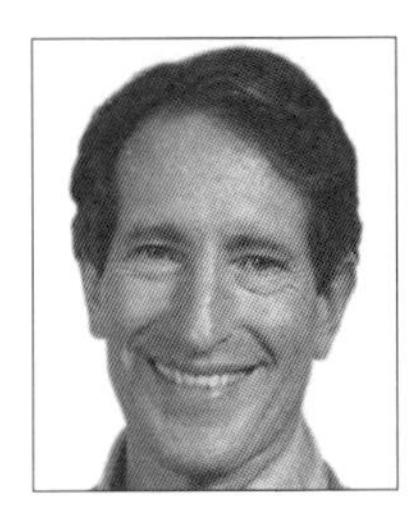

羅斯戴爾醫師是舉世聞名的營養學與新陳代謝醫學專家，並在一九九六年時於北卡羅來納州的阿許維爾創立了美國第一間新陳代謝醫學中心。他在西北大學芬堡醫學院時，就對新陳代謝醫學相當有興趣，當時他追隨知名的流行病學飲食專家學習膽固醇、心臟病等疾病。羅斯戴爾醫師是將生物學老化概念運用在扭轉糖尿病與心臟病的先驅。他透過營養的方式改善胰島素、瘦蛋白、哺乳動物雷帕黴素靶蛋白（mTOR）對細胞的反應。他也出版了廣受好評的《羅斯戴爾飲食》，受到許多報章雜誌競相報導，並曾在十多個廣播與電視節目接受訪問。

過去二十年來，他不斷在全世界各地巡迴演講，發表專題演說的足跡遍及俄國、比利時、巴西、德國、印度等國家。其中〈胰島素對新陳代謝的影響〉更是受到熱烈的迴響。如果想進一步了解羅斯戴爾醫師，請造訪 DrRosedale.com。

凱斯・朗揚（Keith Runyan）醫師

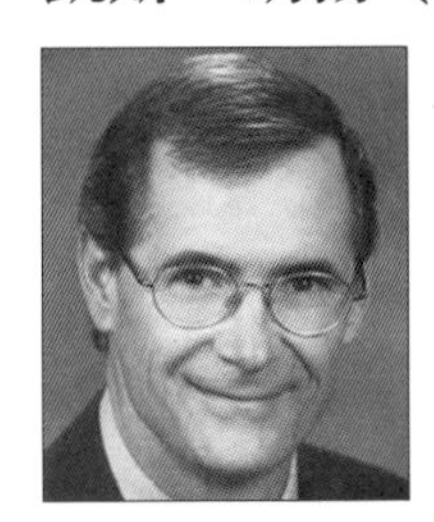

朗揚醫師是在佛羅里達州聖彼得堡執業的私人內科醫師，專長為內科醫學、腎臟學、肥胖醫學。他在二〇〇一年擔任私人醫師之前，曾從事急診工作長達十年之久。他自己在一九九八年三十八歲時得到了第一型糖尿病。雖然他的病情在密集的胰島素療法下獲得良好控制，但低血糖的問題卻令他相當困擾。朗揚醫師在二〇一一年接受鐵人訓練時，想找出治療糖尿病更好的方式，並且從事需要耐力的運動，因此決定試試低碳水化合物、高脂肪的生酮飲食。

在二〇一二年二月時，他開始採用這種飲食法治療糖尿病，同時也得知這種飲食法對其他許多健康問題也相當有效，包括肥胖在內。因此，在他執業時，也加入了肥胖醫學一項，並在二〇一二年十二月時成為合格的肥胖醫學醫師。朗揚醫師在二〇一二年十月二十日時，在營養性酮化的狀態下完成了鐵人三項競賽，並且覺得健康狀況十分良好。若想進一步了解朗揚醫師，請造訪 ketogenicdiabeticathlete.wordpress.com。

湯瑪士・薛弗萊德（Thomas Seyfried）博士

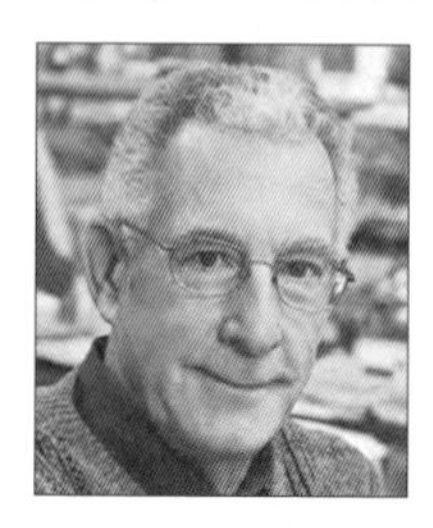

薛弗萊德博士於一九七六年時，在伊利諾州立大學厄巴納分校取得基因與生化博士。大學時期，他就讀於新英格蘭大學，隨後在伊利諾州立大學取得基因碩士學位。薛弗萊德博士在耶魯大學醫學院神經學系進行博士後研究，之後擔任神經學助理教授。他曾獲得許多單位頒發的獎項，包括美國石油化學學會、國立衛生研究院、美國神經化學學會、美國癲癇學會生酮飲食特別小組等。

薛弗萊德博士也撰寫了《癌症是新陳代謝疾病：論癌症的起源、管理、預防》。薛弗萊德博士的研究主題為基因與環境互動及癲癇、自閉症、腦癌、神經退化疾病等複雜疾病的關係。若想進一步了解薛弗萊德博士，請造訪 BC.edu/schools/cas/biology/facadmin/seyfried.html。

法蘭西絲卡・史布萊哲勒（Franziska Spritzler）註冊營養師

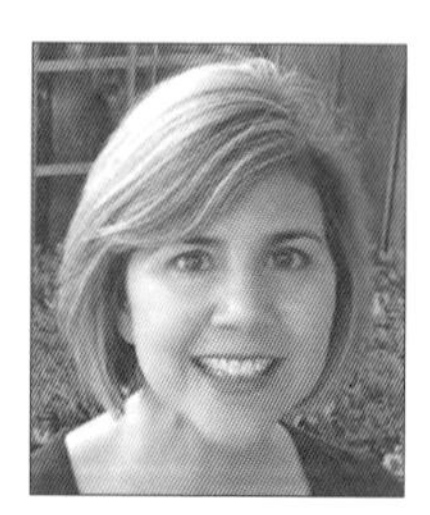

法蘭西絲卡是註冊營養師，也是有執照的糖尿病講師，她大力推薦罹患糖尿病、胰島素阻抗、肥胖、其他內分泌問題的人採用低碳水化合物飲食法。她身體力行，採用低碳水化合物生酮飲食來控制血糖，因此健康狀況也有了大幅改善。她在二〇一三年底時離開了大型榮民醫院的門診營養師職位，並到私人單位就職，在該機構採用低碳水化合物、完全食物的方式來進行治療。她也是位自由作家，作品散見於網路、糖尿病期刊、雜誌等。若想進一步了解法蘭西絲卡，請造訪 LowCarbDietitian.com。

泰瑞・華爾斯（Terry Wahls）醫師

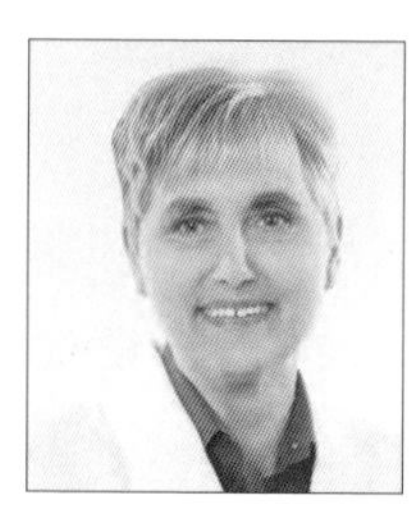

華爾斯醫師是愛荷華大學臨床醫學教授，也是愛荷華市立榮民事務醫院的內科醫師。她負責教授醫學院的學生以及住院內科醫師，在腦部損傷與治療門診看診，當中的病人多半有複雜的慢性健康問題，如多重自體免疫失調，她並且進行臨床實驗，而她自己本身也是慢性漸進式神經元疾病的患者，患有漸進式多發性硬化症，讓她曾受困在後躺式輪椅上長達

四年之久。她將自己能夠復原歸功於奠基在功能醫學上的華爾斯法則（Wahls Protocol），讓現在的她能夠每天騎自行車八公里去上班。她在二〇一四年時出版了一本書分享自己的經驗，書名為《華爾斯法則：我如何利用原始人飲食法與功能醫學擊敗漸進式多發性硬化症》。若想進一步了解華爾斯醫師，請造訪 Terry-Wahls.com。

比爾・威爾森（Bill Wilson）醫師

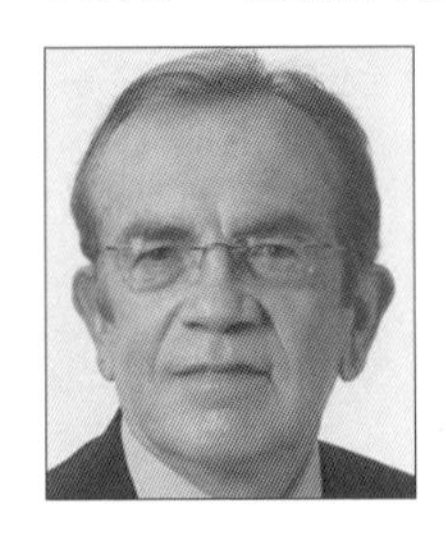

威爾森醫師是經驗豐富的家庭內科醫師，致力於讓病人的腦部功能處於最佳狀態。他於一九七〇年畢業自曼徹斯特學院，並在一九七四年自明尼蘇打大學取得醫學學士學位，之後則於一九七七年在聖保羅地區醫院完成住院醫師訓練。自此之後的三十多年來，他一直在北明尼蘇打的艾恩朗吉（Iron Range）地區擔任第一線的內科家庭醫師，並在當地發展出一套方式，透過簡單的飲食改變，同時改善病人的新陳代謝與腦部健康。他在二〇〇八年時搬遷到波士頓地區，目前擔任一般醫療主治醫師，並且四處發表有關健康的演說與出版品，與撰寫和健康有關的網誌。

威爾森醫師是全世界第一位說明現代飲食充滿了加工食品，對腦部功能有不良的影響，並且將這種疾病模型稱之為「碳水化合物相關的可逆性腦部症候群」，或稱為 CARB 症候群。他利用 CARB 症候群疾病模型，幫助了數千人透過簡單與安全的治療法則，改善了健康狀況與腦部功能。若想進一步了解威爾森醫師，請造訪 CarbSyndrome.com。

傑伊・沃特曼（Jay Wortman）醫師

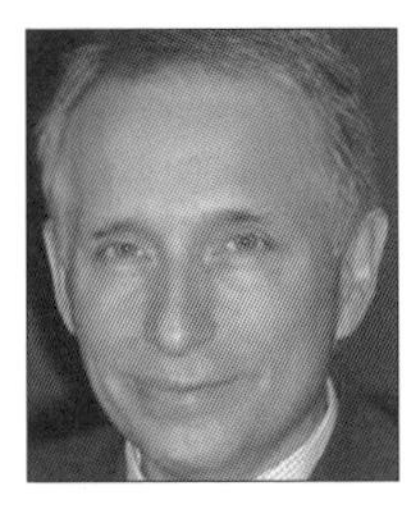

沃特曼醫師自艾伯塔大學獲得化學與生物學士，並在卡格立大學取得醫學學士學位，之後在英屬哥倫比亞大學完成家庭醫學住院訓練。他對飲食研究方面的興趣讓他獲得了英屬哥倫比亞大學的醫學院職位，研究用傳統飲食治療原住民那姆加斯族人（First Namgis Nation）的肥胖、新陳代謝症候群、第二型糖尿病的功效。這個研究正是 CBC 紀錄片《我的肥胖大餐》的主題。沃特曼醫師是知名的低碳水化合物生酮飲食權威，他透過這種飲食法來治療肥胖、新陳代謝症候群、第二型糖尿病等問題。他曾獲得二〇一〇年營養與新陳代謝卓越獎，以及二〇〇二年全國原住民醫學成就獎。目前沃特曼醫師在西溫哥華執業，與妻子及孩子一起定居於當地。若想進一步了解沃特曼醫師，請造訪 DrJayWortman.com。

這些就是不折不扣的二十二位頂尖專家，他們都利用低碳水化合物、適量蛋白質、高脂肪生酮飲食來達到治療效果。此外，我的共同作者魏斯特曼醫師，也是這個領域真正的專家，他會在本書各處的「醫師筆記」中分享他的經驗與看法。這就是本書的第一個醫師筆記：

魏斯特曼醫師筆記

我很高興能夠協助吉米．摩爾將生酮飲食的科學內容轉換為人人都能看懂的淺白說法。

在「專家聲明」當中，由於直接引用了各醫師與專家的說法，可能會出現一些較為複雜的語言，但希望你不要因此而嚇跑。本書的目的，在於簡單說明酮體是什麼，酮症如何發揮作用，以及如何遵行生酮飲食的原則。

我想要將這些概念說得一清二楚，這樣你就能夠更深入地了解酮症。

你準備開始閱讀《生酮治病飲食全書》了嗎？太棒了，我們就往下看吧！

CONTENTS

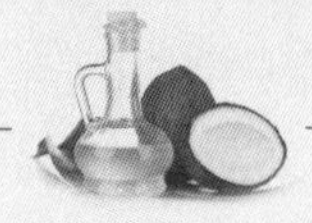

Part

01

進入生酮飲食，你應該知道的事

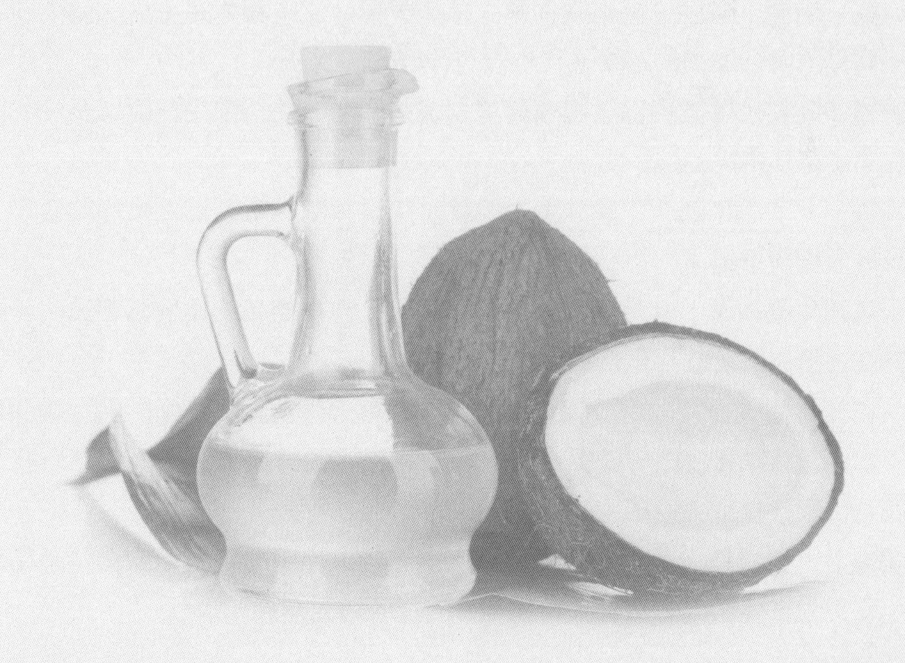

第一章

什麼是酮症？為何要處在這種狀態中？

專家聲明

我認為呈現輕微的酮症是人體的自然狀態，也是人類新陳代謝的最佳狀態。這是從古至今，我們的基因組根據能夠獲取的食物來源，所演化出來的最佳狀態。

因此，從能量的觀點來說，我們和 DNA 溝通的最佳方式，就是提供訊號給它，數千年來皆是如此。

—大衛・博瑪特

酮、酮體、酮症、生酮飲食到底是什麼呢？這些觀念在主流的健康圈中並不常見，而且提到的時候往往也沒有什麼好的說法。

很多時候，媒體與健康專家討論到這些觀念，往往都是負面居多（我們會在第十二章中提到這一點）。

從一九二〇年起，生酮飲食主要就是用來控制兒童頑固性癲癇的發作，而且成效相當卓越。

這種生酮飲食，其脂肪與蛋白質、碳水化合物總和的比例為四比一（脂肪為四，蛋白質及碳水化合物總和為一）。

由於這種飲食方式用於治療癲癇發作已有近百年歷史，此外阿金醫師也用「K」這個字母來標榜低碳水化合物、高脂肪的營養方式，因此讓有些人誤認為生酮飲食是「極端的」飲食。

事實上也確是如此，因為從第十六章開始，你會發現這種飲食法是如何產生驚人的正面功效，可用來對付今日的許多慢性疾病。

專家聲明

生酮飲食在一九二〇與一九三〇年代是用來治療癲癇，雖然發揮功效的機制至今仍然不明。但在一九三七年發明抗痙攣藥物後，這種方式就漸漸不流行了。

—凱斯・朗揚

很可惜的是，一般人往往對酮症一知半解。這是由於有些害怕改變飲食的人刻意散佈不實消息的結果。就好像膽固醇並不是心臟病的兇手一樣，酮體也不是你必須盡全力排出體外的有毒物質。

我們會盡力消除你的不安，用簡單的話來告訴你那是什麼，而且那根本就不是有害物質。

魏斯特曼醫師筆記

即使在醫學文獻當中，酮體也常受到嚴厲的批評。有份新陳代謝專家在二〇〇三年發表的經典論文就叫做〈酮體：新陳代謝的「醜小鴨」〉。

身體正在燃燒脂肪

先來明確定義酮症，是個好的開始。**酮症是你攝取極少量碳水化合物、適量蛋白質及大量脂肪時出現的新陳代謝狀態，會讓原本以血糖為主要能量來源的身體，改用酮體作為能量的來源。**

身體在燃燒脂肪時本來就會產生酮體，這種物質的主要功用，便是在血糖不足時作為身體的替代能源。

換句話說，你的身體會從燃燒醣分轉換為燃燒脂肪。根據你目前的飲食情況與生活型態，身體轉換為以酮體為燃料的型態，少則需要幾天，多則需要數週，甚至好幾個月。所以**「處於酮症狀態」的意思，就是你的身體正在燃燒脂肪**。如果想要達到酮症的狀態，一定要有耐心與毅力。

讓我來說明你可能正在思索的一件事：沒錯，這完全是正常的新陳代謝狀態。

事實上，小兒科醫師瑪麗・紐波特表示，全母乳哺餵的新生兒會在出生後十二小時內達到酮症的狀態，酮體供應了百分之二十五他們所需的能量。母乳中百分之十的脂肪是由中鏈三酸甘油脂組成，肝臟則會把這個成分轉換為酮體。這也就是為何市面上幾乎所有的嬰兒奶粉都含有中鏈三酸甘油脂以及椰子油的原因，因為這些成分會「仿效母乳的脂肪成分」。

紐波特醫師表示，這點清楚地說明了，「從出生開始，甚至在出生之前，酮體就扮演了重要的角色」。

如果你曾經在一夜好眠之後不吃早餐，那麼你的體內就會開始產生一些酮體。如果你吃的食物中碳水化合物相當少，含有適量的蛋白質，以及許多健康的飽和與單元不飽和脂肪酸，那麼這些酮體就會開始增加，直到主宰身體的能量運用為止，那時，身體只需要少量的葡萄糖就能運作。

本書會請楚說明為何這是良好的狀態，以及為何身體最好處在這種狀態當中。我們身體的機制讓我們就該這樣吃，就像過去採集漁獵時代的老祖先一樣，這絕對是有道理的。

專家聲明

酮體作為身體燃料優於葡萄糖之處，在於你每天隨時都有許多能量。

—史蒂芬妮・波森

家庭醫師及腦部功能與營養專家比爾・威爾森醫師提出說明：「在我們演化的過程中，人類多半同時利用葡萄糖與酮體來產生能量。」他表示，舊石器時代的祖先在未攝取動物性食物前，身體是以葡萄糖為主要能量來源，但在食物短缺時，或是以動物性食物為主要熱量來源時，你猜主要的能量來源是什麼？沒錯，就是酮體！「因此，我們的祖先大部分都處在酮症的狀態中。」威爾森醫師下了這樣的結論。他接著補充說道：「如果我們的遠祖無法發展出利用酮體作為能源的方式，那麼我們這種物種早在達爾文列出清單的許多年前就滅絕了！」

因紐特人（Inuit）數千年來一直是生酮飲食的最佳代表。他們的飲食中含有大量的脂肪，僅有少量的碳水化合物，但他們卻充滿了能量與活力。

一八九七年，身兼醫師與律師的美軍中尉弗萊德瑞克・史瓦特卡

（Frederick Schwatka）前往北極探險，以尋找在一八四五年失蹤的兩艘軍艦。史瓦特卡在一八七九年四月帶領十八人啟程，當中包括好幾個因紐特家庭；他們帶了充足的食物，能夠讓他們一個月不虞匱乏，同時也帶了相當多的打獵裝備。

在適應一段時間之後，他發現採用因紐特人的飲食方式，攝取大量的脂肪，讓他能夠在崎嶇的道路上也能夠維持體力。這是最早知道採行生酮飲食好處的例子，今日從燃燒葡萄糖轉化為燃燒脂肪的過程，就稱為「史瓦特卡需求」（Schwatka Imperative）。

專家聲明

酮體可在血糖與胰島素值過低時，也就是僅攝取非常少量的碳水化合物時，作為腦部、心臟及其他大部分器官的替代能源。對心臟來說，酮體勝過葡萄糖，腦中的多數部位利用酮體的效率，也不亞於使用葡萄糖。也有越來越多研究報告結果，支持了酮體能夠對抗老化、發炎，並能提升新陳代謝、認知功能、運動表現。

—法蘭西絲卡・史布萊哲勒

史瓦特卡在透過科技驗證之前所發現的，正是他體內的酮體增加了，**酮體在血液中主要是以 β- 羥基丁酸（BHB）的形式存在**（我們會在第六章中討論更多有關檢驗酮體存在的各種技術）。

BHB 在肝臟當中合成，並可作為體內大部分細胞的能量來源，包括腦細胞在內。所以，你可以用目前我們看待葡萄糖的方式來看待酮體，也就是把它當作能量的來源。事實上，你會發現酮體和葡萄糖的分子式有多麼相似（這麼說有點奇怪，但你可以自己看看，為何體內缺乏葡萄糖時，身體就會改為利用酮體）。

乙酰乙酸（尿液中的酮體）

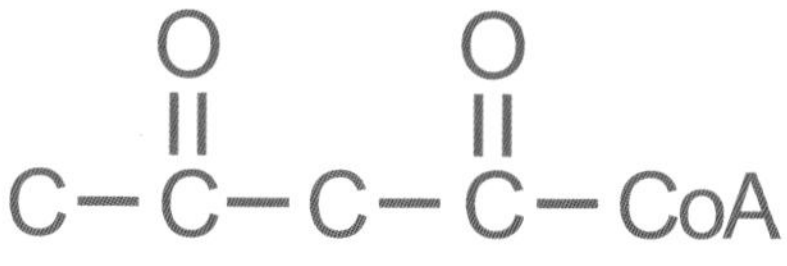

```
      O       O
      ||      ||
C — C — C — C — CoA
```

β-羥基丁酸（血液中的酮體）

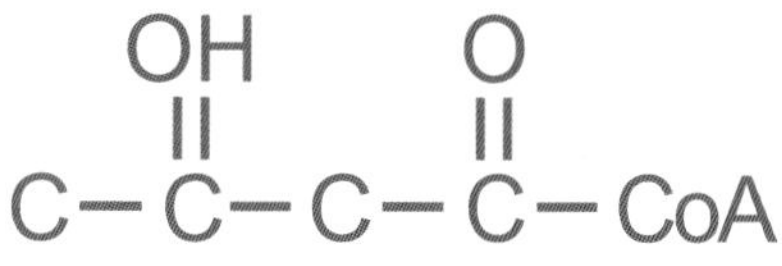

```
      OH      O
      ||      ||
C — C — C — C — CoA
```

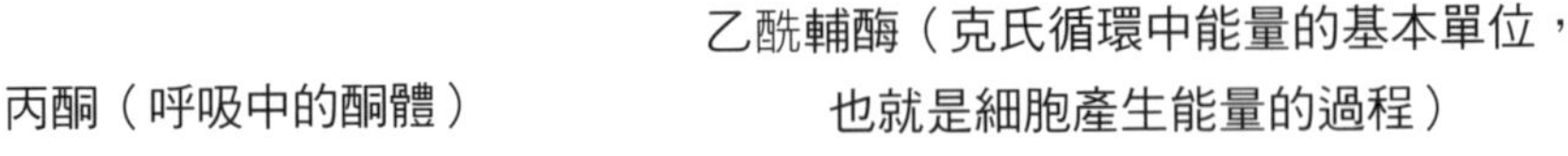

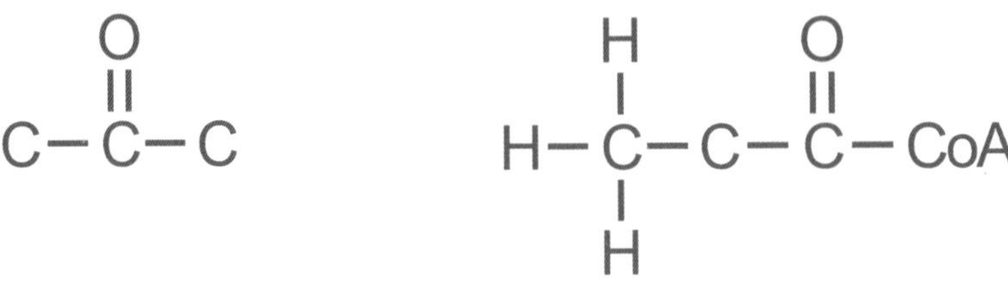

葡萄糖

```
  H  OH OH OH  O  OH
  |  |  |  |  |  |
H—C—C—C—C—C—C=O
  |  |  |  |  |  |
  H  H  H  H  H  H
```

C 碳原子
O 氧原子
H 氫原子
CoA 輔酶A
— 單鍵
= 雙鍵

和你分享這些分子式的目的，是想讓你了解這些分子的組成有多麼相似，都是由相同的元素所組成（碳、氫、氧），大小也約略相同。所以，這讓身體能夠將這兩種物質都作為能量來源。我們不該害怕其中一的一種，如果你的身體以燃燒醣分為主，就會以葡萄糖作為主要的燃料分子，產生能量讓身體發揮作用。但如果你的身體變成以燃燒脂肪為主，則主要的燃料分子就會變成酮體。無論你是使用葡萄糖或酮體作為主要能源，你的身體依舊會燃燒另一種燃料，如脂肪酸與酒精。

那麼，為何你要減少燃燒的醣分，轉變為燃燒酮體呢？用酮體代替葡萄糖作為能量的首要來源，又有什麼好處呢？這個重要的問題真是一言難盡。不過，相信在你了解為何要減少燃燒葡萄糖，增加燃燒酮體的量能有助於健康之後，你就會全心追求以酮體為主要燃料的生活了。

魏斯特曼醫師筆記

許多研究新陳代謝的重心，都放在葡萄糖與酮體的對立面，這點確實是意料中的事。過去一百多年來，由於現代研究標準的制定，大部分西方人的飲食都包含了碳水化合物，因此，研究碳水化合物和葡萄糖的功效確實不無道理。

頂尖的鐵人三項選手班・格林費爾德採用生酮飲食，以追求最佳的運動表現。他表示進入酮症狀態的三個主要原因是：

1. 以脂肪作為燃料在新陳代謝上有好處。

2. 體內有適當酮體時，心理狀態也會提升。

3. 在酮質升高時，自然就會控制血糖，因此能夠擁有較好的健康狀態，也能更長壽。

酮體對肌肉、心臟、肝臟、腦部來說，是較佳的燃料，因為這些重要器官無法善用碳水化合物；事實上，我們攝取過多碳水化合物時，甚至還會損害這些器官。

專家聲明

酮體本身就是很好的燃料，在腦部等許多組織當中，甚至比葡萄糖還好。我在研究老化的生物學時，總是得到許多與健康相關的解答。那就是為何我會利用高脂肪飲食來治療糖尿病。我對第二型糖尿病會加速老化的問題相當有興趣。二十多年來，我一直不斷探討高脂肪、適量蛋白質、低碳水化合物的飲食，與減緩老化的生物速率兩者之間的關係，或許根本是因果關係。

—朗・羅斯戴爾

酮症也是減少體脂肪的良好方式。酮體只是燃燒脂肪這種燃料時的副產品。換句話說，燃燒脂肪的同時，也會產生酮體。在你適應以酮為主要能源之後，就能利用體內的脂肪與飲食中的脂肪產生能量。然而，若你攝取過多碳水化合物，就會轉換為體脂肪，反而不容易成為身體的燃料。這也就是為什麼你需要處在酮症的狀態中——那是燃燒脂肪的極樂境界，親愛的！

低碳水化合物、高脂肪的生酮飲食是有力且相當有效的燃脂飲食，對那些過重或是病態肥胖的人來說，更是有效。我在二〇〇四年減去八十二公斤時，減去的大部分都是體脂肪。我的身體能夠有效利用脂肪酸與酮體，因為我沒有攝取大量的碳水化合物，這樣，身體就不會以葡萄糖作為主要燃料。在第三章當中，我們會進一步討論如何決定要攝取多少碳水化合物，才能讓你進入酮症的狀態。

專家聲明

利用生酮飲食法來處理體重問題，往往都有很好的效果。畢竟，如果身體總是忙著燃燒醣分與澱粉，就無法有效燃燒體脂肪。一旦其中一種燃料用盡，身體就會立刻轉換成燃燒酮體與游離脂肪酸的模式。

—諾菈 ・ 傑得高達斯

以下就是處在酮症狀態下能夠有益健康的因素：

- 自然能夠抑制飢餓感與食慾
- 輕鬆就能減重並且維持體重
- 維持頭腦清醒
- 睡得更熟，更能達到休息的效果
- 讓新陳代謝功能維持正常
- 穩定血糖，恢復胰島素的敏感度
- 降低發炎程度
- 感到快樂與整體的幸福
- 降低血壓
- 增加高密度脂蛋白（好的膽固醇）
- 降低三酸甘油脂
- 降低或消除少量的低密度脂蛋白（壞膽固醇）
- 兩餐之間能夠間隔十二至二十四小時
- 利用身體儲存的脂肪作為燃料
- 用之不竭的精力
- 解決胃食道逆流的問題
- 增加生育力
- 預防創傷性腦部傷害
- 增加性慾
- 增強免疫系統
- 由於減少自由基的產生而減緩老化速度
- 改善血液中的化學成分

- 使認知功能達到最佳狀態，並且增強記憶力
- 減少痤瘡（一種皮脂腺的慢性感染症）與其他皮膚問題的發生
- 更了解食物對身體的影響
- 運動後更快復原，復原的效果也更好
- 降低焦慮與心情的起伏

我還可以繼續寫下去，但我想你已經明白了。本書之後的內容會討論，如何透過生酮飲食來大幅改善各種健康問題，有些改善的幅度，甚至比使用目前最好的藥還更有效。能夠透過營養而不用藥，就能夠有這樣驚人的進步，實在是相當令人振奮的一件事。

專家聲明

我之所以對酮症產生興趣，是為了滿足自己的好奇心。我曾聽過一些深具說服力的例子，但臨床上真的可行嗎？是否適用於每個人身上？效果又有多好？我想要為了自己與科學界其他的人回答這些問題。

—布萊恩・巴克斯達爾

酮症和酮酸中毒大不同

所以，如果酮症是好的狀態，那為何健康專家卻默不吭聲，甚至抱持相當負面的看法？酮症真的蒙上了不白之冤，儘管改善了無數人的生活，卻洗刷不去惡名。這就和生活中的許多事物一樣，就只因為大家對酮症的恐懼以及誤解其真正含義而已。

部分的問題在於酮症這個詞本身和酮酸中毒過於類似。酮酸中毒是一種會對第一型糖尿病患者造成生命危險的狀況。許多醫師根本不願意讓他們的病人進入酮症狀態，因為這立刻讓他們聯想到酮酸中毒。將兩種混為一談的情形，便很可能讓原本透過生酮飲食能夠改善健康的病人錯失了良機。很遺憾的是，這種無知的情形竟會發生在醫療界，發生在那些我們認為能夠告訴我們健康知識的人身上。

專家聲明

我問病人他們是否聽過生酮飲食時，他們往往和我大眼瞪小眼。如果有人對這種飲食感到興趣，很可能就不用尋求經傳統醫學訓練的家庭醫師協助了。大部分的醫師往往沒受過營養學的訓練，他們對酮症唯一的了解，就是糖尿病患者與酮酸中毒有關。因此，許多內科醫師都對酮症有成見，相當反對酮症。而這就表示，大部分的人都必須透過自學才能學到這些資訊。我相信，你正在讀的這本書能夠改正這個錯誤資訊。

—比爾・威爾森

我有位部落格的讀者叫克里斯，現年六十歲，住在德州的奧斯汀（Austin），他和我分享自己在採用生酮飲食一陣子後去看醫師時發生的事。他因為工作上的需要而去看內科時，將自己的尿液樣本交給護士，護士發現他的尿液當中含有酮體，就開始告誡他那樣非常危險。

克里斯的醫師問他是否刻意挨餓，他則回答自己正在攝取低碳水化合物、高脂肪的飲食。一聽到這件事，醫師就要求克里斯立刻設法將酮體排出體外，否則就會罹患糖尿病。醫師還威脅克里斯說，如果他不聽話，就會讓他的體檢不合格。

「真是讓我目瞪口呆！」克里斯對我說。那醫師是認真的。

想到這件事，就讓克里斯感到相當無奈，因為許多其他也想要透過酮症改善健康的人，往往正是被那群負責改善他們健康的人勸退。「這只會讓你知道這些醫師有多無知。」他說：「對於酮體的簡單誤判，很可能就毀了一個人的生計。」他的醫師在常規檢驗中弄不清楚酮體，彰顯了那些想採用生酮飲食者面臨的最大障礙。

專家聲明

營養學上的酮症並非酮酸中毒。然而，許多醫療專業人士卻對酮體產生不當的直覺反應。他們在這方面的知識相當有限，也很可能有所偏頗。希望本書當中的資訊能夠教育消費者以及醫療從業人員，讓他們對生酮飲食放心。那是一種安全且健康的工具，可用來對付我們面臨的肥胖危機。

—賈桂琳・艾伯斯坦

醫師擔心酮酸中毒的原因如下：

糖尿病患者沒有足夠的胰島素時，身體做出的反應就好像挨餓時一樣。他們的身體認為，當飲食或儲存的糖原無法供應葡萄糖時，就轉換為燃燒脂肪，加速酮體的製造，以作為替代的能量來源。問題是，糖尿病患者並不缺葡萄糖，事實上，他們的血糖值很高。胰島素是能讓葡萄糖進入細胞的激素，沒有這種激素，血糖就無處可去，會累積在血液當中，即使身體不斷在製造酮體時也一樣。

一旦血中的酮體 BHB 達到二十毫莫耳時，糖尿病患者就會出現重症，甚至會陷入昏迷。酮酸中毒甚至會造成生命危險，這是種極為嚴重的狀況，當然不該輕忽。

但別忘了，只有第一型糖尿病的患者以及極少數胰島素依賴型的第二型糖尿病患者會發生這種問題。

如果不是糖尿病患者，便不會發生這種問題。如果你的身體能夠製造少量的胰島素，酮體就會自動維持在安全值內。正如我將在第七章中提到的內容，在我刻意讓自己處在酮症狀態的一年中，每天檢驗自己血液中的酮體值兩次，出現過的最高數據是六 ・ 四毫莫耳，遠低於危險值的三分之一。

專家聲明

數千人採用了低碳水化合物的飲食，醫療界中卻有許多人想找出這種飲食法的壞處，但卻都找不出任何一點。這是有力且無可反駁的證據，說明低碳水化合物飲食相當安全。所以，我們都正在進行這方面的實驗。

—理查 ・ 費因曼

另一個你該牢記的重點，就是血中酮體值升高造成糖尿病患者酮酸中毒時，必要條件為，血中的葡萄糖值同時也很高。但利用酮症作為治療方式時，血糖其實會下降。如果你擔心醫師對你提出的嚴厲警告，那麼這點主要的差異應該能讓你放心。

在下一章當中，我們將會探討生酮飲食與傳統阿金飲食的差異。有些人認為兩者是同義詞，當然兩者相似之處不少，但我們接下來會讓你了解，兩者間相當微妙卻很重要的差異。

專家聲明

或許你曾聽說讓身體處在酮症中是種「危險的狀態」。但其實，酮症只表示你的身體正在代謝大量天然的脂肪能量來源。酮體是在脂肪代謝時產生的分子，很可能來自你剛吃的酪梨中含有的脂肪，或是來自你腰部組織的脂肪。

—班・格林費爾德

生酮飲食的重要觀念

- 生酮飲食在過去被用來治療癲癇。
- 低碳水化合物、高脂肪的飲食往往都被視為「極端」，但事實並非如此。
- 酮症會讓你的身體從燃燒葡萄糖的狀態轉換為燃燒脂肪的狀態。
- 處在酮症的狀態中，是完全正常的新陳代謝狀態。
- 從人類出生開始，酮體就在健康方面扮演了重要的角色。
- 舊石器時代的祖先在缺乏食物時，就是靠酮體存活下去。
- 因紐特人了解採用生酮飲食法的重要性。
- 葡萄糖和酮體的分子式相當類似。
- 酮體對肌肉、心臟、肝臟、腦部來說，是較優良的能量來源。
- 在你適應以酮為能量來源的狀態後，身體的能量就會來自身體的脂肪以及所攝取的脂肪。
- 如果你面臨了體重或健康問題，就應該考慮進入酮症狀態。
- 很遺憾的是，大家往往將酮症這個詞與酮酸中毒混為一談。
- 許多醫療專業人士有時候會誤以為體內含有酮體是有害健康的情形。
- 大量的酮體與極高的血糖值同時出現時，才會發生酮酸中毒的現象。
- 營養學上的酮症，指的是大量的酮體與低血糖值同時出現的狀態。

第二章

生酮飲食與阿金飲食有何不同？

專家聲明

典型阿金飲食法的蛋白質含量，與我們在進行生酮飲食白老鼠實驗的量並不相同，事實上，阿金飲食的蛋白質含量會造成肥胖。根據白老鼠實驗的結果，阿金飲食並非真正的生酮飲食。

—查爾斯·莫伯斯

在營養學上，生酮飲食並非什麼新發現，這都要感謝已故的羅伯特·阿金醫師。他將低碳水化合物、高脂肪的燃脂飲食方式與產生酮體整合之後加以推廣。

阿金醫師在一九七〇年代開始推廣酮症時，測量酮體數值的方式還很原始。但由於近年來日新月異的科技，我們已經可以將酮體值量化，以確保生酮飲食所產生的酮體值能夠對人體有益。

如果你曾經採取阿金式的低碳水化合物飲食，或許就能明白處在酮症狀態中有多麼重要，能讓你原本以碳水化合物為主要燃料的身體，改以脂肪（飲食中與體內原本儲存的脂肪）與酮體作為主要燃料。阿金博士暢銷書中提到的關鍵概念，實在是走在時代的尖端。儘管他的書大受好評，但K代表的酮體一詞，卻成了禁忌的詞彙，因為許多人將這個詞與糖尿病的酮酸中毒混為一談（正如第一章中所提及的內容）。

儘管阿金醫師費了九牛二虎之力說明酮症與酮酸中毒的不同，但這個詞彙的污名卻仍然無法獲得平反，這也是為何推廣阿金飲食者多半著重在限制碳水化合物的攝取量，而較少著墨於酮症上。

專家聲明

我們並不會替個別病人擬定正式的宏量營養素比例。阿金醫師明白二十公克的碳水化合物中的組成成分，以及他想改善計畫的次序。我們會在改善碳水化合物攝取量的同時，觀察呼吸與尿液中酮體數值的變化。當然，計量數值的改善，以及患者呈現的症狀，也是新陳代謝改善的重要指標。

—賈桂琳・艾伯斯坦

這也是我認為「營養性酮化」比具體適應酮體或適應脂肪，更適合用來描述採用高脂肪、適量蛋白質、低碳水化合物飲食讓身體改變的概念，這樣能夠讓大家不再害怕糖尿病的酮酸中毒，而聚焦於如何透過營養控制酮症。

由於低碳水化合物研究者史蒂芬・菲尼（Stephen Phinney）博士與傑夫・沃雷克（Jeff Volek）博士的一系列著作，近年來低碳水化合物飲食圈都已相當熟悉「營養性酮化」這個詞彙。他們在二〇一〇年紐約時報出版社的暢銷書《新阿金飲食法：獻給全新的你》（與本書共同作者艾瑞克・魏斯特曼醫師合著）中，首次使用這個詞彙。菲尼與沃雷克在後續幾本書中繼續使用與定義這個詞彙，包括《低碳水化合物的科學與藝術》、《低碳水化合物效能的科學與藝術》等書在內。這種對營養性酮化的定義，是在我們不說「低碳水化合物飲食」，而改說「低碳水化合物生活」之後最棒的改變了。

此外，雖然阿金醫師討論了酮症，以及酮症在改善健康中扮演的角色，卻沒有提出任何具體且務實的實施方式。然而，處於酮症當中對你的健康有許多好處，所以你必須了解這點。

若要真正獲得營養性酮化帶來的好處，你必須找到適合你的宏量營養素組合（這正是本書第三章至第五章中所要討論的內容）。阿金醫師讓大家注意到酮症的好處，這點功不可沒。現在我們站在他這位巨人的肩膀上，將他的想法發揚光大，幫助大家釐清如何能夠產生有益健康的酮體數量。

生酮飲食並非一體適用於所有人身上，因為我們對碳水化合物的耐受程度因人而異，而耐受度則是公式中的一部分，這點你稍後就會明白。

專家聲明

以下的公式大致上相同：忽略飲食當中攝取的醣分與澱粉，適量的蛋白質攝取量為每餐不超過六十至九十毫升，同時盡可能攝取不同來源的天然脂肪，以達到重要的脂肪酸需求量與基本的飽足感。我也會隨意攝取富含纖維質的蔬菜，以獲取植物營養素以及抗氧化成分。這些蔬菜可以生吃、煮過、醱酵過，或是打成不加糖的蔬菜汁飲用。再次強調，這些都必須符合每個人個別的需求與耐受度，同時謹慎監控血液中酮體的數值，以達到持續的效果。

—諾菈・傑得高達斯

那麼，真正的生酮飲食和阿金醫師推廣的低碳水化合物、高脂肪飲食最大的差異為何？其實只有微妙的差異，但卻是很重要的差別。

營養性酮化，也就是身體燃燒脂肪產生酮體以獲得能量的狀態，唯有透過低碳水化合物、適量蛋白質、高脂肪的飲食才能達到。阿金式的低碳水化合物飲食有可能達到這樣的標準，但也可能達不到，因為它注重的是限制碳水化合物的攝取量。

唯一能夠辨別阿金飲食是否能夠達到酮症狀態的方式，就是檢驗酮體的數值，而標準的方式就是檢驗血酮的含量。

然而，傳統上用來測量酮症的方式，卻是用試紙檢驗尿液中的含酮量。如果尿液中含有酮體（精確來說，是乙醯乙酸，亦即尿液中的酮體），那麼試紙就會變成粉紅色或紫色。但是，菲尼和沃雷克在《低碳水化合物效能的科學與藝術》中卻認為血酮（β-羥基丁酸）值更適合作為衡量體內含酮量的指標，最佳的數值應在〇・五至三・〇毫莫耳間。我們會在第六章中詳細討論這點，但現在由於檢驗的技術相當進步，因此我們已經能夠精確判斷採用阿金飲食者是否達到營養性酮化的狀態。

專家聲明

唯有透過檢驗β-羥基丁酸的值，才能得知你是否達到酮症的狀態。即使血液中酮體含量夠高，仍然需要進行些許的調整。一段時間後，只要達到酮症的狀態，就不需要一直測量血酮的值，除非你改變了飲食習慣，或是有其他如運動或旅行等壓力因素的介入，才需要再次測量。

—席山・亞蘭

雖然不需要進行任何檢驗就能夠體驗酮症的好處，但此時你只能猜測自己是否真的進入了酮症狀態。低碳水化合物的飲食當然是重要的第一步，但要成為真正的生酮飲食者，這麼做還不夠。我們在之後的幾章當中，會深入探討這個問題。

專家聲明

我並未發現長期處在營養性酮化狀態中有什麼不良後果。

—傑伊・沃特曼

生酮飲食的重要觀念

- ▶ 最早推廣生酮飲食的人是已故的羅伯特・阿金醫師。
- ▶ 低碳水化合物的阿金飲食與生酮飲食只有微妙的差異。
- ▶ 改變描述酮症的方式，能夠減少大眾對這個詞彙的恐懼。
- ▶ 阿金飲食並未提出增加酮體量的具體方式。
- ▶ 達到酮症狀態的要件因人而異。
- ▶ 阿金式的低碳水化合物飲食有可能產生足夠的酮體，但也可能無法產生足夠的酮體。
- ▶ 在沒有測量酮體數值的狀況下，採用低碳水化合物、高脂肪的飲食，僅是一種猜測的遊戲而已。

第三章

找出你的碳水化合物耐受值

專家聲明

每個人都與眾不同，對碳水化合物的耐受度也不同。有些人，尤其是運動員，每日可攝取的碳水化合物高達一百公克，仍能維持在酮症的狀態中，但大部分的人都必須攝取五十公克以下的碳水化合物，尤其是有新陳代謝症候群的人，每日的碳水化合物攝取量更必須低於三十公克，才能產生足量的酮體。

—瑪莉雅·艾莫里希

如果每次有人問我要攝取多少碳水化合物才能進入酮症狀態，我都能獲得一美元的話，那麼現在的我就是個大富翁了。坦白來說，我根本不知道！我們每個人的新陳代謝情形不同，從過去到現在，對身體造成的傷害也有所不同。我們不可能挽回過去造成的錯誤，不過，卻可以評估自己的現況，並且採取對應的措施。

為了讓你明白易懂，能夠進入營養性酮化的狀態，並且體驗處在健康新陳代謝狀態中的好處，有些人建議大家應該把碳水化合物的攝取量，降低到每日五十公克以下。

我想，如果我們都是一樣的機器人，有著完全一致的設定，那麼這個公式就可以用在每個人身上。但事實卻是，大家都是不同的個體，我們對碳水化合物的耐受度也不同，因此，我們必須判斷自己的情形。由於過去的我體重超過一百八十公斤，非常嗜吃加工過的精緻碳水化合物，我對碳水化合物的耐受度必定與那些一直都很苗條且沒有血糖異常的人不同。

專家聲明

由於每個人進入酮症狀態的臨界值相去甚遠，最好的方式是，攝取不同數量的宏量營養素進行實驗，並且利用血酮計測量 β-羥基丁酸（血酮）值。例如，某人每天攝取六十公克碳水化合物與一百一十公克蛋白質時，血清中的 β-羥基丁酸能夠維持在一・〇毫莫耳以上，但另外一個人每天卻只能攝取二十五公克的碳水化合物與八十公克的蛋白質，才能維持相同的血酮值。

攝取較少碳水化合物與蛋白質時，來自脂肪的熱量比例就會增加，即使脂肪的攝取量沒增加也一樣。大部分處在營養性酮化狀態中的人，體內的熱量約有百分之六十五至八十來自脂肪。

—法蘭西絲卡・史布萊哲勒

那也就是為何我們無法告訴你，要進入酮症狀態，應該攝取多少碳水化合物。你只能透過親身的實驗，來判斷那個數字。但只要你找出了碳水化合物的耐受度，你就等於邁向了成功進入酮症狀態之途。

所以，當我們說「降低碳水化合物的攝取量」時，所謂「低」的定義，即因人而異。

我想我大可以說，想要進入酮症狀態的人，碳水化合物的攝取量都必須控制在每天一百公克以下，絕大多數的人則必須控制在五十公克以下。如果你對碳水化合物特別敏感（一般來說，那代表了大部分過重或肥胖的人，以及出現新陳代謝症候群，或是第二型糖尿病的患者），那你的攝取量則必須控制在每天三十公克甚至是二十公克以內。想要知道確切的數字，你就必須親自實驗，看看自己的碳水化合物耐受度為何。

專家聲明

在阿金醫師的診所中，最初開立給每位患者的碳水化合物數量上限，會因各種因素而不同，如要減去或增加多少體重，尤其是有胰島素／血糖不平衡傾向的患者更是如此。任何曾經罹患糖尿病、妊娠糖尿病、多囊性卵巢症候群、新陳代謝症候群、高三酸甘油脂、攝取高碳水化合物飲食、嗜吃碳水化物的人，或有相關家庭病史的患者，在採用生酮飲食的初期，碳水化合物攝取量都必須限制在四十公克以內。我們最常見的做法是，讓患者從每天攝取二十公克的碳水化合物開始。我們也會透過血糖與胰島素的檢驗，來判定初始值該是多少。

—賈桂琳・艾伯斯坦

以下三個步驟，能幫助你判定血糖的耐受度。

從只攝取二十公克的碳水化合物開始

如果你想進入酮症狀態，卻不知道應該攝取多少碳水化合物，就從每天攝取二十公克的碳水化合物開始吧。這是一個必定會進入酮症狀態的攝取量，所以就試著持續兩週，看看狀況如何。為了讓體內產生酮體，時下的「碳水化合物淨值」（碳水化合物的總量減去纖維量）並不適用於此。

專家聲明

造成酮體生成不足的元凶，主要仍是攝取過多非纖維素、產生醣分的碳水化合物。許多人可能認為吃澱粉類食物無妨，不會阻礙酮症的產生，但那是錯的。每天只要攝取一百公克能夠產生葡萄糖的食物（這些很可能來自澱粉類食物），就無法進入酮症狀態。

—朗・羅斯戴爾

我曾和一位維吉尼亞州曼納薩斯（Manassas）的肥胖醫學護理師瑪莉蘿・范・辛頓（Marylou Van Hintum）談到這點，她跟我說，自己曾看過許多計算「碳水化合物淨值」而覺得困惑的患者，他們不明白自己的努力為何沒有效果。

「**食物中含有醣分時，即使纖維素的含量很多，也會在許多人體內觸發醣類的反應。**」她說明，「在吃了像是『低碳水化合物的墨西哥餅』之後，你會發現自己不是想吃更多墨西哥餅，就是想吃碳水化合物含量更多的食物，例如水果。」

她表示，很可惜這些食物不會讓你產生酮體，消除你的飢餓感與渴望，也不會改善你的健康。太多人便是落入了「碳水化合物淨值」的行銷圈套中，或是購買包裝上印有「不含糖」、「不含麩質」、「適合低碳水化合物飲食」字樣的食品。辛頓表示，如果你想進入酮症狀態，就必須留意這些食物對你造成的衝擊。

「如果你採用低碳水化合物、高脂肪的生酮飲食，就必須學會聽身體的話。」她說：「如果你發現自己突然很想吃東西，尤其是碳水化合物，就暗示你必須重新評估自己攝取的食物，確認飲食當中沒有隱藏的醣分，也沒有攝取多到超過個人耐受值的碳水化合物。」

辛頓給採用生酮飲食法者的最佳建議是，「飲食中避開任何形式的醣分（包括澱粉類的碳水化合物），因為這些食物會干擾身體處理與代謝食物的功能。」

專家聲明

說到碳水化合物與單醣，請遵守我說的簡單原則：有疑問就別碰！你的碳水化合物主要來源，應該是不含澱粉的蔬菜，而非含澱粉的蔬菜與精緻的碳水化合物食品。出現各種程度胰島素阻抗的人（今日幾乎每個人都有），如果你每天攝取超過五十公克的碳水化合物，就很難達到酮症狀態，或是維持在這個狀態中。沒有胰島素阻抗問題的人，或許可以攝取更多碳水化合物，而能依舊維持在酮症的狀態中。

—比爾・威爾森

兩週之後，如果你的體內產生了酮體，就可以試著在一週內每天增加五至十公克的碳水化合物攝取量，來看看產生酮體的情形如何。如果酮體值依舊能夠讓你維持在營養性酮化的狀態，那麼你飲食中的碳水化合物耐受度就是較高的。請繼續進行這個動作一週，直到你體內的酮體生產量開始下降為止，接著再恢復讓你能夠產生足量酮體的碳水化合物攝取量。

如果你每天攝取的碳水化合物量僅有二十公克，並且持續進行二週後，仍然無法產生足夠的酮體，那麼請把攝取量降至十至十五公克，同時也必須限制蛋白質的攝取量（我們會在下一章中進一步說明）。

不要放棄希望，即使你對碳水化合物特別敏感，依舊能夠進入酮症狀態。請相信我，我完全理解這是怎麼一回事。我攝取的碳水化合物量不能超過三十公克，不然我就會脫離酮症狀態。要達到這個目標，你必須要有恆心與毅力，成功並非偶然。

魏斯特曼醫師筆記

碳水化合物的耐受度因人而異。一般來說，如果你年紀較輕，活動量較大，能夠攝取的碳水化合物就較多。但停經後的婦女，往往能夠攝取的碳水化合物量相當低。

檢驗你的三酸甘油脂值

你或許會想：嘿，我以為這本書講的是酮症。怎麼會討論到和膽固醇有關的事？這是個好問題，如果你讀過我們的前一本書《膽固醇聲明》，那你就知道降低三酸甘油脂（血脂的主要指標）最好的方法，就是降低碳水化合物的攝取量。如果你的三酸甘油脂值超過一百，那你很可能吃了比個人耐受度超出許多的碳水化合物。血液檢測的數字不會說謊。

專家聲明

進食不會造成心臟病，反而是在進食後幾小時產生的問題。一般在進食之後，就會產生食物消化的一些副產品，並持續六至八小時。雖然脂肪貢獻的脂蛋白不多，但碳水化合物卻會在餐後一段時間產生大量的脂蛋白。這種延遲出現的反應，是因為肝臟必須將醣分從碳水化合物轉換為三酸甘油脂……，排除碳水化合物，餐後出現的脂蛋白就會大幅減少，因此也會降低心臟病的風險。

—威廉・戴維斯

假如你接受三酸甘油脂的檢驗，數值又回到了一百三十七。那個數字雖然算不上非常高，也落在你的醫師認為「正常」的範圍內，但卻很可能表示，你吃的碳水化合物超過身體所能處理的量了。請在三十天內避免所有糖、穀類、澱粉類食物的攝取，然後再驗一次。

你很可能會發現，自己的三酸甘油脂值突然降至一百以下，甚至可能會降至最佳值七十以下。因此，要找出最適合自己的碳水化合物值，這是一個簡單而精確的方式。

在完全不碰糖、穀類、澱粉類食物的攝取三十天之後，你每天可以慢慢增加少量的這些食物，看看會發生什麼事。《紐約時報》達拉斯與梅莉莎・哈維格（Dallas and Melissa Hartwig）所著的暢銷書《從食物開始》，是介紹這種排除某類食物飲食法的絕佳參考書。

購買血糖計並檢驗自己的血糖值

專家聲明

記錄空腹血糖值與血酮值，並監督自己進步的程度，是很好的做法。你很容易就可以在藥局買到血糖與血酮計或是試紙。

—瑪麗・紐波特

判定你對碳水化合物有多敏感的最佳方式之一，就是去當地藥局買臺好的血糖機。請在早上一睡醒，或是吃完某種特定食物至少兩小時後，每三十分鐘測一次空腹血糖值。這能夠讓你很清楚身體對那種食物的反應。理想的情形是，在用餐一小時後，你會發現血糖只上升一點，在餐後兩小時就降回基準值。

例如，你剛睡醒時的血糖值是八十八，吃了培根和蛋的早餐後的一小時，只上升到一百零五，兩小時後，就回到八十九，那就是很好的反應。但如果你剛睡醒的血糖是八十八，之後吃了一個全麥的貝果加上脫脂乳酪，或是加了乳瑪琳的燕麥，如果你的血糖飆高到一百六十，在餐後兩小時後卻離基準點還很遠，請不要覺得太驚訝（這當然是個極端的例子，因為你很可能不會吃穀類與脫脂食品，或至少你在閱讀本書後，就不碰那些食品了）。

專家聲明

減少碳水化合物的攝取以進入酮症狀態，除了讓你的體重能夠恢復正常外，還有許多好處。生酮飲食不僅會處理大家體內累積的多餘脂肪，這種限制碳水化合物的飲食，也能夠改善血糖與胰島素的平衡，讓你比較不會罹患第二型糖尿病。如果已經罹患糖尿病，也能夠讓血糖控制的情形變好，讓你需要的藥物減量，或甚至不需要用藥。

—賈桂琳・艾伯斯坦

有些人比較不容易進入酮症狀態。比爾・威爾森醫師表示，罹患第二型糖尿病，或有嚴重胰島素阻抗的人，很可能沒辦法讓血糖值降到夠低的程度。他提出兩個建議，能夠避免這種問題，並能產生足夠的酮體：首先，請你的醫師開立每福敏（metformin）；其次，到藥局購買營養補充品 CinSulin，這是一種濃縮的肉桂膠囊。還有一種營養補充品叫 Glycosolve，主要成分為黃連素與紫薇葉（banaba leaf），能夠讓你的血糖降回正常值。

威爾森醫師表示，這些「能夠改善胰島素敏感問題，降低血糖的製造，讓你的血糖值更穩定」。

如果你還需要額外幫助才能控制血糖，威爾森醫師表示：「如果你有胰島素阻抗問題，可以每日服用二百至八百毫微克的吡啶甲基鉻（也是健康食品店能買到的產品），就能夠幫助你進入酮症狀態。」他對自己的病人說，這些營養補充品是幫助你進入酮症狀態的「媽媽的小把戲」！

專家聲明

我大約是從二十年前開始測量血清中的胰島素，當時全國只有一個實驗室進行這項檢驗，很快就發現患者的糖尿病迅速改善了，也就是血糖值較低、較穩定時，他們血清中的胰島素值也會大幅降低，也會對胰島素更敏感。他們的細胞也較能順從胰島素的指示；不僅「聽從」胰島素指令的能力也改善了，胰島素驅使細胞的力量也變大了。

—朗・羅斯戴爾

請留意自己不知不覺攝取的碳水化合物。有位部落客讀者曾經寫信給我，說她在採用自認為良好的低碳水化合物、高脂肪生酮飲食後，酮體產生的數量卻不如預期。

我請她把菜單給我看，她表示自己吃了「很多水果」。我告訴她，水果含有大量的碳水化合物，她卻辯解道：「我以為水果不算碳水化合物，因為那是天然的食品！」

我很不想這麼說，但所謂避免碳水化合物，表示你得避免掉所有的碳水化合物，無論來源有多天然都一樣。

是的，水果具有一些很棒的宏量營養素，但當中含有的糖分會讓你無法產生足夠的酮體。正如魏斯特曼醫師在他的診療室中寫的大字一樣，「水果是天然的糖果。」

專家聲明

對於生酮飲食的批評中，我最常聽到的都沒什麼科學根據，包括「嚴格限制那些『健康的全穀類』以及水果的話，不會缺乏重要的營養素嗎？」我的回答是，所有穀類和水果中的營養素，都能夠透過肉類、家禽類、魚、蛋、不含澱粉的蔬菜、堅果、種子獲得，同時又能避免穀類與水果中的碳水化合物與麩質。雖說如此，生酮飲食當中仍可以包括低醣的水果，如莓果類。」

—凱斯・朗揚

如果你的碳水化合物耐受度讓你能夠吃一點水果，那麼就吃吧。但吃太多就不怎麼好。同樣的，請拿出你的血糖機，看看吃了水果之後的血糖變化如何。如果你看見血糖大幅增加，或是居高不下，那麼你就該知道，自己不能吃那麼多碳水化合物。

有件事情相當耐人尋味，但你之前很可能沒想過。如果你在採用生酮飲食後，卻極度渴望吃含糖或碳水化合物的食品，那代表什麼？當然不是要你妥協，去吃些披披薩、巧克力餅乾，或是身體想吃的任何東西。但當下，你一定不想對抗身體傳遞給你的訊號。

其中的奧祕，就是出現這種渴望時，其實並不是你的身體真的想要碳水化合物，很意外是吧？身體想要的其實是脂肪！不相信我說的話嗎？下次你想吃碳水化合物時，請抵抗那種渴望，並且改吃高脂肪的飲食。我會捲起一片全脂起司，中間捲些牧草飼育牛的奶油（grass-fed butter）。這聽起來好像瘋了，但如果你吃了之後，就不再渴望吃碳水化合物，不要覺得太驚訝。我們會在第五章當中提到，為何攝取脂肪是生酮飲食中重要的一環。

專家聲明

大家無法達到酮症狀態的原因有三：碳水化合物過多、蛋白質過多、脂肪不足。大部分想要遵守這種飲食法的人，都了解限制碳水化合物攝取量的重要性。從我的經驗來看，他們失敗的原因，通常是因為他們對甜食與含澱粉食物的渴望。

現在我們相信，這種渴望是食物造成腦部功能障礙的主要症狀，我稱之為「碳水化合物相關的可逆性腦部症候群」。除非你壓抑這些渴望，否則你在追求酮症之路，恐怕多半注定要失敗。

—比爾・威爾森

在你找出自己的碳水化合物耐受度之後，下一個追求酮症的重要的步驟，就是判斷個人的蛋白質的門檻。蛋白質的攝取量必須適中，對很多人來說，這很可能是個新觀念，因為低碳水化合物飲食常被認為含有「高蛋白質」，但其實應該是高脂肪，蛋白質則和碳水化合物一樣受限。我們會在下一章中進一步討論這個問題。

魏斯特曼醫師筆記

成年人體內所有的血液當中，僅含有一茶匙（約五公克）的糖！你可以利用高中數學算出這個數字。首先，你必須知道在一公合（十分之一公升）的血液中，含有一百毫克的糖。一毫克是一公克的千分之一。接著你必須知道成年人體內的血液約為五公升。因此，五公升等於五十公合，即可得五千毫克的糖含量，將毫克轉換為公克，最後會得到整個血液系統中含有五公克的糖。半個貝果即含有約十公克的碳水化合物，所以單從那樣食物當中，你攝取的醣分就是血液當中含糖量的二倍。那難怪在你攝取碳水化合物之後，血糖會飆高！

生酮飲食的重要觀念

- ▶ 判斷自己的碳水化合物耐受度是進入酮症的關鍵。
- ▶ 每個人的碳水化合物耐受度皆不同。
- ▶ 必須透過親身實驗，才能夠找出自己的碳水化合物耐受度。
- ▶ 過重或罹患糖尿病的人往往對碳水化合物較為敏感。
- ▶ 「碳水化合物淨值」的概念不適用於追求酮症狀態時。
- ▶ 請注意「低碳水化合物」食品這種行銷手法。
- ▶ 最初每日請攝取二十公克的碳水化合物，接著再每天增加五至十公克，並持續一週。
- ▶ 酮體值下降時，請恢復原本的碳水化合物攝取量。
- ▶ 如果你攝取二十公克的碳水化合物，卻無法產生酮體，那麼請再減少碳水化合物與蛋白質的攝取量。
- ▶ 檢驗三酸甘油脂值，目標是要降到一百以下，以判定自己的碳水化合物耐受度。
- ▶ 避免攝取糖、穀類、含澱粉食物，以便讓三酸甘油脂值下降。
- ▶ 購買血糖機，經常測量自己的血糖。
- ▶ 飯後兩小時內每三十分鐘量一次血糖。
- ▶ 每福敏以及其他營養補充品有助於降低血糖。
- ▶ 請注意哪些食品含有碳水化合物，以免你無法進入酮症狀態。
- ▶ 「水果是大自然的糖果」，這句話要送給無法產生酮體的人。
- ▶ 在渴望吃碳水化合物時，其實你的身體是想要脂肪。
- ▶ 請試著用一片全脂起司中間捲些牧草飼育牛的奶油，以滿足對碳水化合物的渴望。
- ▶ 你全身的血液當中，僅含有約一茶匙的糖。

第四章

判斷你個人的蛋白質門檻

專家聲明

生酮飲食和其他低碳水化合物飲食的重要差異，在於低碳水化合物飲食往往是高蛋白質飲食。但是，由於我們的身體無法儲存蛋白質，必須消耗蛋白質。所以，一旦攝取過多蛋白質時，身體就會透過糖質新生的過程，將其轉換為血糖。這會增加血糖值，並且讓人無法進入酮症狀態。

—瑪莉雅．艾莫里希

在判定碳水化合物的耐受值後，接下來要討論進入酮症的另一個重要元素——蛋白質。

如果你想要產生足夠的酮體，體驗它帶來健康的好處，那麼除了必須限制碳水化合物的攝取量外，如果忽略了蛋白質扮演的角色，實在是不智之舉。這就是為何「KETO」口號中，O 代表了「攝取過多蛋白質實為不智」。

我大概可以猜到你現在心裡正在想什麼：「但我認為蛋白質是好東西。你現在卻說蛋白質不好？」請別誤會我的意思。蛋白質確實對你的身體有好處，就像飲食中的脂肪一樣，是必要的成分（不像碳水化合物，那不是絕對或「必需的營養素」），但你必須明白，我們的身體能夠再度利用肌肉、骨骼、其他組織當中已有的蛋白質。

知道嗎？**每天你體內有高達三百公克的蛋白質可以循環利用！**許多人認為，我們必須攝取蛋白質，才能供應身體所需，但由於身體能夠重新利用已有的蛋白質，所以你必須透過飲食攝取的蛋白質並不如想像的多。別忘了，攝取過多蛋白質會造成問題，對那些對碳水化合物已經很敏感的人來說，更是如此。或許我有點吹毛求疵，但我保證之後會清楚說明必須控制蛋白質攝取量的原因。

魏斯特曼醫師筆記

在營養學中，「必需營養素」代表身體無法自行合成卻又不可或缺的營養素，必須透過攝取這種營養素，才能讓身體正常運作。人體的「必需營養素」包括水、維生素、礦物質、蛋白質、脂肪。所以，碳水化合物並非重要營養素！

我第一次聽到攝取過多蛋白質可能造成不良後果，是二〇〇六年二月時，在紐約布魯克林的碳水化合物限制的營養與新陳代謝層面大會聽到的。我在那裡學到了一個很棒的概念，從此改變了我對蛋白質的看法，因為那是為何有些低卡飲食效果良好，有些卻不好的關鍵。了解這種革命性的概念，能讓你大幅超越大部分的醫師、營養師，以及一大堆現有的健康專家。

所以，那到底是什麼概念？是糖質新生（Gluconeogenesis）。糖質什麼？快快熟悉這個詞吧，因為這是你採用生酮飲食是否能夠成功的基本原則。

專家聲明

糖質新生能夠供應你所需的全部葡萄糖，可修復甲狀腺功能，並在處於酮症狀態時治療你的甲狀腺。我幾位採用生酮飲食患者，現在都把他們的甲狀腺藥物扔了。

—史蒂芬妮・波森

糖質新生（有時候縮寫為 GNG）是身體透過分解蛋白質創造葡萄糖的方式運作，主要發生在肝臟之中。你很可能聽過身體需要碳水化合物才能運作，確實如此，但糖質新生能讓你的身體透過所攝取的蛋白質，製造所需要的碳水化合物，所以你就不需要從飲食中再攝取碳水化合物。很棒吧，不是嗎？身體非常有效率，能夠利用我們攝取的原料，製造出身體需要的養分。如此一來，如果因為飲食中缺乏碳水化合物，造成血液中的葡萄糖值降低，那麼蛋白質就會變成體內的葡萄糖來源。

肝臟能夠透過糖質新生製造葡萄糖，讓血液中的葡萄糖值維持穩定。在人體未攝取任何食物時（如睡眠時），肝臟就會進行糖質新生，利用胺基酸（組成蛋白質的成分）、乳酸、甘油（來自脂肪的分子）來製造體內所需的醣分。可體松與胰島素等荷爾蒙控制著這種過程的進行，以維持血糖的穩定。在斷食一天左右，肝臟中的糖原（儲存的葡萄糖）就會降低到觸發進行糖質新生的程度，肝臟就會開始替身體製造葡萄糖。這種過程相當不可思議，不是嗎？

專家聲明

那些有潛在可體松異常低下問題的人，或甚至是因為腎上腺自體免疫問題導致可體松低下的人，如果糖質新生的功能不佳，很可能會出現強烈渴望攝取碳水化合物的情形，以及血糖意外偏低的症狀。

—諾菈・傑得高達斯

那麼在酮當中，糖質新生又扮演了什麼樣的重要角色呢？如果你攝取低碳水化合物、高脂肪的飲食，並且攝取符合個人耐受度的碳水化合物，卻仍無法產生足夠的酮體，那很可能是因為攝取了過多的蛋白質。攝取大量的蛋白質與少量的碳水化合物，能夠迫使糖質新生的過程發生，增加體內的血糖與胰島素質，最後抑制了酮體的生成。要改善這種情形，就必須減少蛋白質的攝取。

在判定蛋白質的門檻時，切記很重要的一點：如果你（和我一樣）對碳水化合物特別敏感，那麼也會對蛋白質特別敏感。這點相當合理，試想：如果碳水化合物的數量增加，使血糖值升高，那麼透過消耗過多蛋白質產生更多血糖的糖質新生作用，也會有類似的效果。

專家聲明

我通常都會推薦病人吃各種家畜、家禽、海鮮，但會聲明這是高脂肪飲食，不是高蛋白質飲食。除非有特殊的新陳代謝疾病，否則主要阻礙酮體生成的就是胰島素。

由於胰島素的值會由飲食中所攝取的碳水化合物、甚至是蛋白質的多寡來決定，因此，必須要控制飲食當中的這些成分，才能讓酮症達到最佳的效果。

—傑伊・沃特曼

你要如何判定蛋白質的門檻？生酮飲食專家對於理想的蛋白質攝取量看法不一。許多人推測每公斤體重攝取一至一・五公克的蛋白質最適當，但這樣的量很可能會讓許多人進行糖質新生。營養與新陳代謝醫學專家朗・羅斯戴爾醫師建議，想進入酮症狀態的人，應按照自己的理想體重（根據自己的身體質量指數〔BMI〕計算，可利用下列網站計算：http://health99.hpa.gov.tw/OnlinkHealth/Onlink_BMI.aspx）計算，每一公斤攝取一公克的蛋白質，再減去百分之十。

同時，在我的「詢問低碳水化合物專家」節目中，知名的蛋白質專家唐諾・雷曼博士（Dr. Donald Layman）建議，每餐攝取的蛋白質應在三十公克以下，每日的總攝取量不應超過一百四十公克。不過，要找出最適合你的蛋白質量，沒有任何公式可循，就像尋找最適合的碳水化合物攝取量一樣，你必須透過實驗與修正錯誤的方式，才能獲得最佳答案。

我身高相當高，有一百九十公分，一開始我從每天一百二十公克左右的蛋白質開始實驗，看看結果如何。在我發現沒有出現酮體生成及其他我關注的健康情形出現時，我每週都把蛋白質的攝取量降低十公克，直到每日蛋白質攝取量在八十公克左右時，酮體才增加到有益身體的數值。雖然蛋白質看起來不太多（如一顆蛋裡只有六公克的蛋白質），但這就是我必須做的事，只有這樣，體內才會有酮體產生。控制蛋白質的攝取量，因此才成為我能成功採用生酮飲食的重要因素。

專家聲明

酮症只不過是將高脂肪飲食的觀念推到極致，且不採用百分之二十的碳水化合物、百分之六十五的脂肪、百分之十五的蛋白質這個比例，而是將碳水化合物的卡路里攝取量降低至百分之五至十，蛋白質的卡路里降低至百分之十至十五，並將脂肪的卡路里提升至百分之七十五至八十。

—班・格林費爾德

在下一章中，我們會討論想要進入酮症，需要攝取更多哪類的食物。

既然你已經減少了碳水化合物的攝取量，也調整了蛋白質的攝取量，那麼你會攝取更多的脂肪。這無疑地是你最不容易接受的概念，因為在今日，大家對攝取脂肪這件事都避之唯恐不及，尤其飽和脂肪酸更是如此。但是，你很快就會發現，為何今日的這種恐懼毫無根據，以及如何從天然的來源及真正的食物攝取更多脂肪，確實能讓你的酮體值飆升。

專家聲明

想要進入酮症狀態，最可靠的方式就是將碳水化合物的攝取量降低至約每半公斤體重〇・五公克，並在一天當中攝取來自中鏈三酸甘油脂（MCTs）與奶油、重奶油、含脂肪的肉類等動物類脂肪。

—約翰・開弗

生酮飲食的重要觀念

- 生酮飲食並非高蛋白質飲食，而是高脂肪飲食。
- 限制碳水化合物攝取量是必要的，但減少蛋白質攝取量也同樣重要。
- 蛋白質是重要的營養素，但攝取的量必須降低。
- 如果你對碳水化合物相當敏感，那麼就要減少蛋白質的攝取量。
- 如果攝取過多蛋白質，糖質新生可能會阻礙你進入酮症狀態。
- 你不需要攝取碳水化合物，因為你的身體就會自行製造碳水化合物。
- 攝取過多的蛋白質會阻礙適量的酮體生成。
- 製造酮體所需的蛋白質遠比你想像的少。

第五章

消耗脂肪到極致，尤其是飽和脂肪酸

專家聲明

在生酮飲食中，脂肪來自大豆與菜籽油的飲食，以及脂肪來自奶油及椰子油的飲食截然不同。

—席山·亞蘭

假設我們要一起上餐廳吃飯，你很快就會目睹我對飲食中脂肪品質的要求。在開始點餐之前，我會問服務生一個問題，就是他們是否有真正的奶油。有時候，服務生會用奇怪的眼神看著我，顯示他們不知道我在說什麼；有時候，他們的看法則是和我完全一致。餐廳中的奶油可能是真正的奶油（奶油和鹽巴），或是由奶油和蔬菜油製成的混合奶油（奶油、鹽巴、大豆或菜籽油），甚至是乳瑪琳（大豆或菜籽油）。

我確定那是真正的奶油之後，接下來說的內容會讓服務生瞠目結舌：「給我比其他人更多的奶油，給我的份量比你這輩子給過其他人的更多！」有時候他們以為我在開玩笑，但我太太克莉絲汀聽到後通常會附和，「他沒在開玩笑。」

這麼做，是人類行為與社會行為的有趣實驗，看看服務生如何解讀這樣的要求。在德州奧斯汀當地的二十四間餐廳中，服務生送上來的奶油，從少少的兩球奶油，多到十六球奶油都有（是的，我把這些奶油配著食物全吃光了）。你應該看看大家看到我每吃一口食物就配一口奶油的反應。其實，他們應該用相機追蹤我，看我的實境秀，並且看看周遭的人看到我這樣吃奶油的反應！

魏斯特曼醫師筆記

我見證過吉米的高脂肪飲食。有一次要去北卡羅萊納州的德蘭（Durham）時，那時他正在寫這本書，我們一起去丹恩餐廳吃午餐。他點了名為「去顫器」（defibrillator）的餐點（再次肯定大家誤認為吃脂肪會造成心臟病），是一個沒有麵包的培根起司堡，上面放了熱狗和辣醬。吉米每吃一口就配一口奶油。

生酮飲食就是脂肪的飲食！

有人能夠告訴我為何餐廳那麼願意配合顧客的需求，提供低脂肪、素食，甚至是無麩質的食物，卻無法提供採用低碳水化合物、高脂肪生酮飲食的菜色嗎？或許，有一天某間有野心的連鎖餐廳能夠擬一份美味全脂肪的生酮飲食菜單。

專家聲明

攝取不足的脂肪，會造成酮體變少。脂肪應占你全部飲食的百分之五十，但對許多人來說，所占的比例還可以更高。

—比爾・威爾森

一點都沒錯，生酮飲食就是脂肪的飲食！為何攝取脂肪，尤其是飽和脂肪酸（如奶油、肉類、起司等等的全食品）是如此重要的一部分？雖然你不需要每吃一口食物，就配一口奶油，但飲食中的脂肪卻是健康飲食中不可或缺的部分，也是要產生足夠酮體的最後一里路。

你減少碳水化合物的攝取，降低蛋白質的攝取後，必須用其他的東西補足這個部分。那個東西就是剩下來的——飲食中的脂肪。**碳水化合物與蛋白質的攝取量要透過實驗與修正的方式慢慢找出來，脂肪的攝取量則是吃到讓你的飢餓感消失為止**。換句話說，就是吃到飽。攝取脂肪正是讓你感到飽足的關鍵。

我已經想見有人會這麼說：「吃那麼多脂肪，不會增加膽固醇塞住血管造成心臟病嗎？」那是我們一輩子當中最常聽到的無稽之談了，流行文化又告訴大家攝取脂肪是壞事，讓情形雪上加霜。例如，CBS 電視節目《宅男行不行》中，有一集其中一位主角伯納黛特點了零脂優格，但卻拿到了全脂的優格。她的反應是什麼？「這不是零脂優格，這是全脂肥肥優格！」暗示了脂肪有壞處。

在另一集中，伯納黛特擔任起司工廠的服務生，劇情是要對一位朋友的前女友報仇。新女友說：「如果她點了低脂的東西，我會給她送上全脂版的。」這裡的影射相當明顯，認為脂肪會對她造成某些傷害，我每次看到主流文化中出現這類錯誤訊息時，都會忍不住翻白眼，知道這樣只會強化謊言，扭曲對飲食中脂肪的看法，而觀眾卻只會不停地點頭同意。

專家聲明

要達到酮症的最大阻礙之一，就是採取低碳水化合物與低脂肪飲食。（在阿金醫師的診所中）很難讓病人攝取天然的脂肪，因為病人本身害怕這麼做。有些人第一次吃了整份的全脂起司後，擔心自己會心臟病發。但只要病人在減重的同時，又能減少對食物的渴望，並能夠控制飢餓的感覺，而且在看到心血管方面的數值改善時，才會鬆了一口氣。

—賈桂琳・艾伯斯坦

我要鼓勵你去找我們的前一本書《膽固醇聲明》，來了解飽和脂肪酸、膽固醇、心臟病之間的關聯。書中關於這個主題的智慧，準備好要顛覆全世界的醫學與健康界。曾經牢不可破的反飽和脂肪酸盔甲已經出現了裂痕，粉碎瓦解只是時間的問題而已。你可以閱讀二〇一四年由妮娜・泰柯茲（Nina Teicholz）所著的暢銷書《令人大感意外的脂肪》，了解為何飽和脂肪對你有好處。

魏斯特曼醫師筆記

世界上最知名的酮體專家李察・維區（Richard Veech）說過：「如果我得了心臟病，希望能有人幫我打酮體點滴。」幾個動物實驗顯示，在血流供應量低或是心臟病發的時候，酮體確實能夠改善心臟的功能。

在二〇一三年十月時，有位叫做艾辛・莫哈塔（Aseem Malhotra）的心臟科醫師寫了一篇撼動全世界的評論，發表在知名的《英國醫學期刊》上，捍衛攝取含有飽和脂肪酸的食物，如奶油、乳酪、紅肉，並且直指慢性健康問題的元凶為糖、速食、烘焙食品、人造奶油乳瑪琳等。他提到低脂的飲食與食品使用「低脂」作為健康訴求，但食物中卻富含醣分。莫哈塔醫師提醒了大家，我們對脂肪扮演的角色誤解有多深。

其實，他並非孤軍奮戰。在二〇一三年五月一日的《美國營養學會》期刊中，長島大學生化教授葛蘭・勞倫斯（Glen Lawrence）指出，將健康問題，如肥胖、心臟病等，歸咎於飲食當中的脂肪，實在是一點根據都沒有。勞倫斯醫師表示，我們需要「以理性的方式重新檢視現存的飲食攝取建議」，重新看待飲食當中飽和脂肪酸的角色，並且仔細檢驗高發炎因子，例如，那些宣稱健康的多元不飽和脂肪酸（菜籽油、大豆沙拉油等）。雖然許多自稱健康專家的人大膽地宣稱飽和脂肪酸有害健康，但勞倫斯醫師認為，當中沒有任何證據顯示，在實驗中飽和脂肪酸會從其他因子中獨立出來。他做了結論，認為我們需要「使用更全面的方式來擬定飲食政策」。確實如此！

二〇一四年二月十二日國家廣播公司由艾莉森・奧伯里（Allison Aubrey）主持的《晨間版》節目中，探討了「全脂的迷思：全脂牛奶讓我們維持苗條」，提出食物中的脂肪其實並非我們所知的那樣。奧伯里引用了《斯堪地納維亞基本健康保健期刊》中的論文，指出攝取大量奶油與其他高脂肪飲食的人，變肥胖的機率低於不攝取的人。她也提到了另一項發表在《歐洲營養學期刊》的大量資料分析，顯示沒有任何證據說明，高脂的乳製品會帶來肥胖或心臟病的風險。事實上，攝取高脂肪的飲食反而與降低肥胖機率有關。這和我們今日聽到脂肪在飲食中扮演的角色相反。但這樣的故事顯示，飲食中脂肪在健康生活中所扮演的角色，已經開始逆轉。

專家聲明

有些脂肪比其他脂肪更容易轉化為酮體：短鏈與中鏈的脂肪，如牧養牛的奶油、椰子油、中鏈三酸甘油脂（MCT）等。如此一來，能夠讓採取健康脂肪飲食為主，且燃燒酮體的新陳代謝更有效率。

—諾菈・傑得高達斯

最驚人的是，美國社會當中，人人對脂肪聞之色變的說法卻沒有任何科學根據。如果你問一般人對飲食中脂肪的看法，得到的答案大概都是一面倒的回答，說脂肪不健康，應該要盡全力避免。為何我們的文化將奶油等完全食物的飽和脂肪酸妖魔化，卻又同時提倡菜籽油，說這種利用除臭劑高度加工處理的腐臭菜籽油是種「健康」的選擇？這一點道理都沒有，但這就是我們生活的社會。

脂肪非敵人，是朋友

在二〇一二年進行的蓋洛普民調顯示，百分之六十三的美國人相信低脂的飲食有益健康，相較之下，只有百分之三十的人相信低碳水化合物飲食能夠維持健康，儘管近年來低碳水化合物飲食益處的證據已經堆積如山。然而，同樣的民調顯示，大眾對低脂肪與低碳水化合物飲食的想法已經逐漸開始轉變，儘管轉變有限。相較於十年前進行的同樣調查，現在的美國人認為應該減少脂肪的比例較少，而較多人已開始注意限制碳水化合物的好處。

我們還有待努力，誠如我的 podcast 節目《低碳水化合物對話》的共同主持人飲食專家凱西所說，我們還要繼續努力「洗腦」，改變幾十年來的營養學宣傳內容。

專家聲明

我們對純纖維以外的一切，包括脂肪在內的恐懼根深柢固（雙關語，亦指對穀類深信不疑），但其實那樣會阻礙我們進入酮症狀態。

—朗・羅斯戴爾

這也是為何你現在比之前更需要這本書的原因，因為你必須打破數十年來被灌輸有關脂肪的概念。事實是這樣：你減少攝取飲食中的脂肪時，就會被碳水化合物取代，那對你健康造成的傷害遠遠超過脂肪。奶油、椰子油、紅肉當中等的飽和脂肪酸，以及酪梨、橄欖油、夏威夷豆中的單元不飽和脂肪酸，基本上來說，都不會對健康有害，即使吃到飽也不會讓你的血糖升高。

而且，它們還會帶來不少好處：能夠抗發炎，提升高密度脂蛋白，讓你感到飽足，最重要的是，也能夠讓你產生酮體。

相較之下，儘管蔬菜油大力宣傳，說是我們應該攝取的健康油脂，但當中的多元不飽和脂肪酸卻會增加人體系統的發炎情形。

專家聲明

在治療肥胖時，營養學上的酮症能夠透過減少胰島素，也就是儲存脂肪的荷爾蒙分泌，來幫助脂肪的消耗。如果飲食當中攝取的脂肪等於或大於能量的消耗，那麼就無法保證能夠減少脂肪。但這種情形相當少見，因為大部分的人在攝取那個數量的脂肪之前就會感到飽足。

—凱斯・朗揚

脂肪並非飲食的敵人，相反的，脂肪是你的朋友，所以不應該害怕。比起其他你吃的東西，脂肪能夠讓你感到飽足的時間較持久。別忘了，你需要攝取脂肪，才能夠燃燒脂肪。在你的身體是燃燒脂肪的機器時，你攝取脂肪才有道理，對吧？

在你採取低碳水化合物與適度蛋白質的飲食之際，要攝取大量脂肪的主要原因之一，就是能夠讓你不會感到飢餓。如果沒有攝取大量脂肪，你很快就無法堅持低碳水化合物與中等脂肪的飲食，因為你會時時感到飢餓不堪，因此而相當挫折且煎熬。

那些許多所謂的健康專家，並不了解攝取低碳水化合物的人需要飲食中的脂肪作為身體燃燒的替代原料，才能夠讓他們感到飽足，並且在兩餐之間精力充沛。你的身體從燃燒醣分轉變為燃燒脂肪時，就會有更多的能量，思緒也會更為敏銳，吃完一餐之後也會感到更加飽足。

專家聲明

我的病人在度過起初的生酮飲食轉變期後，最早會注意到的一點，就是他們的飢餓感會消失，那種讓他們抓狂的感覺不見了。他們的思緒也變得更清晰，精力像霹靂幹員一樣充沛，體脂肪減少了，變得更苗條。他們驗測血糖之後，往往發現數值變正常了。最令人印象深刻的反映，就是注意到他們對糖以及碳水化合物的渴望降低了，不好的食物開始吃起來像難吃的食物。

—史蒂芬妮・波森

或許你之前曾經嘗試過低碳水化合物飲食，認為如果採取低碳水化合物飲食很好，那麼採取低碳水化合物以及低脂肪飲食一定更好。那樣其實大錯特錯！同時採取低碳水化合物以及低脂肪飲食並非健康的生活方式，如果你打算體驗酮症的好處，更是如此。

試想：如果你減少碳水化合物的攝取量，同時也減少脂肪的攝取，那麼還剩下什麼？就是蛋白質了。正如前幾章中提到的，攝取太多蛋白質其實會增加體內的血糖，讓你更不可能產生酮體。

或許你現在體重超標，甚至相當肥胖，並且在閱讀目前這個章節時，對攝取更多脂肪有些存疑，也可能暗自認為自己體內擁有相當多脂肪，因此攝取的脂肪量不用和其他人一樣多。請千萬不要這麼做！

是的，你的體脂肪很多，但在你進入酮症狀態時，卻會用來作為身體的燃料。請你換個方式想想，**將攝取脂肪視為增強新陳代謝引擎的方式**。唯一能夠利用體內儲存的脂肪作為燃料的方式，就是將身體由燃燒醣分的模式，轉換為燃燒脂肪，要做到這點，就必須供給身體所需的物質，也就是飲食中的脂肪，才能讓身體開始燃燒脂肪。

專家聲明

改用脂肪與酮體作為能量的主要來源，形成穩定的能量基底，在沒有定時用餐時也一樣，就像將大木塊放進你的火爐中燃燒一樣。

—諾菈・傑得高達斯

在二〇一三年三月時，在《芝加哥先鋒報》的網站《紅眼芝加哥》上有篇報導，提到有位三十七歲的伊利諾州男士，名為約翰・休士頓（John Huston），他進行了七十二天長達一千零十四公里的行程，在低於零下的氣溫中，穿越加拿大的高北極地。這對休士頓以及他的團隊來說，必定是相當考驗體力的路程。他要如何讓自己獲得能量呢？他每天吃炸培根，還有一條奶油！他是這麼說的：「聽起來很噁心，但如果你每天都待在攝氏零下四十度的戶外，奶油就是你最好的朋友。」聽起來他是我的同路人，因為他知道脂肪是最佳的能量來源。

對大部分的人來說，要拋開攝取脂肪的恐懼，或許是採用生酮飲食時最困難的部分。無論是醫師、老師、政府，或其他健康權威人士，都會告訴你脂肪不好。

但不知為何，我們都不加思索就接受了，認為脂肪會讓我們肥胖，甚至會讓我們喪命（但事實上不會）。

我從小到大，看到媽媽吃米蛋糕，喝脫脂牛奶，遵守低脂飲食法卻徒勞無功。最後，她沮喪至極，在快六十歲時只好接受胃繞道手術（即使如此，她減去的體重後來還是恢復了）。相當令人難過的是，許多人依舊相當害怕攝取脂肪，不願意接受高脂肪飲食，但其實這種飲食方式不但能夠幫助他們控制體重，還能夠預防糖尿病、阿茲海默症、癌症等慢性病的發生（更多相關內容請見第十六章）。

專家聲明

要增加並維持酮症狀態遇到的最大困難之一，就是脂肪的攝取量不足。我們需要擺脫攝取脂肪有害，會讓我們變胖，或是造成心臟病的陰影。而能享受丁骨牛排上的脂肪，或是用來炒蔬菜的椰子油。

—威廉・戴維斯

讓人對攝取脂肪避之唯恐不及，卻隻字不提碳水化合物對健康的影響，只會造成不良的後果，造成更多人肥胖與罹患慢性疾病。我們聽夠了極為失敗的低脂謊言後，難道你不認為，現在是開始認識脂肪如何能夠扮演改善健康的角色？

請將你的恐懼擱在一旁，吃下比之前更多的脂肪，看看會對你的健康有哪些重大影響。減少碳水化合物的攝取，並且攝取適量的蛋白質相當重要，但攝取足量的脂肪能夠讓你截然不同，讓酮症真的出現。

我相信，攝取更多脂肪很可能與你曾經聽過的健康營養學知識相左。你體內的每個細胞會告訴你不要這麼做。確實，我們這些選擇追求低碳水化合物、適量蛋白質、高脂肪生酮飲食的人，多少都曾有過這類的內心掙扎，不知道這樣是否真的能夠增進健康。但只要你準備好鼓起勇氣，全力邁向生酮飲食，治療脂肪恐懼症的方式，就是擁抱脂肪，有自信地在飲食中攝取脂肪，知道脂肪能夠讓你比之前更健康。

剛開始改採生酮飲食的人，是可能會有腹瀉或腸胃不適的問題。新生兒科醫師與用酮體治療的權威瑪麗・紐波特醫師建議，如果你感到不適，那麼請你稍微增加碳水化合物的攝取量，並稍微減少脂肪的攝取量。接著，再慢慢減少碳水化合物的攝取量，並增加脂肪的攝取量，讓你的身體能夠適應。

專家聲明

我相信過去許多與生酮飲食副作用相關的研究，都與飲食設計不良有關，大部分是由於食物品質不佳，以及一直對飽和脂肪酸感到恐懼的心態所致。

—布萊恩・巴克斯達爾

你可能不需要像我一樣，每吃一口食物就配一口奶油，但你很可能必須將脂肪的攝取量提升到前所未有的程度。例如，你在星巴克可以要求他們在拿鐵咖啡中加很多奶油，而不是加牛奶。你的健康狀況會因此而改善。

在下一章中，我們會檢視你的新營養習慣，看看這些習慣運作的狀況如何，是否能夠讓你全身充滿酮體。

專家聲明

在攝取碳水化合物的狀況下採用高脂肪的飲食，與在攝取少量碳水化合物的狀況下採用高脂肪的飲食，是截然不同的情形。

—理查・費因曼

以下是能夠幫助你記得脂肪好處的縮寫：

脂肪（FAT）

F：感到更飽足（Feel fuller）

A：替代燃料（Alternative fuel）

T：激發酮體（Triggers ketones）

生酮飲食的重要觀念

- 低碳水化合物、高脂肪的飲食是健康的飲食。
- 如果想要產生酮體，就必須攝取脂肪。
- 你減少碳水化合物的攝取，並攝取少量蛋白質時，剩下的就是攝取脂肪了。
- 脂肪是感到飽足的關鍵。
- 我們的文化中認為脂肪有害的觀念是錯誤的。
- 頂尖專家站已出來支持飽和脂肪酸。
- 現存的脂肪恐懼症其實背後並沒有支持的科學證據。
- 現代人已慢慢了解，低脂肪飲食並非像過去認為的那麼健康。
- 該是打破幾十年來對脂肪的看法了。
- 脂肪並非飲食的敵人，而是你的朋友。
- 攝取脂肪是必要的，如此你的身體才能夠燃燒脂肪，作為替代的燃料來源。
- 絕對不要同時採用低碳水化合物與低脂肪的飲食。
- 你所需要攝取的脂肪量很可能比目前要多很多。
- 有位北極探險家明白攝取富含脂肪食物的好處。
- 你體內的每個細胞都會反對你攝取更多脂肪。
- 脂肪能夠讓你感到更飽足，作為替代燃料，並且激發酮體的產生。

第六章

使用科技測量酮體

專家聲明

利用尿液、血液、呼吸檢測酮體的技術確實相當有趣，也是測量特定酮體質很棒的指標。

—多明尼克·達古斯提諾

書看到這裡，你應該已經知道什麼是酮體，為何你可能想要增加體內酮體的數量，以及你應該在營養方面做到哪些才能達到這點。但你很可能想進一步知道，到底要如何才能知道自己真正進入了酮症狀態？這就是本章要討論的內容，我們會提到一些傳統舊有的測量方式，目前市面上有的方式，以及目前正在研發的酷炫科技，以及可能在未來全面改變測量酮體的方式。

認識人體中的酮體

在看測量酮體的最新工具之前，要先來說明人體內的三種酮體：

1. 乙酰乙酸（AcAc），尿液中主要的酮體。
2. β-羥基丁酸（BHB），血液中主要的酮體。
3. 丙酮，呼吸中主要的酮體。

數十年來，傳統檢測都是測量尿液中的乙酰乙酸值。尿液酮體檢驗試紙一罐五十張，約為十二至十五美元（約合臺幣三百六十至四百五十元），如果想讓花的錢物超所值，可以將試紙沿長邊剪成一半，一次只用一半。

測試時，試紙會變成不同的顏色，顯示當中含有酮體的高低。如果你才剛開始想進入酮症狀態，很可能會看見米色（沒有酮體）、粉紅色（一些酮體），或是紫色（很多酮體）。

專家聲明

請避免使用尿液酮體試紙作為身體是否改為燃燒酮體的檢測方式。這就好像在垃圾堆中找出香蕉皮，以了解冰箱裡有多少蘋果，而自己吃掉了多少。這種方式，除了只是檢測出身體排出多少作為廢棄物的酮體外，尿液酮體檢測試紙也只能檢驗乙醯乙酸一種酮體，無法檢驗出健康酮症狀態中主要利用的酮體：β-羥基丁酸。使用血液酮體檢測計，永遠是最好、也更精確的檢驗方式。

—諾菈・傑得高達斯

但近年來，出現了許多更新、更精確的血液酮體（β-羥基丁酸）檢測裝置，大受低碳水化合物、高脂肪飲食者歡迎。在我寫書時，市面上有兩種主要的血液酮體檢測計：亞培的 Precision Xtra（在歐洲與澳洲以 FreeStyle Optium 的品牌銷售），以及 Nova 的 Nova Max Plus。

由於血液中百分之七十八的酮體都是 β-羥基丁酸，因此能夠檢驗這種酮體相當重要。就準確性與計數的一致性來說，Precision Xtra 性能較佳（在酮體值降到某個數值以下，甚至你可能仍處在酮症狀態中時，Nova Max 就會顯示為「LO」）。

雖然血酮檢驗是酮體檢驗的黃金標準，但由於一些因素，你仍應注意這種檢驗方式的一些障礙。一般藥局與商店很難買到血酮檢驗計，但這些製造的公司似乎沒興趣拓展市場，主要的顧客群為必須檢驗是否有酮酸中毒的第一型糖尿病患者，以及少數不再製造胰島素的第二型糖尿病患者。

雖然這種檢測計本身價格不至於過高，但所使用的試紙，卻可能高達每張五美元（約臺幣一百五十元），讓每日進行檢測變得所費不貲。

我對這些公司的看法是，認為他們可以盡力讓產品變得更便宜，讓產品更容易購買，因為比起（像你我一樣）想要檢測酮體值以評估是否達到健康目標的民眾，目前現有的客群可說是相當狹隘。這些公司為何不擴大產品的訴求，將產品行銷給想要檢驗營養性酮化的人？這樣絕對能大發利市，這些公司顯然都忽略了這點。

專家聲明

在理想的狀態下，將指尖血酮機檢驗的數值維持在每公升一至三毫莫耳，就能達到並維持酮症狀態。我自己使用尿液試紙檢測酮體的經驗是，由於試紙的目標在於檢測較高的糖尿病酮酸中毒的酮體值，因此不夠敏感，不太能夠用來監測變化較微小的生理學酮症。

—威廉・戴維斯

然而，我聯絡這些公司時，亞培和 Nova 對我提議用他們的產品檢驗營養學上的酮症都不感到興趣，說他們的目標僅是為了幫助糖尿病患者檢測酮酸中毒，就這樣。

如果你問我的話，我會說那真是蠢斃了，他們就此錯失增加客源的機會。但我相信，如果有更多人希望他們增加產品的通路，他們會想辦法讓大家更容易買到這些產品，價格也會降低。

雖然血酮檢測計是相當新的產品，但下一代的酮體檢驗裝置已經在研發中。其中一種檢測呼吸中丙酮數值的酮體檢驗計已經上市了，其他的則在研發階段，前景相當看好。**呼吸酮體檢驗計據實體研究證實，和血酮檢驗計一樣精確，而且因為不需要搭配試紙，價格也比較便宜**。此外，指尖也不需要挨針，就能夠得到一樣好的結果。

專家聲明

我是呼吸酮體檢驗的粉絲，因為比起血液檢驗，這種方式較不具侵入性，也較不疼痛。根據我個人的酮症經驗，我通常利用呼吸檢驗計檢驗呼吸濃縮物中的酮體（丙酮）值。呼吸濃縮物與血酮值高度相關，兩者比尿液中的酮體值更可靠，也更精確。

數份研究報告指出，相較於血液與尿液樣本，使用呼吸中的酮體值來測量酮症狀態更為精確。

—班・格林費爾德

有篇在二〇〇二年七月發表在《美國臨床營養學期刊》的論文指出，研究人員研究尿液與呼吸兩者的酮體檢驗值何者較為精確。他們發現，呼吸的酮體值「是預測酮症的良好指標」。

在我寫這本書時，一般消費者只能買到一種呼吸酮體檢驗計：Ketonix，那是一種你能使用數千次的 USB 插頭儀器。

Ketonix 是由四十九歲的瑞典工程師米契爾・朗道爾（Michel Lundell）所發明，能夠測量使用者呼吸中的酮體，並根據測得的酮體顯示不同色彩的燈號。對米契爾來說，發明這個裝置絕對必要，因為他在二〇一二年被診斷出罹患癲癇。

朗道爾在一年之內服用的癲癇藥劑量增加了十倍，癲癇的發作次數卻沒有減少，於是他開始研究生酮飲食，長久以來，這被視為是治療癲癇的良好方式（我們會在第十六章中檢視相關證據）。

他一開始使用尿液試紙檢驗酮體，後來改用血酮計。但是，兩種方式對他來說都無效，因此，他開始尋找替代方案。

後來，他想到檢驗呼吸中的丙酮值，但卻找不到測量的儀器，於是就發揮自己的工程專長，替自己發明了 Ketonix。

朗道爾讓這個產品上市，在線上販售這個產品，成為第一個大量販售的呼吸酮體檢驗計，收到全世界各地的訂單，購買者有癲癇患者、追求營養性酮化者，甚至是想要測量在運動賽事中使用脂肪作為燃料的運動員。在二〇一四年六月時，他成為二〇一四年加州舊金山癲癇通道研討會中「鯊魚缸競賽」來自世界各地受邀演講的六人之一。

期待有更多呼吸酮體檢驗計與相關科技在未來幾年出現。

專家聲明

使用營養學上的酮症來治療癲癇與肥胖之外的疾病，是相當新的觀念，所以目前還沒有大規模的臨床實驗。甚至連大部分的生化教科書都很少提到酮症，只提及了飢餓與糖尿病造成的酮酸中毒。

—席山・亞蘭

我之前曾經提過，但值得再提一次：切記，如果你的血糖值在正常範圍內，尿液、血液、呼吸中出現的高酮體值完全不會對健康造成傷害，請不要理會那些自詡為健康專家者的呼籲。

如同我們先前所提過的，糖尿病的酮酸中毒多半發生在無法製造胰島素的第一型糖尿病患者，以及部分仰賴胰島素的第二型糖尿病患者，只有在血糖值超過二百四十毫克／分升，血酮值超過每公升十毫莫耳許多時，才會產生這種症狀。對於其他只要能製造些許胰島素的人來說，看到很高的酮體值並不會造成危險。但由於沒有經過特別努力，就很難產生酮體，因此，透過檢驗了解自己目前的狀態，能讓你在追求酮症的路上更有信心。

各種酮體檢驗方式的優缺點

尿液檢驗

優　點	缺　點
● 是檢驗酮體值的方式中最不昂貴的一種。	● 只能夠檢測尿液中的酮體（乙醯乙酸）。
● 檢驗時完全不會疼痛，因為你只需要尿在檢驗棒上即可。	● 在你的身體適應酮症之後，尿液中的酮體可能會消失。
● 有酮體出現時，十五秒內就會明顯變色。	● 用這種方式無法檢驗出長期維持的酮症狀態。
● 如果尿液內有酮體，那麼你一定處在酮症狀態中。	● 如果你的尿液中沒有酮體，你仍有可能處在酮症狀態中。

大家之所以喜歡透過尿液檢驗酮體，是因為試紙在藥房可以買到，而且相當便宜，操作方式簡單，如果你處在酮症狀態中，也會產生顏色變化。但對那些已經適應生酮飲食，並且有效燃燒脂肪作為燃料的人來說，這種檢驗就是愚人金。

你的身體從燃燒醣轉變為燃燒脂肪之後，酮體很可能就不會再進入尿液當中，檢驗的結果會讓你誤以為已經脫離酮症狀態。但事實上，酮體是在血液中，你正在享受營養性酮化所帶來的好處。因此，在身體完全轉變為燃燒脂肪之後，僅靠尿液酮體檢驗自己是否處在酮症狀態，是徒勞無功的。

基本上，在身體適應期後，這種方式就不是追蹤酮體值的可靠工具了。

血液檢驗

優　點	缺　點
● 是檢驗酮體（β-羥基丁酸）最精確的方式。	● 檢驗的試紙較昂貴（每張二至六美元，約六十至一百八十元臺幣）。
● 以數位方式清楚顯示酮體值，不會含糊不清。	● 檢驗的用品很難在一般商店購得，因此，可能需要透過網路購買。
● 檢驗的酮體是身體用來當作燃料的普遍酮體。	● 檢驗時必須用針刺指尖取得血液樣本，造成疼痛。

如果你不習慣扎指尖驗血，那麼一開始進行血酮檢驗時，就有可能讓你感到害怕。但在你跨過這個心理障礙，開始經常檢驗血酮值，並得知自己的血酮值後，你必定會覺得有信心，感到肯定。

在下一章中，我會分享自己每天檢驗血酮兩次，持續一整年的經驗，讓你了解可能會有什麼情形。這可說是目前用來了解進行生酮飲食狀態如何的最佳方式，你花的每一分錢都值回票價。

呼吸檢驗

優　點	缺　點
● 相當簡單的檢驗方式，在哪裡都能夠進行。	● 相較於其他檢驗方式，這種檢驗方式的裝置尚未大規模販售。
● 是檢驗呼吸中酮體（丙酮）的唯一方式，與血液中的β-羥基丁酸有正相關。	● 不同的檢驗計使用不同方式顯示結果，目前尚未有呼吸酮體與血酮的轉換標準。
● 不像血酮檢驗，不會因為指尖扎針造成疼痛。	● 不是每個人都能夠或願意對一個裝置持續吹氣十至三十秒，這是檢驗所需的吹氣時間。

我很榮幸，有機會在撰寫本書的過程中，親身體驗其中一些新型的呼吸酮體檢驗計，到目前為止，這些裝置的未來都相當令人期待。在呼吸酮體檢驗方面，仍有許多困難有待克服，例如這些裝置使用不同的方式顯示結果，

也沒有能夠精確轉換這個檢驗結果與血酮值的方式，但如果有公司能研發出解決這些問題的呼吸酮體檢驗計，那很可能不僅是在酮體檢驗方面，更是在整體健康方面的重大突破。

酮體在許多慢性健康問題方面扮演了重要的角色，能夠有操作簡單且無痛的裝置來檢驗自己產生了多少酮體，可說這是無價的發明。

魏斯特曼醫師筆記

因沃伊科技公司（Invoy Technologies；正在研發呼吸酮體分析計）總裁魯布納・阿哈默德醫師（Dr. Luban Ahmad）進行了小規模的研究，他比較了四十個人呼吸中的酮體、血酮、尿液中的酮體，其中有些人採用低碳水化合物、高脂肪的生酮飲食，有些人則沒有。結果，有兩項相當清楚的重要發現：（1）偶爾尿液中的酮體會消失，血酮卻存在。（2）早晨的酮體值比晚上的酮體值低。這表示，如果你只在早上檢驗尿液中的酮體，即使檢驗結果為陰性，你還是可能處在酮症的狀態中。

我們活在令人振奮的時代中，現在像我們這樣的患者，已能夠使用過去醫療診所才有的設備。既然現在我們在家就能利用這些科技，檢視我們在追求健康的路上表現如何，那麼力量就等於掌握在我們自己的手中。我可以想見，未來接受酮體檢驗，將會在想維持營養性酮化者間掀起一股風潮。

專家聲明

生酮飲食是自我檢驗的最佳機會。一開始，先根據基本的原則，例如以阿金飲食法作為入門，並且控制相關變因，透過血液或呼吸的酮體檢驗，看看身體的反應如何。

我想，這可能是了解什麼對你才是有用的最佳方式。

—布萊恩・巴克斯達爾

自我檢驗的效果相當強大，我非常鼓勵你們親自試試看。如果你無法負擔本章中提到的酮體檢驗法，那麼一定有興趣知道一個很棒的免費網站——

低卡彈性飲食（www.flexibleketogenic.com），網站上提供了生酮比例計算機。你需要做的，就是輸入你吃的碳水化合物、蛋白質、脂肪有幾公克，結果就會告訴你產生酮體的程度。你可以自己試試，看看結果如何！

在下一章中，我想和你們分享我維持營養性酮化狀態一年中，固定進行酮體檢驗的過程。那個實驗的結果，以及學習到的教訓，促使我動筆寫這本書。請準備了解我的發現，一定會讓你目瞪口呆！

生酮飲食的重要觀念

- 現在有新的技術出現，能夠檢驗尿液、血液、呼吸中的酮體值。
- 酮體有三種：乙醯乙酸、β-羥基丁酸、丙酮。
- 尿液檢驗是檢驗酮症最便宜、最方便的方式。
- 血酮檢驗比尿液酮體檢驗更準確。
- 血酮檢驗的花費過高，不適合用於每日檢驗。
- 血酮檢驗計公司對販售器材給追求營養性酮化的人不感興趣。
- 呼吸酮體值與血酮有高度正相關。
- 有幾間公司正在為消費者研發呼吸酮體檢驗計。
- 現有的酮體值檢驗方式都有優缺點。
- 在家檢驗酮體值是未來追求健康者的趨勢。
- 自我檢驗是你能確定自己是否處在酮症狀態中的唯一方式。

第七章

我的營養性酮化實驗

專家聲明

由於每個人都有差異，我認為做點實驗相當值得。測量你的酮體值，調整你的脂肪、蛋白質、碳水化合物比例，看看如何才能夠讓你維持在酮症狀態中。

—比爾・威爾森

在現實世界中，酮症到底看起來如何，是什麼感覺？我想要知道答案，所以我從二〇一二年五月開始，便開始進行為期一年的酮症實驗。用科學的語言來說，那是「N=1」的實驗，N 代表樣本的大小，在這個實驗當中，就是 N=1，也就是只有我一個人。所以，讓我在此先聲明，這個實驗僅反應了我個人的經驗，不包括別人的經驗，也不是任何針對生酮飲食的客觀科學實驗。這只發生在我身上，在我測量營養性酮化對身體影響的測試。

二〇一二年春天時，我讀了《低碳水化合物效能的科學與藝術》，這本書是由兩位傑出的低卡生酮飲食作者傑夫・沃雷克與史蒂芬・菲尼醫師所著。在書中，他們說明了運動員為了增加運動表現的生酮飲食背後原理，主張相較於使用碳水化合物作為燃料，燃燒脂肪並且使用酮體作為身體的主要燃料，能夠產生更好、更持久的能量，創造更好的運動表現。

我就是在這本書中首次學到了血酮檢驗，以及他們所謂的「營養性酮化」概念。沃雷克與菲尼承認血酮檢驗試紙「比較昂貴」，但他們卻呼籲大家試試；「這種（麻煩／花費）值得……，讓你每天刺手指一次，並且持續一兩個月嗎？根據我們和許多人共同相處的經驗，結果是肯定的。」在我協助籌組並主辦的二〇一二年年度「低卡航行」活動中，我在超過二百五十人面前宣布我要檢驗營養性酮化九十天，看看會發生什麼事。事實上，沃雷克醫師自己就是當年的客座講者，他在演講中說明了營養性酮化的好處。

專家聲明

大家必須進行大量的自我實驗，來評估對生酮飲食的反應，尤其是他們在生酮飲食當中能夠承受多少碳水化合物與蛋白質。

—多明尼克・達古斯提諾

在當時，雖然自己採用了相當好的低碳水化合物、高脂肪飲食，但我卻復胖、昏昏欲睡、時時感到疲勞，而令我相當困擾。因此，在我決定開始進行 N=1 的實驗時，希望能夠釐清問題在哪裡。在實驗當中，我總是在早上醒來空腹時使用 precision Xtra 血酮計測量血酮值，同時也測量體重與血糖。晚上我在最後一餐至少四小時後再次測量血酮與血糖。這樣的儀式成為我一整年當中的每日例行公事。

別忘了，我想要盡可能以科學的方式測量營養性酮化的結果，這也就是為何我做這麼多檢驗的原因。但對一般人來說，每週分別在早上與晚上檢驗血酮一次，就足以讓你追蹤自己的進展，不需要破費買更多血酮試紙進行檢驗。然而，由於血糖檢驗比血酮檢驗來得便宜，所以在空腹的狀態與餐後檢驗一次血糖是個不錯的主意。

事實上，二〇一四年時，Google 宣布他們正在研發一種能夠檢驗血糖的隱形眼鏡。他們正式上市時，我一定會去買一副。

專家聲明

說到適應生酮飲食的生活型態，大多必須仰賴誰開始進行這件事，以及背後可能存在的問題。我認為，一次就直接到位，長痛不如短痛，是比較有效而且順利的方式。

—諾菈・傑得高達斯

別忘了，對大部分閱讀本書的你們來說，營養性酮化沒有已知的風險，和糖尿病的酮酸中毒不同。如果你真的擔心升高的血酮值，最好的方式，就是同時檢測血糖值。如果血糖的數值小於二百四十毫克／分升，那就沒問題。你往往會發現，血酮上升時，自己的血糖值大幅下降（這是非常好的一件事）。例如，對我來說，我在早上看到血糖值為六十多，血酮值超過二・〇毫莫耳的情形並不罕見，我覺得一切都很好。這只是營養性酮化帶來的諸多好處之一。

在我長達一年的營養性酮化實驗過程當中，我一直注意著自己體重、血糖、血酮的數字。此外，我也會注意自己的感受、睡眠模式，在運動時的精神狀態，以及在酮症狀態中身體的感受。如果出現改變，我就會特別留意。天啊，改變真的發生了！

專家聲明

我鼓勵我的病人遵照吉米・摩爾的範例，進行自己的 N=1 實驗。如果某種飲食方式會造成健康問題，那麼就不要這麼做。但如果改變飲食習慣會改善你的新陳代謝健康與腦部的功能，那麼你就步上正軌了。大家對既有的各種飲食法反應多少有些不同，所以你必須親自實驗，看看哪種方式對你最好。

—比爾・威爾森

開始樣本只有一人的實驗

我從二〇一二年五月十五日正式開始進行我的實驗，那是我第一次開始測量血酮。對一個採用低碳水化合物、高脂肪飲食長達八年的人來說，我看到結果後相當震驚：〇・三毫莫耳！

根據沃雷克與菲尼的定義，要享受營養性酮化的好處，酮體值必須要在〇・五至三・〇毫莫耳之間。我離接近酮症狀態還差很遠。我突破了盲點，這點不僅能夠幫助自己，還能夠幫助許多採用低碳水化合物卻無精打采的人：**你採用低卡飲食，並不代表你體內產生了足夠的酮體。**

由於我已經採取了低碳水化合物、高脂肪的飲食，所以我只需要稍微調整一下碳水化合物的攝取量，大量減少蛋白質的攝取，並且增加飲食當中的脂肪攝取量，尤其是飽和脂肪酸的攝取，就能夠進入酮症狀態。結果，我在四天之內，就看到血酮超過〇・五毫莫耳，在一週後，就超過一・〇毫莫耳許多，兩週就高達五・〇毫莫耳。

要讓身體從燃燒醣的機器變成燃燒脂肪的機器，要花二至六週的時間，所以在這段過渡期間，必須要對自己有些耐心。在第十章中，有些能夠幫助掙扎者增加酮體產生量的寶貴祕訣和策略。

專家聲明

生理上適應低碳水化合物的生酮飲食，稱為酮體適應，並非立刻轉換的過程，這點會讓大家誤以為那是不正常的狀態。

—比爾・拉格科斯

對我來說，攝取百分之八十五的脂肪、百分之十二的蛋白質、百分之三的碳水化合物就能夠奏效。隨著時間過去，我已經調整到接近百分之八十的脂肪、百分之十五的蛋白質，以及百分之五的碳水化合物，這是我維持到今天的不變比例。我並不會執著要絕對精準，謹守這樣的比例，但這些數字是我的底線。當然，選擇最佳品質的完全食物，能夠讓你的酮症健康狀態發揮到極致。

請注意，我這麼做時並不會計算熱量，但我每日攝取的熱量很可能接近二千三百至二千五百大卡。當你讓身體獲得足夠的養分並且進入酮症狀態時，那些熱量就能自行被人體消化。之後我會再討論這件事。

切記，想要讓身體產生酮體，這並非你必須做的事。我明白大家喜歡遵守確切的比例、主要營養物質的公式、攝取食物的清單，但要進入營養性酮化，卻不是這麼一回事。你必須要利用我們在第三至五章中介紹的飲食指南，找出屬於自己的一套。

我太太克莉絲汀看到我的實驗結果大感驚訝，決定也要親身體驗生酮飲食四星期，她進入酮症時，攝取的脂肪／蛋白質／碳水化合物比例為五十七／二十九／十四，每天的熱量約為一千五百大卡，每天早上的平均血酮值為〇・七毫莫耳，晚上的平均血酮值則為一・八毫莫耳。

專家聲明

任何包含腦中或神經血糖吸收量下降，以及粒線體（mitochondrion，是一種存在於大多數真核細胞中，由兩層膜包被的胞器）問題的狀況，都能夠對生酮飲食產生回應。我的感覺是，試試這種方式又何妨？不會有任何損失。

—瑪麗・紐波特

令人驚異的實驗結果

所以，我在營養性酮化當中看到了何種結果？其中一件有趣的事，是我立刻注意到自己的飢餓感消失了。變少……然後就不見了！有些強效的處方藥物讓大家花大筆錢來抑制食慾，但酮症就能夠自然達到同樣效果，讓我一次就能自然節食十二、十六，甚至是二十四小時！

我知道這聽起來可能很瘋狂，不吃東西要撐那麼久，但你的身體會在斷食時消耗酮體、儲存脂肪。我們會在第九章中進一步說明斷食這個主題。但現在，你知道酮症最大的好處是能夠控制飢餓感，這是你前所未有的感受。

我的血糖值在實驗之初，落在九十五以上到一百出頭之間，在幾個月之內，就降到了七十五到八十出頭之間。雖然我服用了穩定血糖的補充品 glycosolve，但我最後透過酮症讓血糖維持在健康的範圍內後，就不再服用這種補充品。事實上，有長達一週的時間，我每個小時就測量一次血糖，看看飯後會發生什麼事。我發現，酮症能讓我的血糖維持在相當穩定的範圍內，約為二十至三十點的範圍。要知道，你透過營養的方式產生酮體時，血糖並不會大幅上升。

專家聲明

在我看來，控制碳水化合物食物的數量與品質，能夠讓胰島素與血糖變化更為正常。這是我們在阿金中心臨床實驗的結果。由於受干擾的胰島素與血糖反應，對體內的每個細胞都有負面的效果，維持這種新陳代謝系統功能的正常，對長期健康來說相當重要。

—賈桂琳・艾伯斯坦

我在實驗開始時檢驗自己的 HgA1c 值（為調節血糖的關鍵指標，顯示過去三個月的平均血糖值），得到的數字為五 ・ 四。那個數字並不可怕，但顯然有進步的空間。在進入營養性酮化六個月之後，那個數字掉到了四 ・ 七，也就是每日平均血糖為八十八毫克／分升。

我的心臟健康指標也有所改變。高密度脂蛋白增加了，低密度脂蛋白粒子也變成比較健康的大型鬆軟顆粒，我的 C 反應蛋白（一種發炎的關鍵指標）也降到了最佳的範圍，心臟斷層掃描的結果顯示，沒有鈣化的斑塊累積在冠狀動脈當中。

切記，所有這些正面的改變，都是發生在我採用高達百分之八十由脂肪組成的飲食法後，其中多數為飽和脂肪酸。雖然我的低密度脂蛋白與整體的膽固醇值仍然偏高，和產生酮症之前相當（就傳統的醫學標準來看，這表示心臟病的風險會增加），但其他與膽固醇相關的指標卻大幅進步。更重要的是，斷層掃描的結果顯示，我的動脈當中並沒有發生任何真正的病變。

專家聲明

身為心臟學者，我總是從心臟健康的觀點來看待生命，因為心臟病是美國的頭號死因。達到酮症狀態能夠大幅改善脂蛋白，連膽固醇值也有所改善。許多醫師太相信低密度脂蛋白的數值，但其實，這個數值是計算出來的。沒錯，是計算出來的，並非直接測量出來的。這是根據一九六〇年代過時的公式來推測飲食成分，並未納入減少碳水化合物攝取等成分。真正的風險必須透過更精確的進階脂蛋白檢驗，這種檢驗方式則認為，碳水化合物是造成心臟病的元凶，包括過多的小型易氧化低密度脂蛋白粒子，以及過度誇張的餐後脂蛋白。脂肪對於脂蛋白的影響可說相當小，甚至可說是沒有影響。

—威廉・戴維斯

我的 N=1 營養性酮化實驗最令人好奇的一點，是對我運動表現的影響。我們尚未大幅討論酮體與運動間的關係，但在這方面確實有很大的好處。我在實驗的前幾個月暫不進行任何密集的運動，因為我想先確定自己的身體已經完全適應酮症。

但我發現，在實驗的前幾個月當中，我的體力開始變好了，這讓我想了解在身體以酮體為主要燃料之後，我在健身房中的表現會如何。但我還是相當懷疑，因為我之前進行高強度訓練時，都會出現嚴重的低血糖問題（換句話說，血糖會大幅下降）。

如果你曾經去健身房運動，卻感到頭暈、飢餓、噁心、疲勞，甚至眼前一片黑到暈倒，那就是低血糖的症狀。體驗過這樣的情形幾次後，會讓你完全不想再運動。除此之外，在舉重之後出現的肌肉痠痛情形，我得花上七到十天的時間才能恢復，運動對我來說真的只有一個慘字。有些人叫我在運動前與運動後吃高糖分的水果或是含有澱粉的碳水化合物，但那樣卻無法完全解決我的問題。

所以，在我進入酮症狀態開始運動之後，我每三天都會做一次二十分鐘的全身舉重。我很懷疑結果如何，但我真的想看看《低碳水化合物效能的科學與藝術》中描述酮體與運動表現的內容是否為真。為了要驗證這個看法，我決定在運動之前進行十八到二十四小時的斷食，看看結果如何。我瘋了嗎？是的，或許有點瘋狂吧。

專家聲明

我可以連續步行十二個小時不吃東西，接著再做三小時的運動，還有剩餘的體力。在酮症狀態中，我的力量增加了百分之五十，我的肌肉也變得更結實。在酮症狀態中，最驚人的身體變化，是不需要特別努力就能將體脂肪維持在百分之十。我的身體一直維持著低脂肪狀態，採用低碳水化合物、高脂肪的飲食，也沒有對我的健康造成不良影響。

—史蒂芬妮・波森

發生在我身上的情形如下：沒有暈眩、昏倒、疲勞、虛弱的狀況，精力相當充沛，也沒有飢餓或渴望進食的情形，全身意外地充滿精力，在運動之後也覺得精力充沛，肌肉恢復迅速，也增加了許多力量。這實在讓我大吃一驚，不僅我的力量增加了將近三倍，也發現自己的肌肉增加許多。採用低碳水化合物與蛋白質的飲食，我根本想都沒想過會有這樣的結果。

請注意，**不要在運動之後立刻測量血糖或血酮值，請等幾個小時後再測**

量，才不會看到讓你失望的結果。因為在運動的過程中，由於肝臟將血糖釋放到血液當中，因此血糖很可能會增加。此外，由於血糖增加，你會發現血酮暫時下降的情形。這很可能會讓你認為運動有礙你進入酮症，而非有所幫助。但請你在運動之後耐心等待幾個小時，就會發現血糖正常了，血酮值也提升了。

專家聲明

我認為健康的飲食與生活型態會讓身體產生酮體（而非相反）。如果一個人有規律地進食，偶爾斷食，做高強度的運動，就會讓他們在一段時間當中產生許多酮體，這種產物對人體有益，能夠產生保護作用。

—布萊恩・巴克斯達爾

至於體重的減輕呢？我的結果相當驚人，在維持營養性酮化的這一年當中，我總共減掉了三十五公斤。大家總是以減去的體重來衡量飲食法的成效，感謝電視節目「最大魯蛇」讓數字的威力得以遠播。但對我來說，這可能是我 N=1 實驗當中我最沒興趣的一部分。你吃健康的食物，過著健康的生活時（就像你處在酮症狀態中時），減重只是副作用而已，比其他的健康效益來得不重要。雖然許多人強調減重，但做讓你健康的事才是更重要的事。因為你這麼做了，很快就能減輕體重。

但我在實驗的期間，確實測量了體重與體脂的減少程度，以及肌肉的增加。我接受雙光子能量 X 光接收儀（DXA）的檢查，這檢查能測量身體脂肪與精實肌肉的質量。這種儀器也用於測量骨質疏鬆症患者的骨骼密度，但同時也是追蹤減脂進步情形的利器。我第一次的 DXA 檢驗在傑佛瑞・蓋爾文（Jeffrey Galvin）醫師位於北卡羅來納州康科特的「活力醫療健康機構」（Vitality Medical Wellness Institute）進行，當時是二〇一二年九月十三日，另一次則是在兩個月後的十一月十二日進行。這種非侵入性的檢驗進行時間約為十至二十分鐘，你只要躺下來盡量維持靜止不動就行了。

檢驗的結果顯示，兩個月之內，我減少了四・四公斤的體重，以及全身脂肪的百分之五（也就是驚人的七・三公斤體脂肪，這真的相當多），並且增加了二・七公斤的精實肌肉。別忘了，我當時的脂肪攝取量僅占總熱量的百分之十二，約為每日八十至一百公克。我在運動前後沒有攝取額外的碳水化合物，來增加肌肉的生長，但整體來說，我全身的肌肉卻增加了。低碳水化合物的生酮飲食會造成肌肉流失的情形根本沒有出現。事實上，那是保存並增加精實肌肉的最佳方式，與菲尼及沃雷克在他們出版的研究報告中所言相互吻合。

專家聲明

營養性酮化讓我的大腦能夠以酮體作為燃料，並且保護我不會出現偶發性的低血糖問題。這種保護神經的作用讓我能夠享受潛水、游泳與其他運動，不用擔心發生低血糖的問題。從我開始過著生酮的生活之後，我的平均血糖就降低了，從一百四十毫克／分升降到八十三毫克／分升，HbA1c也從百分之六・五降到百分之五，hsCRP從三・二降到〇・七毫克／升，高密度脂蛋白膽固醇則從六十一增加到九十一毫克／分升，使用的胰島素劑量也減半了。

—凱斯・朗揚

至於我身體出現的改變，則比較難以量化：我很快從原本每晚勉強睡個四、五小時，進展到現在能夠擁有七至九小時的深沉睡眠，能夠充分獲得休息。我的思緒也變得清明許多（不再腦中一片混沌），冒出大量面皰的情形也減少了。我明白，這些實在是多到不勝枚舉，但在進入酮症狀態後，連我的排便週期都正常了起來。這僅是我採用低碳水化合物、高脂肪生酮飲食之後的少數好處而已。

正如你所見，我想我為期一年的N=1營養性酮化實驗，可說是相當成功。如果你想要進一步了解我個人的營養性酮化實驗，可以參閱我的部落格，我在當中每三十天就更新我的進展：livinlavidalowcarb.com/blog/n1。

我在營養性酮化當中看見的驚人健康改善，如果不是親身經歷，真的很難相信。在下一章中，我會分享在我開始記錄酮體值時，在低碳水化合物飲食法所犯的五個主要錯誤。

專家聲明

藉由調整主要營養素的攝取，達成營養性酮化狀態，酮體在人體內扮演的角色以及潛在的副作用至今仍然不明。進行實驗的個人，能夠提供我們寶貴的資訊，這些資料可能遭批為個案，但個案的資料只要與問題相關，仍然相當寶貴。

—理查・費因曼

生酮飲食的重要觀念

- 我在自己身上進行為期一年的營養性酮化實驗，看看會發生什麼事。
- 檢驗血酮值為傑夫・沃雷克與史蒂芬・菲尼博士所推廣。
- 在N=1的實驗當中，我每天檢驗自己的血酮、血糖、體重兩次。
- 我開始檢驗血酮值時，並未處在營養性酮化的狀態中。
- 採用低碳水化合物的飲食法，並不代表你採用的就是生酮飲食。
- 血酮上升後，在二到六週內你的身體會適應燃燒酮體。
- 我的飲食組成是專屬於我自己的比例，能幫助我產生酮體。
- 我妻子的飲食比例和我相去甚遠，但她也處在營養性酮化當中。
- 我看見了能夠控制飢餓感、能夠斷食、能夠讓血糖維持穩定的驚人成效。
- 處在酮症狀態中時，所有的膽固醇與發炎指標都有所改善。
- 即使在斷食的狀態中運動，運動表現也有所改善。
- 不要在運動過後立刻測量血糖或血酮值，請等待幾個小時之後再測量。
- 在我的N=1實驗當中，體重減輕或許是最不重要的統計數字。
- 你改變飲食的目的應該是為了健康，而非為了減重。
- DXA檢驗的結果顯示，在我的N=1實驗當中，身體脂肪減少許多，精實的肌肉也增加不少。

第八章

五個低碳水化合物的誤解
及營養性酮化如何救我一命

專家聲明

生酮飲食最大的挑戰，就是要減少碳水化合物以及蛋白質的攝取，以進入酮症狀態。如果你攝取太多蛋白質，身體就會將胺基酸轉換為葡萄糖。如果你攝取太多碳水化合物，血糖就會太高，無法產生酮體。需要有足夠的脂肪才能產生酮體。

—泰瑞・華爾斯

許多人改採低碳水化合物、高脂肪的生酮飲食來減重並改善健康，並不需要刻意檢測酮體值。所以，可以直接攝取低碳水化合物與高脂肪的飲食，這樣就夠了嗎？

簡單回答這個問題：或許吧。我在二〇〇四年開始採用阿金飲食法，當時體重高達一百八十六公斤，並且遠離當時攝取的碳水垃圾（碳水化合物＋垃圾＝碳水垃圾），為的是要減輕體重以及增進健康。但我三十二歲時成功的公式，卻無法應用在目前超過四十歲的身上。多年來的不良飲食習慣會反撲，所以，**對於那些有新陳代謝問題的人，或是面臨荷爾蒙挑戰的人（尤其是停經後的人），嚴格注意飲食並且檢驗酮體值是相當重要的一件事。**

許多人相信他們遵循著生酮飲食的規範，但攝取的食物卻讓他們偏離酮症的軌道。或許他們早餐時吃了一根香蕉，用掉了碳水化合物的額度，或是吃了雞胸肉當早餐，造成蛋白質的攝取量過高。這很可能說明了，為何有些人認為酮症會讓他們失敗：因為他們的飲食法不夠嚴格，無法讓他們真正進入酮症狀態，所以他們無法體驗酮症帶給健康的好處。因此，找出適合你的碳水化合物、蛋白質、脂肪值，並且嚴格遵守這個比例，便能夠讓你進入全然不同的世界當中。

專家聲明

通常不必增加蛋白質的攝取量，而且多能自我節制，也就是說，對蛋白質的耐受度以及胃口自然會限制你的蛋白質攝取量，因此通常很少、甚至可說是完全不需要，刻意增加或減少蛋白質的攝取量。如果大量增加蛋白質的攝取量，很可能會破壞你達到酮症的能力。

—威廉・戴維斯

在第二章中，我解釋過低碳水化合物的阿金飲食，那是幾十年來許多人用來減重與改善健康的飲食法，以及營養性酮化的概念。現在，我想要和你分享我自己飲食法中的五個錯誤，導致我無法進入有療效的營養性酮化狀態。

我絕對必須在日常生活當中修正這些重大錯誤，才能夠體驗生酮飲食的所有好處。如果你採用了低碳水化合物的飲食，體重與健康情形卻沒有明顯的改善，那麼，以下這些很可能是阻礙你進步的問題。

攝取太多蛋白質

專家聲明

每個人對蛋白質的敏感度多少有些差異。我實驗室當中使用的小鼠對蛋白質極為敏感。在不同時期調整蛋白質的攝取量，對人來說也是相當必要的。

—查爾斯・莫伯斯

這點在第四章中已討論過，但我應該再複述一次，因為這點違背了我們常聽說低碳水化合物飲食應該搭配高蛋白質的說法。媒體和所謂的健康專家都要大家相信，烤雞胸肉搭配綠色葉菜是生酮飲食的完美組合。這確實是低碳水化合物的食物，但真正的問題是：如果想要進入酮症狀態，蛋白質就太多了。低碳水化合物的生酮飲食必須搭配高脂肪，才能夠產生足夠的酮體。

這一切都要回到糖質新生的問題上。當你攝取過量的蛋白質時，肝臟就會將蛋白質轉換為葡萄糖。

所以，如果你把雞胸肉、火雞肉、低脂牛肉等瘦肉當作飲食計畫的重點，那麼你踏出這步之後，就無法達到生酮飲食的效果。攝取過多的蛋白質（而因此讓血液中的葡萄糖過多），可能會加劇你的飢餓感與對食物的渴望，讓你在兩餐之間非常想吃東西。

為了避免這種情形發生，請選擇含有較多脂肪的肉類，並且控制蛋白質的總攝取量，再來看看這對你血液中的酮體值有何影響。

專家聲明

相較於過去十年採用的飲食法，低碳水化合物的飲食對我來說，是較為容易的一種，但在我首次嘗試生酮飲食時，卻面臨了一些挑戰。限制碳水化合物的攝取量對我來說不是問題，但攝取大量的脂肪在一開始卻是個很大的挑戰。同時，我也必須大量減少蛋白質的攝取量，以進入營養性酮化。對大部分的人來說，如果攝取超過每公斤體重二公克的蛋白質，就無法維持在適當的酮症狀態中，除非你進行大量運動，消耗許多能量。

—多明尼克・達古斯提諾

雖然近年來的食品行銷當中，蛋白質一直是眾所矚目的焦點，但如果你攝取的量超過身體所需，就會讓自己無法進入酮症狀態。這很可能是許多人改採低碳水化合物、高脂肪飲食時很容易犯下的錯誤。

是的，蛋白質對人體有益，但請注意，無論你攝取的碳水化合物量有多低，攝取過多的蛋白質都會造成問題。

使用尿液試紙來檢驗酮體值

專家聲明

患者剛剛開始採用生酮飲食時，我都要他們追蹤尿液當中的酮體值，以確認他們是否處在酮症狀態中。然而，由於在進入酮症狀態一個月後，腎臟會逐漸適應，排出較少的酮體，因此，那時的尿液中僅會有少量的酮體。但如果改檢驗血酮值，則會發現高到〇・五毫莫耳，甚至更高。

—泰瑞・華爾斯

有太多攝取低碳水化合物、高脂肪飲食的人，使用尿液酮體試紙來檢驗酮體值。

但正如我們在第六章中所討論的內容，一旦你的身體在採用低碳水化合物、高脂肪飲食幾週後，完全以酮體為燃料，那麼，相信試紙能夠告訴你燃燒脂肪作為燃料的情形，你就大錯特錯了。

我了解使用尿液試紙的誘惑。這麼做令人十分興奮，充滿了動力，尤其是剛採用這種飲食法時，看見試紙由淺粉紅色變成深紫色的神奇感受。這樣似乎肯定了我們的營養選擇，證實我們做了對體重與健康有幫助的事。就某方面來說，看見試紙變色，就好像我們在營養付出的努力獲得了回報。

可惜的是，尿液酮體試紙很可能在你即將真正進入酮症狀態時，會澆你一盆冷水，因為這種方式的潛在缺陷，是無法檢驗特定的酮體——β-羥基丁酸，也就是人體由燃燒醣轉變為燃燒脂肪時的燃料。

尿液中檢驗出來的酮體是乙醯乙酸。但由於酮體成為你的主要燃料來源，乙醯乙酸會轉變成β-羥基丁酸，一定要透過血液檢驗或是相關的呼吸丙酮檢驗法才能測得。

尿液試紙只能檢驗乙醯乙酸，但當身體仰賴β-羥基丁酸作為燃料時，會讓身體適應酮體的飲食者認為，自己到底做錯了什麼？

專家聲明

大家的身體適應酮體後，血液當中的β-羥基丁酸會增加，乙醯乙酸會減少。隨著時間過去，β-羥基丁酸成為產生能量的重要物質，人體就會製造較少的乙醯乙酸，而有較多的β-羥基丁酸。這也就是為何尿液酮體試紙在追蹤營養性酮化時，並不可靠的原因。

—席山・亞蘭

一旦你明白從燃燒醣分轉為燃燒脂肪後，即表示尿液酮體試紙中就不會再出現乙酰乙酸，你便可以很有自信的知道，無論尿液當中的酮體試紙顯示結果為何，自己體內的每個部位，從腦部到血液，都受到了酮體的滋養。請讓你的碳水化合物與蛋白質攝取量維持在個人耐受度之內，你就能夠持續處在美好的酮症當中。如果你想要知道自己血液當中產生了多少酮體，你可以使用我們在第六章當中討論到的血酮計，來測量 β- 羥基丁酸值。

沒有攝取足夠的飽和與單元不飽和脂肪酸

專家聲明

健康、天然的膳食脂肪對免疫系統有莫大的幫助，尤其是牧場奶油、牧草餵養牛的澄清奶油（grass-fed cultured ghee），以及椰子油。還有某些家禽的脂肪，都含有抗病毒與微生物的物質，能夠直接輔助免疫系統的功能。有效的酮症狀態也能夠深度抗發炎，有助於阻止自由基活動，並且輔助抗氧化活動。

—諾菈・傑得高達斯

在第五章當中，我們強調了攝取脂肪，尤其是飽和脂肪酸與單元不飽和脂肪酸的重要性。你減少碳水化合物的攝取量後，必須因應增加的重要營養素是脂肪。其中一個多年來低脂宣傳者常見的論點是，飲食中的脂肪有害，會阻塞你的動脈，讓你變胖。我們會相信這些，是因為在生活當中這些訊息就像宗教宣傳的福音一樣，不斷地進入我們的腦中。如果謊話說得夠多次，大家就會開始相信。膳食脂肪就是這樣遭到污名化的，尤其是飽和脂肪酸。

專家聲明

我發現跟我共事的內科醫師以及心臟科同事都深信，整體或飽和脂肪酸的攝取或多或少與心臟病的風險有關這種說法。然而，重新評估用來支持這些說法的資料，以及較晚近的臨床研究都顯示，整體以及飽和脂肪酸的攝取與心臟病風險無關。

—威廉・戴維斯

所以，許多開始採用低碳水化合物飲食的人同時也減少了脂肪的攝取，便不怎麼令人意外了。他們誤以為如果低碳水化合物的飲食法很好，那麼低脂以及低碳水化合物的飲食一定會更好。

如果你的目標是進入營養性酮化狀態，並且體驗這種狀態帶來的好處，那麼這麼做就是致命的錯誤！事實上，攝取更多脂肪是避免飢餓與渴望進食的最佳方式，尤其是對碳水化合物的渴望，這是在剛採用低碳水化合物飲食時很容易出現的情形。

即使你認為自己已經攝取相當多品質良好的完全食物來源脂肪，你很可能還需要再攝取更多一點。在我進行長達一年的營養性酮化實驗之前，我的飲食當中約有百分之六十至六十五的脂肪。不管怎麼說，那絕對是高脂肪的飲食。但結果我卻仍然必須增加脂肪的攝取量，最後我攝取的熱量當中，有百分之八十至八十五來自膳食脂肪。

同時，我必須將碳水化合物的攝取量與蛋白質攝取量維持在個人耐受度的門檻之下，才讓我的身體開始產生適量的酮體，因此減輕體重並獲得許多健康方面的好處。

專家聲明

採用低碳水化合物、高脂肪的生酮飲食，體內的酮體會發出訊號，進行脂肪酸的新陳代謝作為能量來源，以直接或間接的方式製造與燃燒酮體作為燃料。這對我來說相當重要，讓我獲得前所未有的健康。

—朗・羅斯戴爾

我們會在第二十與二十一章中和你分享食譜與飲食計畫，讓你看看高脂肪飲食是什麼樣子，但整體來說相當簡單：攝取越多脂肪、椰子油、酸乳酪、乳酪起司、全脂肉類、全脂乳酪、酪梨、全脂希臘優格等等。

請發揮你的創意，不要害怕脂肪。

或許你的脂肪攝取量不需要像我一樣，必須提高到總熱量的百分之八十至八十五，但你只要在飲食當中攝取多一點脂肪，就會發現自己截然不同，進入營養性酮化的狀態，並且感受到隨之而來帶給健康的好處，並且能夠甩掉好幾公斤的體重。

魏斯特曼醫師筆記

低碳水化合物、低脂肪的飲食（如南灘飲食法）是種結合低碳水化合物飲食法與低脂飲食法的行銷操作手法，但卻沒有生理學的根據。經過時間考驗的低碳水化合物生酮飲食法，就像阿金醫師在診所當中使用長達三十五年的飲食法，向來是低碳水化合物與高脂肪的飲食法。

吃太多或進食頻率過高

專家聲明

營養學方面我所見過的最大謊言，就是你每天必須吃六到七餐，才能達到燃燒脂肪的最佳功效。這種飲食方式既耗費時間又不切實際，同時也沒有科學的基礎。我個人在由一天吃六、七餐減少到一天兩餐之後，也能夠維持同樣的身心能量與力量。

透過攝取有飽足感的生酮飲食，就能減少用餐次數，讓我感到自由，因為這樣就能減少因為食物而分心的時間，不需要一直準備、清潔食物，帶著食物到處跑，並且在無法每兩、三小時就用餐一次的狀況下感到莫大的壓力。將你飲食當中的重要營養素比例進行調整，改為攝取較少碳水化合物，以及更多的脂肪，就能夠達到相當的飽足感，以及減少蛋白質的效果。

—多明尼克・達古斯提諾

雖然提到生酮飲食時，熱量當然是個引發眾多爭議的主題，但我們可以這麼說，就是你想要進入酮症狀態時，攝取食物的量以及用餐的頻率能夠讓你大為不同。所以，熱量有那麼重要嗎？

嗯，熱量可說重要也可說不重要。重點是，你有可能吃得過飽，攝取的食物超過你所需要的量。發生這種情形時，你很可能讓自己的碳水化合物與蛋白質攝取量超過身體所能利用的上限許多，以致造成飢餓並且渴望進食的情形，讓適量的食物無法讓你感到飽足。我們不斷重申，要讓碳水化合物與蛋白質的攝取量維持在個人得耐受度的門檻之下，因為這樣才能讓你在生酮飲食之路上成功順利。

在我進行營養性酮化的實驗時，我發現，**只要在身體適應酮體之後，身體就會開始出現一些相當美妙的情形：飢餓感完全消失了，你可能會忘了進食，即使在兩餐之間許久未進食，你依舊覺得精力充沛，而且相當清醒**。你的身體實際上整天都在「食用」儲存在體內的脂肪，大腦則因為有正在產生的酮體作為燃料，能以相當有效率的方式運作。所以，雖然我們習慣性地認為應該要在固定時間用餐，但或許實際上並不需要。

專家聲明

我們往往低估了一份的量，在外用餐時，往往會出現「隱藏版的碳水化合物」。有些人攝取過多蛋白質也會阻礙酮症的生成，只不過這種情形因人而異。

精確地測量食物，追蹤你攝取的主要營養素與酮體值幾天，就能夠讓你擁有足夠的資訊，擬定你的飲食計畫，攝取適量的碳水化合物與脂肪，以符合你個人特定的需求。

—法蘭西絲卡．史布萊哲勒

我們的文化提倡飲食要有固定的模式，像是：早餐、點心、午餐、點心、晚餐、點心、消夜。我可以直接告訴你，當你不再沉迷於碳水化合物時，這麼做有多麼可笑與不必要嗎？難道上帝在西奈山上給摩西第十一戒：「你一天應該吃三餐！」你會誤以為如此，想想有多少人認為每天應該有用餐時間就知道了。

你開始燃燒脂肪作為燃料並且產生酮體時，很可能會覺得自己十分飽足並且精力充沛，或許一天只需要吃個兩餐。有些人可能會主張，這樣會造成飲食問題之類的無稽之談。

但是，在你不覺得飢餓，身體也完美地用酮體作為替代能源時，你為何需要攝取超過所需的食物量？你處在酮症狀態中時，就不需要再在兩餐之間進食；你只要吃讓你能夠感到飽足的餐點，直到覺得餓了再吃就好，中間根本不需要再進食。

專家聲明

（在阿金診所當中）關於低碳水化合物、高脂肪飲食，我們告訴患者的唯一注意事項，就是吃東西時吃到不餓就好，不要吃到覺得撐。

—賈桂琳・亞伯斯坦

你規律攝取品質良好且富含營養素完全食物的低碳水化合物、適量蛋白質、高脂肪飲食時，你會發現，只要吃一餐，就能夠讓你長達十二小時，甚至是二十四小時不會感到飢餓。我知道，認為你能夠（或甚至是想要）在兩餐之間撐那麼久，實在是有點荒謬，但這種情形自然而然就會發生，因為你**處在酮症中時，不會覺得憤怒與飢餓**。

我們都知道人類一陣子不吃東西之後，個性就會有劇烈的轉變。我太太克莉絲汀會告訴你，我在攝取低碳水化合物、高脂肪飲食之前就是那個樣子。現在，無論你信不信，她有時候甚至還得提醒我要吃東西，因為我「忘了吃」。

或許你能夠想見自發性的偶爾斷食（這點在下一章中會進一步討論），能幫助你降低整體的食物與熱量攝取，不會再兩餐之間覺得餓到不行。太多人習慣在一天當中的固定時間用餐（在上班或上學前吃早餐，在一天的一半時吃午餐，傍晚時在家裡和家人一起吃晚餐）。但如果你能夠改變，不要遵守文化中的固有用餐時間，而是餓了才吃，那麼你可能會很驚訝地發現，酮體值增加了，而且為你的健康帶來各種好處。

花點時間想想，是誰決定你每餐的份量。餐廳會送一大盤食物給你？食品製造商會提供套裝組合？應該是你的身體決定你要吃的量。

此外，你什麼時候有那種應該吃掉盤子上所有東西的想法，只因為「非洲有餓死的小孩」？我想，我們的母親在我們的成長過程當中，都有那麼一兩次曾那樣告誡過我們。你很可能會成為「吃光盤上食物俱樂部」的成員，獎品就是吃光面前的所有食物。但這種從童年時期就根深柢固的觀念，在你長大後就不該再適用。

魏斯特曼醫師筆記

「吃到你覺得八分飽」是日本大部分兒童從小學到的觀念，讓身體內在的控制機制決定攝取的份量。因此，沖繩島的居民以超過百歲居民比例最高而聞名，難道只是巧合嗎？

無法穩定血糖值

專家聲明

為達到酮症狀態，我叫大家先避免穀類和糖的攝取。順便一提，穀類是引發血糖上升的頭號兇手，甚至比蔗糖等單醣還糟糕。因此，要避免醣分的攝取（而非僅僅減少），就是進入酮症的關鍵。

—威廉・戴維斯

由於我們的重點是酮症，你很可能想知道，為何我會提到血糖這個主題。那不是只有糖尿病患者需要關心的問題嗎？但願真是如此。事實上，閱讀這本書的每個人都應該主動使用血糖計來檢驗他們的血糖值。可以說，血糖計是最有價值但使用者卻不夠多的工具，其實取得相當容易，可用來評估我們的新陳代謝情形。世界上任何一家藥局或藥妝店都能夠買到血糖計。

知道血糖值的重要為何？原因有很多。然而，確實知道自己身體荷爾蒙對食物的回應相當重要。

讓碳水化合物與蛋白質的攝取量維持在自己的個人耐受度門檻之下，並且攝取足夠且能帶來飽足感的真正食物脂肪時，便能夠讓你的空腹血糖值降到八十多，甚至是七十多，同時增加你血液當中的酮體值。這兩者幾乎是呈反比關係：你攝取低碳水化合物、高脂肪飲食時，血糖會降低，血酮會上升。相反地，血糖一上升（最可能在你攝取的碳水化合物與蛋白質超過你的耐受度時），你的血酮就會大幅下降。

專家聲明

整體來說，你越嚴格遵守生酮飲食，你血糖降低的情形就會越明顯。

—查爾斯・莫伯斯

你的血糖值很可能是酮體生產情形的第一個徵兆。當初我進行為期一年的實驗，每天早晚測量自己的血糖與血酮值時，我發現，在血酮值上升之前，血糖值往往就會回到正常值。

例如，如果在採用低碳水化合物、適量蛋白質、高脂肪飲食一週後，看到早上的空腹血糖值從九十九降到八十五，很可能不會立刻看見自己的血酮值達到營養性酮化的標準。

但再等個幾天，你會發現血酮值驟升，血糖值甚至還會下降一些。出現這種情形完全正常，不用擔心。

一旦你的血糖恢復正常之後，不時出現飢餓感與渴望進食的情形就會受到控制，甚至心情也會變好，不用再搭乘穿梭在高血糖與低血糖之間的雲霄飛車了。

如果你的血糖能維持良好的調節，就比較容易進入營養性酮化的狀態。反過來說，營養性酮化會幫助你調節血糖。兩者相輔相成，讓你可以成功追求營養性酮化。

專家聲明

由於在酮症狀態中，酮體能夠供應腦部所需能量的百分之八十，萬一發生低血糖的情形時，症狀也會相當輕微，甚至沒有感覺，因為腦部不會因為缺乏葡萄糖而挨餓。

—凱斯・朗揚

如果你在採用低碳水化合物、高蛋白飲食計畫時，曾經像我一樣犯下這些錯誤而感到掙扎，請不要覺得氣餒，你並非孤軍奮戰，低碳水化合物、高脂肪飲食並非要讓你失望。

因為即使是像我們採用這種飲食法歷時相當久的人，都還是有可能會犯下這些錯誤，但只要修正這些錯誤，就能夠在生酮飲食之路出現重大的改變，邁向成功。

在下一章中，我們要進一步討論間歇性斷食與其扮演的角色，以及如何利用這種方式讓你進入營養性酮化狀態。

生酮飲食的重要觀念

- ▶ 只採用低碳水化合物的飲食可能還不足以讓你進入酮症狀態。
- ▶ 攝取過多的蛋白質可能會阻礙足量的酮體產生。
- ▶ 選擇含有較多脂肪的肉品，盡可能避免瘦肉。
- ▶ 如果你已經進入酮症狀態，不要再仰賴尿液酮體試紙來判定酮體值。
- ▶ 如果你的身體已經適應以酮體為燃料，那麼尿液中的酮體就會消失。
- ▶ 無法攝取足夠的飽和與單元不飽和脂肪酸是重大的錯誤。
- ▶ 不要採用低碳水化合物、低脂飲食；你的身體需要脂肪才能有活力。
- ▶ 你可能需要大幅增加脂肪的攝取量，才能夠享受酮症的好處。
- ▶ 只要你不吃得過飽，攝取的總熱量沒那麼重要。
- ▶ 如果你時時留意自己的飽足感，那麼其實沒必要計算攝取的總熱量。
- ▶ 少量多餐其實只是種文化傳統，不是生理對飢餓的反應。
- ▶ 進入酮症狀態，讓你能夠自然斷食十二至二十四個小時。
- ▶ 要進入營養性酮化，維持血糖平穩相當重要。
- ▶ 不要氣餒，我們在追求酮症的路上都曾犯過錯。

第九章

間歇性斷食在營養性酮化中扮演的角色

專家聲明

酮體通常都在長期的斷食之後才會大量產生，在演化的時期也可能大量出現，現在也可能出現在生病時，或是採用減重的飲食法時。一般的夜間節食，也能讓酮體值稍微上升。

—查爾斯．莫伯斯

我知道一提到斷食，可能會嚇跑一半的讀者（其他人則是 X 聲連連），但請繼續看下去，因為這是另一種有益的方式，能夠讓你在酮症狀態中獲得最大的好處。斷食的時間中，會讓身體產生挨餓時的反應，增加酮體的製造。

但隨便跟街上的路人提「斷食」這個詞，得到的反應往往是全然不屑，或因為幾個鐘頭不能吃東西而嚇壞了。相信我，我完全能夠了解這種感受，因為在二〇〇六年，我第一次從低碳水化合物暢銷書《蛋白質的力量》與部落客麥可．益德斯（Michael Eades）醫師處聽到間歇性斷食（intermittent fasting；IF）時，我也有同樣的反應。

益德斯醫師撰寫了一篇有關間歇性斷食的部落格文章，受到許多人的矚目，在部落格上收到有史以來最多的評論。傳統的斷食法需要吃一天、斷食一天（星期一吃，星期二斷食，星期三吃，星期四斷食，以此類推）。益德斯醫師提出的斷食法相當吸引人，也比較實際。以下就是他的間歇性斷食法時程表範例：

- 第一天：任何時間都可以吃東西，但下午六點之後就不再進食。

- 第二天：下午六點之前不吃東西。
- 第三天：任何時間都可以吃東西，但下午六點之後就不再進食。
- 第四天：下午六點之前不吃東西。

以此類推。當然，在六點之前可以正常飲食的日子裡，你不會一直在吃東西，只會正常進食，餓的時候才吃。益德斯為了進行實驗，甚至說要吃什麼都可以。然而，他確實提倡著低碳水化合物飲食，並且建議大家在採取間歇性斷食時，能夠採取低碳水化合物飲食，讓飲食法帶來最大的好處，對於想減重的人來說，更是如此。

益德斯醫師表示，不吃早餐和午餐對他來說相當容易。如果你想想，一週裡的日子，你可能因為工作或學業而忙得天翻地覆，最後很可能會自然少吃幾餐。

不過，我仍然對斷食的看法抱持懷疑的態度，甚至是間歇性斷食。為何你必須讓自己忍受沒有食物的折磨，忍受嫉妒的飢餓，欺騙自己喜歡這種感覺？精神正常的人有誰會這麼做呢？

很自然地忘了要吃東西

當時的情形是如此，但現在不一樣了。近年來，斷食成為健康生活方式的一部分，原始人飲食法（就是尊崇老祖宗採集漁獵時代的營養習慣）蔚為風潮，許多人都試著想進入酮症狀態。而間歇性斷食是改善體重與健康的有效策略，但仍然引發諸多爭議，遭到許多人誤解。誰應該斷食，誰不該這麼做？你應該要斷食多久才能獲得最大的好處？不斷食的話，你能夠產生足夠的酮體嗎？這些僅是本章中將會回答的一些問題而已。

首先，是的，不斷食依舊能夠產生足夠的酮體，讓你感受到應有的好處，但這對某些人來說相當困難。如果你攝取的碳水化合物數量正確，不超過你的耐受度，蛋白質不超過你的門檻，脂肪則是吃到飽，如果這樣依舊無法產生足夠的酮體，很可能是你吃了太多，或是吃的頻率太高，正如我們在第八章中提到的內容一樣。斷食則能夠增加酮體的製造。

專家聲明

阻礙酮體產生的最大問題，就是攝取過多的熱量。另一方面，生酮飲食對許多疾病都有療效，只要謹慎攝取，不要超過限制量即可。

—湯瑪士・薛弗萊德

我開始進行長達一年的營養性酮化實驗時，並沒有打算刻意斷食。但我很快就發現，自然而然就會開始斷食，尤其是血酮值超過一・〇毫莫耳時更是如此。我記得一開始時，也就是在進行實驗幾週後，我妻子問我上一次吃東西是什麼時候。我看了時鐘，翻翻食物日誌，發現已經二十八小時沒吃東西了。我完全忘了要吃東西！如果你和我很熟，你會發現這是多麼驚人的事。我非常滿意我酮體值的生產量，竟然讓我忘了要吃東西。那些讓我覺得「又餓又怒」的日子過去了，現在的我，能感受到酮症作用的力量。

我明白，對那些仍認為自己一天應該吃三餐的人來說，這還是有些奇怪，因為我們從小到大都這麼想。但現在該是跳脫傳統智慧框架的時候了，了解斷食可能比你想像中更正常。如果你吃了完全食物的一餐，當中含有的碳水化合物很少，有適量的蛋白質，以及大量的脂肪，熱量也很高，那麼你的身體為何在短短的幾個小時內還需要食物呢？當然不需要。只要你攝取的總熱量與蛋白質沒有過高，並且攝取了大量的脂肪，那麼你應該很輕鬆就能撐過十二至二十四小時才吃下一餐。

切記，這是自然而然就發生的情形，完全沒有任何飢餓或不適的情形發生。你可以試試，看看會有什麼情況發生。你在飲食當中攝取更多的脂肪後，很可能會想要減少食物的總攝取量，但請不要這麼做。每餐都很重要，尤其這餐是你一天唯一的一餐。或是兩顆蛋加上兩條培根的一餐，應該變成奶油煎的四顆蛋，並加上切達起司與酸奶油、三條培根，以及酪梨。前面的吃法可能讓你在幾個小時之內就想找東西吃，但後面的吃法可能讓你在一天當中接下來的時間內都不想吃東西。

當間歇性斷食成為你生活當中的一部分，是多大的自由啊！

專家聲明

（在阿金診所當中）的每位患者都被告知，在每份餐點中必須包含一份蛋白質。不用刻意將肉的脂肪切掉，或是去除家禽的皮。我們鼓勵大家隨意在蔬菜當中加入奶油以及健康的油，例如把橄欖油加到沙拉當中。也可以使用酸乳酪或鮮奶油。

—賈桂琳・艾伯斯坦

考慮採用間歇性斷食作為衡量「酮健康程度」的方式。只要你的身體完全適應了燃燒酮體作為燃料，那麼就會自動進入斷食十二至二十四小時的狀態，只要補充足夠的水分即可，你會獲得相當大的自由，不用每三個小時就得去找食物一次。使用酮體作為燃料，讓你能夠思緒敏銳，控制自己的飢餓感，不需要使用理性的力量來控制進食的慾望。自發性的間歇性斷食沒有任何副作用，也是新陳代謝健康的最佳指標。

專家聲明

在開始採用高脂肪飲食時，表示身體的新陳代謝是燃燒脂肪酸與酮體，那就是最佳健康狀態的重點。

—朗・羅斯戴爾

餓了才吃，渴了才喝

但如果你在間歇性斷食的過程中感到飢餓，又應該如何呢？答案很簡單：吃點東西吧！你覺得餓的時候，身體發出訊號告訴你需要更多食物。但千萬記得，不是消化系統中發出咕嚕聲都意味著肚子餓。

魏斯特曼醫師筆記

為了強調一天不用吃三餐的重要，我在診所的牆面上設計了一個告示牌，上面寫著「餓了才吃，渴了才喝」，我要我的病人把這句話當作古代的諺語。我的許多病人告訴我，這句話有助於提醒他們一天只吃一兩餐時，並不是「刻意跳過正餐不吃」。

我曾經看過魏斯特曼醫師的「餓了才吃，渴了才喝」的告示牌貼在北加州杜倫杜克生活型態醫療診所裡的每個診間牆上，相當顯眼。這句標語聽起來很簡單，不是嗎？但這句話背後的深層含義，在於現在很少人會聽從身體的指示，告訴他們什麼時候真正餓了或渴了。其實，是因為攝取碳水化合物讓你感到飢餓。如果你想要斷食，釐清這個概念相當重要。

我當初體重超過一百八十公斤時，幾乎時時都覺得很餓。無論我在嘴裡放了多少食物，依舊不斷地吃吃吃。**控制自己的飢餓感，並且了解真正的飢餓為何，是我邁向成功的一大步。**當然，飢餓是主觀的感受，每個人的感受都不同，所以我無法告訴你真正飢餓的感覺是什麼。但我可以告訴你，不餓是什麼感覺。

魏斯特曼醫師筆記

對大部分的人來說，在大幅減少碳水化合物的攝取量一至三天後，飢餓感與渴望進食的感覺就會消失。但隨著時間過去，其他飲食方面的因素可能會成為阻礙你進入酮症的原因。

有時候覺得飢餓的感受很可能來自缺乏營養。我曾經收到一封部落格讀者的電子郵件，她剛認識酮症。儘管她攝取低碳水化合物、高脂肪的飲食，卻無法控制自己的飢餓感，也經常出現「腦霧」（指大腦難以維持清晰思維和記憶的現象）以及強烈頭痛的問題，這些都可能在身體轉換為燃燒酮體時出現。我建議她在食物與飲水當中加些鹽巴，例如在水中加入一些肉湯塊以增加每日的鹽分攝取量。幾天內，她情況就大幅改善。她寫信告訴我：

> 嘿，吉米：
>
> 非常感謝你回覆我的電子郵件。我接受你的建議，在飲食當中加入肉湯塊。從那時候開始，我頭痛的狀況就消失了，現在我能夠分辨何時是我真正飢餓的時候了。我第一次測量自己的血糖與血酮。我的血酮值高達一・二毫莫耳，血糖值則是九十三。昨天我吃了培根、義大利櫛瓜、牛絞肉，加上義式番茄醬，以及一些牧草奶油、椰子油，百分之八十五黑巧克力，覺得自己完全飽了。我早該這麼做的！

她僅在飲食當中增加鹽的攝取量，就能夠對自已攝取的食物感到飽足。她對了解飢餓以及真正飽足的感受令她非常興奮，那正是我希望你也能親自體驗的東西。

太多想要透過節食減重的人認為挨餓是美德，甚至是他們所想要的。可以讓我告訴你，那是多麼瘋狂的事嗎？如果你覺得餓，你的身體就是正在對你尖叫，要你餵食啊！

專家聲明

在採用生酮飲食法的初期，有時候會流失大量的鈉，造成飢餓、短期頭痛、暫時性疲勞、虛弱的感覺，這些都與在轉換為完全燃燒酮體之前，重要的能量物質改變有關。這種問題相當容易補救，只要在飲食當中加入各種鹽類，最好是喜馬拉雅海鹽，就能解決這個問題。

—諾菈・傑得高達斯

在強烈的陣陣飢餓感出現時，我們想要吃的往往都是加工處理過的碳水化合物食品。如果你不想就此讓步，陷入碳水化合物中無法自拔，不妨試試餵身體一些脂肪。沒有什麼比脂肪（或許再加一點蛋白質）更能夠消除飢餓感的了！我最喜歡消除飢餓的方式之一，就是吃一片捲著幾小球奶油的全脂切達起司。

對於那些習慣各種飲食法的人來說，改採低碳水化合物、高脂肪的生酮飲食可能相當困難。大部分的人無法攝取足夠的脂肪，或能讓他們完全感到飽足的食物。不吃脂肪會造成更嚴重的飢餓感或對食物的渴望，至於其他的副作用，我們在書中已經提過了。那是讓你失敗的完美方式，因此，在你怪罪飲食法之前，請先遵守第五章的建議，攝取更多脂肪吧！你會發現，自己能夠完全飽足，當然也不會因為攝取的脂肪不足，而無法進入或維持酮症狀態。請立刻拋棄你對脂肪的恐懼吧。

專家聲明

脂肪不健康的污名，是追求酮症者的最大阻礙。

—約翰・開弗

在開始採取生酮飲食時，無法攝取足夠的食物，也可能會造成飢餓感，這一點也不令人感到意外。所以，飢餓感來襲時，就吃吧，盡情享用低碳水化合物、高脂肪的美味營養食物（這些能夠帶來飽足感又令人垂涎三尺的食物清單，請參見第十九章）。在你吃了這樣的一餐後，下次就不會因為「正餐」時間到了而想吃東西。

如果你不餓，那麼就不要吃！這句話聽起來很無腦，但太多人臣服於社會的規範下，是跟著時鐘吃飯，而不是因為自己對食物的渴望而吃。

有許多人像我一樣，因為酮症的緣故，一天能夠自在地只吃一到兩餐。也有些人喜歡在一天的不同時候吃很多餐。你吃多少，什麼時候吃，都是個人的決定；只要監督自己的進步，並且在飢餓的時候才吃即可。切記，碳水化合物會讓你感到飢餓，但脂肪（加上一點蛋白質）會餵飽你，讓你感到飽足。**學會傾聽身體的聲音，並且根據這個聲音來用餐。**

除了飢餓外，還有許多進食的原因：我們往往因為無聊、焦慮、憂鬱、擔心而吃東西；我們和朋友小聚時會吃東西；我們吃東西慶祝節日；我們會在特定情境連結下吃東西（如看電影吃爆米花，看球賽吃熱狗）。有些人在大家都吃東西的社交場合裡，覺得自己不吃似乎過意不去。例如，牧師、教長、神父都會面臨這種職業傷害，在他們到某個人家中作客時，大家都期望他能吃下對方為他準備的食物。

在這些狀況下，請切記，重要的是聚會的目的在於聯絡情感，而不是在食物上。

簡單地說「謝謝你，但我剛剛吃過了」，能夠在不傷害他人的狀況下婉拒對方，在最糟糕的狀況下，「淺嚐一口」或許就能夠滿足你的主人。當然，別忘了說這些食物有多棒！

在社交場合當中，排除飲食的部分其實能夠讓你空出更多時間和別人聊天。而且，如果你的身體完全改以脂肪與酮體作為燃料時，你是不會想念這些食物的。

專家聲明

有些採用生酮飲食時會遇到的障礙，包括和家人、朋友相處時，被要求和他們一樣「正常」用餐的壓力。但這也正是為何我努力想要重新創造這些大家最愛的食物，像是蛋白質義大利麵，以及健康、無糖、極度低碳水化合物的甜點，這樣患者就不用對別人說謊了。

—瑪莉雅・艾莫里希

為了發洩情緒而進食相當常見，因為含有碳水化合物的食物或飲料會暫時讓人覺得心情變好。消息是，培根、義大利通心粉與起司一樣，都能夠作為療癒食物，不會造成體重增加或有害健康的問題，但顯然大部分的美國人提到療癒食物，都會只想到甜點與澱粉類食物。但我相信，在你擁抱低碳水化合物、高脂肪的生活方式後，一切都會隨著時間而改變。

許多人有想要吃的衝動，聽到胃發出咕嚕聲，或是在一天的特定時間都哀嚎著想要吃東西，認為這些感覺告訴他們自己餓了。其實，他們並沒有感到飢餓；大腦會做出這種結論，只是因為我們長期以來都在那個時間吃飯。那是巴夫洛夫的「條件反射」（pavlovian response）：就像巴夫洛夫的狗一樣，學會把鈴聲和餵食時間連結起來，一聽到鈴聲就會流口水，我們也會在不知不覺中習慣在某個特定時間吃東西，身體就會出現胃部的運動，並且分泌胃液以做因應，但那並非真正的飢餓。在你的身體適應燃燒酮體之後，胃部出現聲音，以及在一天特定時候想吃東西的渴望很快就會消失了。

魏斯特曼醫師筆記

我從小到大，節慶時都在典型的甜點堆中度過：萬聖節吃巧克力糖、情人節吃心型巧克力、聖誕節吃餅乾等等。我最後戒掉的糖果是復活節的雷根糖，我花了整整十年的時間才完全戒掉！

有些線上健康社群的成員質疑女性是否應該從事間歇性斷食，擔心這麼做會造成荷爾蒙不規律，但這個問題本身不具任何意義。只要斷食是在酮症狀態中產生的飽足而自然發生的情形，那就沒必要避免。

雖說如此，如果你有這方面的隱憂，還是先請教醫師。當然，你也必須注意自己在斷食當中的感受，並且進行必要的調整。如果你餓了，就表示你應該要吃東西了！

一週斷食試驗

我在為期一年的 N=1 營養性酮化實驗中熱愛進行檢驗，當時我很好奇，如果我進行為期一週的斷食會怎樣，也就是一週內都不吃東西，只喝水。所以，在二〇一一年時，我只靠水、健怡飲料、雞湯塊撐了一週，沒有攝取其他食物，並據此檢驗癌症研究專家湯瑪士・薛弗萊德博士的話。

我在二〇〇九年十一月的《和吉米・摩爾過著低碳水化合物生活秀》podcast 節目中，訪問了薛弗萊德博士，他提到每年斷食一週是防癌的絕佳方式。這個理論的基礎，是我們能夠透過不餵養癌細胞醣分與碳水化合物，來殺死癌細胞，並且在長達一週的斷食期間內，所產生的酮體能夠有效預防癌症的發生。我花了好一段時間才鼓起勇氣，但直到二〇一一年四月才首次親身嘗試。

在我的身體能夠有效率地靠燃燒酮體（β-羥基丁酸）連續運作十個月後，我想看看自己是否能夠進行同樣的一週斷食，但這次只喝水，不喝上次的健怡可樂和雞湯塊加水，或是其他的營養補充品。我的目標是要維持一週。處在營養性酮化狀態中時，平常斷食十八至二十四小時已經是很自然且相當容易的事了，但如果我斷食的時間超過這個長度呢？當然，我們過著採集漁獵生活的祖先在無法取得食物時，依舊能夠撐過那段時間，但在現代的世界中，又是什麼感覺呢？我想要親自體會一下。

專家聲明

生酮飲食已是我用來治療肥胖與慢性病患者的有效手段，他們不會因此感到挨餓或是被剝奪。

—凱斯・朗揚

由於我想看看在整星期當中會有哪些改變，因此，在醒著的每個小時裡，我都在整點時記錄自己的血酮與血糖值，同時觀察發生在日常生活中的一切。這讓我能夠精準評估斷食對我檢驗數字以及健康狀況的影響。我答應自己和妻子，如果出現飢餓以外的不適情形，或是我的血糖連續好幾個小時降到五十以下，我就會立刻結束實驗。

在我沒有進食的前幾天中，我的血糖開始緩緩下降，到了第三天的午後降到谷底。當時我的血糖低到只有五十九，並且持續了兩個小時，同時我也開始覺得頭痛。除此之外，我都覺得很好。但即使我的血糖回到六十多後，我頭痛的問題還是沒有改善。我的血酮值也依循著同樣的模式，只不過方向正相反。

在最初幾天中，我發現數值都在正常的一・〇至一・五毫莫耳之間，接著突然暴增：在斷食四十九小時後，酮體值劇增到四・六，接著再度緩緩上升，到了斷食七十一小時後，來到最高點五・八毫莫耳。這和我的血糖驟跌到五十九的那幾個小時重疊。正如我先前所說的，我一點都不擔心自己的血酮值暴增，因為那與血糖值驟降是同時發生的事（我要一再重申這點：**糖尿病的酮酸中毒只有在血酮與血糖兩者都很高的時候才會發生；營養性酮化則是造成高血酮與低血糖**）。

由於我持續頭痛，因此決定正式在第三天的下午五點三十分結束斷食。在一個小時之內，我吃了份量相當大的一餐，頭痛的情形就消失了。現在我想，當時可能是電解質不平衡的緣故；在二〇一一年幫助我撐過斷食的雞湯塊，比我想像中的還有用。我從這裡學到了一課，可以應用在之後的斷食上。我忍不住想知道，如果我持續斷食七天，血酮值會飆到多高？巧合的是，在我結束為期三天的斷食之後，我無法入睡，只睡了幾小時就醒了。

以下是我在三天七十二小時斷食結束後的一些觀察：

- 我斷食七十二小時之後的第一餐相當重要。
- 儘管我吃了大量的食物，飢餓感依舊持續了好一段時間，我必須要壓抑自己不斷進食的衝動。
- 在斷食一段時間後，我感到飢餓的頻率比剛開始斷食時高。
- 在斷食後的幾天，早上的空腹血糖飆高到九十幾。
- 在三天之內血酮值即落入正常範圍中。
- 我回到健身房時，依舊覺得精力充沛。
- 可想而知，我的體重在斷食結束時掉了三點多公斤。
- 我花了好幾天的時間，才恢復能一覺睡到天亮的狀態。
- 從頭到尾我的思緒同樣維持敏銳。

你不需要連續斷食多日才能進入酮症狀態；我這麼做，只是為了看看會發生什麼事。我的結論是，當你攝取低碳水化合物、適量蛋白質、高脂肪飲食以及高熱量的食物時，你就會自然地斷食，並享受斷食帶來的所有好處。酮體自然就會讓你享受斷食的好處，你連想都不用想。

或許到目前為止，你所讀到的內容讓你在腦中出現一些有關酮體的問題，卻尚未獲得解答。在下面兩個章節中，我們會針對無法產生酮體的原因，以及有關生酮飲食的常見問題提出解答。

生酮飲食的重要觀念

- 斷食一段時間有助於增加酮體的生產。
- 持續一段時間不吃東西聽起來很瘋狂，但實際上卻不然。
- 間歇性斷食是很受歡迎的減重與增進健康策略。
- 斷食是酮體值高時自然發生的反應。
- 沒有一天一定要吃三餐這回事。
- 你的餐點很重要，因為你一天只吃一或兩餐。
- 斷食的期間能讓你檢視自己酮體值的狀態。
- 如果你餓了，就吃點東西吧。
- 餓了才吃，渴了才喝。
- 飢餓是主觀的感受，你需要自己判定飢餓的感覺為何。
- 在生酮飲食當中，沒有攝取足夠的鹽類，很可能會讓你感到飢餓。
- 認為挨餓是光榮的事，實在是瘋了。
- 你渴望吃加工處理過的碳水化合物時，請改吃脂肪與蛋白質。
- 吃多少和什麼時候吃都是個人的決定。
- 請留意那些與飢餓無關的進食提示。
- 療癒食品不一定得是碳水化合物食品；培根可以是你的新療癒食物。
- 胃裡出現咕嚕聲或噪音，並非真正飢餓的徵兆。
- 在斷食期間當中仔細觀察自己的感受，並且據此調整用餐時間。
- 長時間斷食會提升血酮值，降低血糖值。
- 你不需要完全斷食多日就能享受斷食的好處。

第十章

十個可能讓你無法產生足夠酮體的原因

專家聲明

有些人非常急著想要產生酮體。如果你想要加速這個過程，不成功的話不要覺得太意外。這種「我現在就要」的態度會造成壓力增加，那絕對是扼殺酮體的方式。

—史蒂芬妮·波森

從我在部落格書寫 N=1 的營養性酮化實驗開始，就收到不少人寫的電子郵件，他們覺得相當挫折，也很擔心自己雖然採用良好的低碳水化合物、適量蛋白質、高脂肪飲食，卻無法產生足夠的酮體。

以下是我常收到的範例內容：

我使用你建議的血酮計測量酮症的情形。大多數的日子裡，我吃了五十公克的碳水化合物，如果我在「很糟」的一天，吃了超過一百公克，這已經是很出乎我意料之外的了。

我六到八個月以來，都是這麼吃。每次我晚上測量血酮時，多半是在七點鐘左右，量到的數據都只有〇·二至〇·四毫莫耳左右，低於進入營養性酮化的值。我真的很想體驗酮體帶給我的所有好處，但我想，我必須要有所改變，才能有更多、更明顯的進步。你可以幫我看看，我到底是出了什麼問題？

我當然可以，這正是本章要討論的內容。

或許你就像這個部落格讀者一樣，想要進入營養性酮化狀態，卻一直不成功。這有多麼令人痛苦？就好像不管你怎麼努力增加酮體值，酮體卻連一點都沒增加。

到底發生了什麼事，應該要怎麼做來修正呢？

以下是十個可能讓你無法產生足夠酮體的原因，也提供了一些實際的解決方案，可幫助你享受低碳水化合物、高脂肪飲食的甜美成果。

你不該自動把目前採用的低碳水化合物飲食法當作生酮飲食法

專家聲明

我看到大部分對低碳水化合物、高脂肪生酮飲食法的擔憂，都是根據有瑕疵的科學研究而來，其中說明低碳水化合物有害健康。這些研究，基本上不是進行的時間很短，就是讓這些「低碳水化合物」組攝取高達一百五十公克的碳水化合物以及瘦肉。這樣或許可說是低碳水化合物，但離生酮飲食還很遠呢！

—瑪莉雅・艾莫里希

在上述的範例中，我的讀者說他大部分攝取的碳水化合物都在五十公克以內，只有偶爾多吃一些。

沒錯，那算是低碳水化合物飲食，但他是那種對碳水化合物極度敏感的人，需要把碳水化合物的攝取量再降得更低些。而且可以推論，由於糖質新生，所以蛋白質過多也會對他造成問題。

這也是為何找出個人的碳水化合物耐受值，以及個人的蛋白質門檻，並且盡量多攝取飽和脂肪酸與單元不飽和脂肪酸，來讓自己感到飽足，是那麼的重要。

因為，那確實是產生酮體並且享受酮體帶給你好處的關鍵。

很有趣的是，上述範例中的部落格讀者如果沒有測量血酮，就不會知道自己沒有進入酮症狀態，這正是我要說的第二點。

你沒有測量酮體

專家聲明

有人告訴我，他們嘗試了生酮飲食，卻「沒有發揮作用」，但他們往往沒有測量酮體值，沒有真正處在酮症狀態中。很重要的一點是，你在採用這種飲食法至少四至六週後，才能公平地論斷這種飲食法。

—多明尼克・達古斯提諾

這或許是剛開始採用低碳水化合物、高脂肪飲食者最常犯的錯誤。每次我收到部落格讀者來信，說自己很驚訝居然沒辦法體驗到酮症的好處時，我一開始就會問，他們是否測量過自己體內的酮體值。許多人都回答：「我以為只要攝取低碳水化合物飲食，就能夠讓我進入酮症當中。」

如果真是如此，那麼就不會有人在改採低碳水化合物、高脂肪飲食時那麼掙扎了。正如我們在第六章中所說的，唯一能夠完全確認自己是否產生足夠酮體的方式，就是檢驗、檢驗、再檢驗。否則的話，那只不過是自己的平空猜測罷了。

你仍然在測量尿中的酮體，而不是測量血液或呼吸中的酮體

我們之前討論過這件事好幾次了，不過這是很重要的一點，值得我再次重申。檢驗尿液中的酮體在剛邁入營養性酮化時相當有用，但會發生的事就是：一開始幾天，尿液試紙會變成粉紅色，接下來幾天可能變成深紫色，表示體內的乙醯乙酸酮體增加了。然而，在謹守低碳水化合物、高脂肪飲食一兩週後，你的尿液酮體卻全部消失了，讓你一時間不知道自己做錯了什麼。

其實，你做得非常正確：你變成完全以酮體為燃料。恭喜！但為何試紙沒有顯示出酮體的存在呢？

乙醯乙酸酮體會讓你的尿液試紙變色一段時間，但當酮體轉變為 β-羥基丁酸時，也就是血液與腦中與身體中偏好的酮體燃料，會讓你的酮體看起

來似乎消失了，但事實上，你正相當有效率地運用著酮體。你達到了低碳水化合物的涅槃境界了！

將檢驗尿液中的酮體，轉換為檢驗血液或呼吸中的酮體（包含了丙酮，其數值與血液中的 β- 羥基丁酸呈緊密的正相關），就能夠避免你不必要的緊張，擔心自己為何沒有處在酮症狀態中。

你沒有給自己足夠的時間，讓自己能夠完全以酮體為燃料

專家聲明

研究報告顯示，身體適應燃燒酮體後，由於身體以酮體作為燃料，與糖原耗盡無關，對大部分的人來說，這個過程大約需要三到四週的時間。

—比爾・拉格科斯

他們說「耐心是美德」，但說這句話的人必定沒有進入酮症當中！畢竟，我已經做了該做的事，那麼，我就應該看到努力的結果，不是嗎？

是的，你絕對該看到成果。但別忘了，每個人都不相同，你很可能是沒給身體足夠的時間，將燃燒葡萄糖（醣與碳水化合物）轉換為燃燒酮體與脂肪酸作為燃料。身體適應燃燒酮體作為燃料，可能只需要幾天（如果你原本攝取的飲食碳水化合物就相當低，那麼就不需要太久的時間）到長達四至六週（如果你原本的飲食習慣是標準的美式飲食，也就是含有大量的碳水化合物，更是如此）。

你知道他們說「時間能夠治癒所有的傷口」這回事嗎？這句話絕對適用在你追求酮症這件事上。

在你追求酮症的過程當中，給自己多一點時間或許就是讓你成功的祕訣。但除了給自己多一點時間之外，有一點要注意的是：你的身體用血酮作為燃料的效率是慢慢提升，在檢驗的時候可能會越來越少。只要你的血酮值不低於〇・五毫莫耳，那就不用擔心，那只是因為你的身體運作時，就像上足了油的生酮燃脂機器！

魏斯特曼醫師筆記

我在診所當中所做的事，多半是我稱之為「修正期望」的事。不是每個人都像廣告行銷話術一樣，每週都能夠減掉四、五公斤。別忘了，你的體重增加的時間有多久，那麼，就可以了解每週減去半公斤到一公斤的速度是相當健康的步調。

你的攝取量超過自己的碳水化合物耐受度以及蛋白質門檻了

專家聲明

根據相關證據顯示，一般原則是將碳水化合物的攝取量限制在大約每天五十公克，蛋白質的攝取量為淨體重每公斤體重一至一・五公克，脂肪則是攝取到飽足為止。對大部分的人來說，這麼做能夠將血清中的 β-羥基丁酸值維持在〇・五至三・〇毫莫耳之間。而那些新陳代謝功能嚴重受損的人，很可能必須將碳水化合物與蛋白質的攝取量降到更低。

—席山・亞蘭

這點非常重要，雖然我們已經花了整整兩章（第三章與第四章）做說明，但背後的原因再次強調也不為過。除非你知道自己能夠承受的碳水化合物與蛋白質有多少，否則就無法產生足夠的酮體。如果有任何能讓所有人都適用的酮症公式，我一定會跟你分享，可惜並沒有。所以，如果你的生酮飲食沒有達到預期的效果，請修正你的碳水化合物與蛋白質攝取量，以找出讓你成功的數字。

請留意隱藏的碳水化合物與蛋白質，留意你吃進嘴裡的每一樣東西。如果你攝取低碳水化合物產品，如蛋白質棒與奶昔，相信「碳水化合物淨值」依舊在門檻之下，那麼你可能就被耍了兩次：你以為自己不用計算額外的碳水化合物，還有增加的蛋白質量。

別忘了，如果你想要產生酮體，那在採用低碳水化合物飲食的同時，你也不能夠吃高蛋白質的食品。

魏斯特曼醫師筆記

「碳水化合物淨值」與「碳水化合物總量」經常令人混淆。「碳水化合物淨值」是碳水化合物的總公克數減去纖維素的公克數，適合那些新陳代謝問題不是很嚴重的人，或是不需要大幅減重的人。但是，由於有些纖維素吸收後會變成葡萄糖，如果你的目標是要產生酮體，那麼較謹慎的作法是，不要將碳水化合物的總公克減去纖維素的重量。

你攝取的脂肪量不足

專家聲明

要確保每天都產生足夠的酮體，其中一種方式，是在飲食當中攝取相對較多的脂肪，應多達總熱量的百分之七十五以上。脂肪是產生酮體的新陳代謝指標，無論是來自飲食或是脂肪組織皆可。

—比爾・拉格科斯

正如我在第七章中分享的一樣，我提到自己進行 N=1 的營養性酮化實驗時，發現自己在低碳水化合物飲食中所犯的最大錯誤之一，就是攝取的脂肪量不足。雖然我的飲食中超過百分之六十都是脂肪，但我直到將脂肪量增加到百分之八十時，才真正進入營養性酮化狀態。吃脂肪吃到飽，想要進入酮症，並且維持在酮症狀態中，這是相當重要的一件事。

攝取的脂肪越多，就越能夠讓你感到飽足，也不會讓血糖值升高。此外，攝取更多的脂肪，能避免攝取更多碳水化合物及蛋白質，以免讓你的酮體值減少。若想要獲得最大的酮體值，則完全食物來源的脂肪會很有幫助。

專家聲明

我聽到有關生酮飲食最大的批評，就是擔心攝取的脂肪量過高，會造成心血管疾病以及心臟病。

—威廉・戴維斯

我知道我們長期以來一直聽到要避免在飲食當中攝取脂肪，因為那會讓你的血管阻塞，造成心臟病（這是錯誤的觀念，事實並非如此），以及脂肪每公克含有九大卡的熱量，而相較之下，每公克的碳水化合物與蛋白質僅有四大卡的熱量。

但營養學本身卻複雜許多，不只是健康專家想設定的公式而已。相信主宰我們文化多年的脂肪恐懼，很快就會結束。

何不讓其他人一起開始攝取完全食物來源的脂肪呢？而且，在看到自己的酮體值上升時，不要感到太驚訝啊！

一種或多種藥物的結合，讓你的肝臟負擔過重

專家聲明

藥物能夠「控制」糖尿病與肥胖等慢性病，卻無法預防或逆轉這些疾病。但採用生酮飲食，就有可能預防或逆轉這些常見的慢性病。身為臨床醫師，我喜歡對病人採用安全的方式。如果你從注重飲食著手，那麼剩下的只是錦上添花而已。

—比爾・威爾森

無論是處方藥或成藥，都有可能造成身體的負擔。是的，有時候藥品有其必要，但卻可能增加毒性，而肝臟就必須將毒性排出體外。這點非常重要，因為大部分的藥物，包括最常見的成藥在內，如果長期服用，都可能會造成傷害。

這些藥物可能有助於控制短期的症狀，但如果成為終生服用以控制病情的藥物，那就會讓你付出代價。

這和酮症有什麼關係？這麼說吧，肝臟負責調節胰島素值，如果肝臟處理藥物的負擔過大，你的胰島素可能就會一直居高不下（這並不表示你該停止服用藥物。如果你擔心這種情形，請向醫師請教相關風險，以及你服用的藥物有哪些副作用），而胰島素值很高時，就可能讓你身體產生酮體的能力降低。

如果你能夠不服用某種處方藥物，或有停止服用某種處方藥物的念頭，很可能就會看到你的酮體值上升。如果你正在努力想讓酮體檢驗的值上升，那絕對是你該注意的一點。

魏斯特曼醫師筆記

在二十世紀早期進行的飲食與新陳代謝實驗中，碳水化合物被稱為「抗酮因素」。攝取碳水化合物會增加胰島素的值，而胰島素的增加就會減少酮體的產生。

你攝取的總熱量太少或太多

專家聲明

請採用調配得宜的生酮飲食，同時攝取的熱量也必須符合你的需求，如此一來，長期採用這種飲食法就不太會造成問題。

—法蘭西絲卡・史布萊哲勒

我們在本書中鮮少提及熱量，這是有道理的。你採用低碳水化合物與適量蛋白質的飲食，同時吃的是真正的完全食物來源脂肪，由此讓自己感到飽足時，熱量自然不是問題，你不需要執著於熱量的計算。

但如果要追求酮症，有些人很可能會因為攝取的熱量過低或遠超過飽足所需，而造成問題喔！

因為社會中有相當充足的食物，所以我們往往會攝取大量的食物，但並不是因為感到飢餓而去吃東西，這讓我們很難知道什麼時候該停止進食。另一方面，我們的社會在飲食法中推崇飢餓，讓我們感受到壓力，以致攝取的熱量可能低於身體所需。這兩個極端，都會影響你身體產生的酮體是否能夠達到療效。

請注意你的飢餓感，攝取足夠的食物，可以讓你在兩個小時內不需要再度進食，並且留意不要吃到覺得撐到胃痛，就能有助於酮體的產生。然而，這並不表示你得斤斤計較熱量，否則會產生反效果。正如你必須找出個人的碳水化合物耐受度，以及蛋白質門檻一樣，你必須做點實驗，看看讓自己感到飽足的同時又能夠產生足夠酮體的熱量為何。

你做得到的！

注意自己吃的東西向來都是好事，並且確認自己攝取的熱量不要太低或太高，有助於讓酮體迅速進入你的血管中。

你在一天當中吃東西的頻率太高

目前生活的時代中，吃東西並非只是為了維生而已，也是為了維繫友誼以及享受生活。那也是為何如果有人不和別人在社交場合中吃點東西，就會留下惡名的原因。

在工作場合，或者教會中，那是莫大的壓力，甚至在家裡，也可能因為時間到了，就得把東西往嘴裡塞。但是，太常吃東西真的會阻礙產生酮體嗎？當然會。

在第九章中，我們討論過酮症的間歇性斷食，兩者相輔相成：攝取低碳水化合物、適量蛋白質、高脂肪的飲食，以及足夠的熱量，以完全滿足你營養的需求，這樣你在十二至二十四小時內，就算完全不吃也不成問題。

一餐當中含有適當的主要成分（碳水化合物、蛋白質、脂肪），以及較長時間的自動斷食，即能夠幫助身體進入酮症狀態。如果前一餐仍讓你感到飽足，那麼你就不需要吃下一餐。

有人問你為何不吃東西時，你可以回答：「我正在吃……酮體！」你這麼說時，看到他們的反應與表情，會是無價的。

慢性壓力與缺乏睡眠的影響，會讓你的可體松與血糖值過高

專家聲明

慢性缺乏睡眠會造成生理節奏失調，以及／或慢性的重大壓力，會造成

> 可體松（cortisol，又稱腎上腺皮質醇，為腎上腺分泌的一種荷爾蒙）值上升，讓進入酮症變得近乎不可能。
>
> —諾菈・傑得高達斯

我們為何總是壓力很大？大部分的人不完全明白慢性壓力對健康所造成的重大負面影響。此外，壓力會傷害身體，讓我們無法透過睡眠獲得所需要的充分休息。在這種壓力與睡眠不足的雙重影響下，兩者造成的無情惡性循環，會大幅阻礙你進入酮症的能力。

如果你想扼殺產生有療效的酮體值能力，那麼就繼續事事擔心並且有壓力，每天只睡幾個小時吧。隨著時間過去，那會讓你努力想進入的營養生活模式事倍功半，無論你多嚴格執行這種飲食法都一樣。

對我們其他人來說，就來看看為何想進入酮症狀態時，壓力過大不是件好事。

壓力會增加可體松值，這種荷爾蒙會增加你的飢餓感以及血糖值，讓身體進入半儲存狀態。這可能讓你無論多麼嚴格執行生酮飲食，體重都不會降低。請你到院子裡玩耍，上上瑜伽課，和孩子做些有趣的活動，去做任何能讓你生活壓力減輕的事。只要你主動降低壓力，就會發現身體在夜間能夠較充分地休息。請大家盡量放鬆吧！

切記，壓力（stressed）的英文字拼法正好是「點心」（desserts）的倒反，就像含糖的點心一樣，會對你想進入酮症的努力造成不良的影響。所以，請讓你的酮體擁有戰鬥的機會，及早解決讓你擔心的事吧！

這些只是十個你在生酮飲食中無法看到足夠酮體的原因。其他可能還有些無形的因素，像是缺乏朋友、家人、醫師的支持；心理障礙，像是缺乏遵守飲食法的自信，或是認為自己的飲食中需要碳水化合物，才能維持腦部的健康等；無法良好規劃自己的飲食等等。但不要擔心自己不夠完美，你的目標是不斷追求能夠讓你進入酮症的一切。所以，在追求的過程當中，對自己好一點，只要有恆心毅力，你就能達到目標。

值得注意的是，像是酮鹽、酮酯及各種中鏈脂肪酸油產品，都能夠幫助你增加血液中的酮體。然而，使用這些方式增加酮體，是否能夠像透過改變攝取主要營養素一樣達到療效，目前依舊有爭議，沒有任何研究結果能夠解答這個問題。在研究結果出現之前，最佳的方式仍是採用低碳水化合物、適量蛋白質、高脂肪的飲食，如果你想的話，是可以使用這些產品幫助你達到更高的酮體值。

專家聲明

我認為我們身邊的各種明顯誘惑，是維持適量酮體值的最大問題。只要稍微吃多了碳水化合物，就會干擾酮症，如此就需要好幾天才能再度進入酮症狀態。積習難改啊！

—瑪麗・紐波特

生酮飲食的重要觀念

- 你無法產生酮體時，背後一定有原因。
- 認為採用低碳水化合物飲食就是生酮飲食，這是常見的錯誤。
- 你沒有經常測量酮體值，就無法確定自己是否處在酮症中。
- 只檢驗尿液的酮體並不可靠，也很容易讓你覺得挫折。
- 多點耐心；要完全進入燃燒酮體的狀態，可能需要多達四至六週的時間。
- 請多實驗，以判定你的碳水化合物耐受度以及蛋白質門檻。
- 因為忽略而沒有攝取足夠的脂肪，會讓你產生的酮體不足。
- 藥物可能影響肝功能，進而減緩酮體的產生速度。
- 攝取太少或太多熱量都可能讓你不易進入酮症中。
- 如果你在一天當中進食的次數過於頻繁，就很難產生酮體。
- 慢性壓力和缺乏睡眠會讓你低碳水化合物、高脂肪飲食的好處大打折扣。
- 有許多無形的因素可能阻礙你對酮症的追求。
- 如果你因為缺乏酮體感到氣餒，請使用增加酮體的產品來輔助。

第十一章

生酮飲食常見問答集

專家聲明

有關低碳水化合物以脂肪為主的生酮飲食，常出現很多錯誤資訊與不全的資訊，甚至是毫無根據的非理性說法。有些廣為流傳的非理性說法甚至相當荒謬。

—諾菈・傑得高達斯

我們現在來到了書的高潮之處，我相信你們對酮症以及生酮飲食也有很多問題。在我們繼續分享進入酮症為健康帶來的各種好處之前，先花點時間來回答各種最常見的問題。

酮症適合人類維持自然狀態嗎？

專家聲明

人體在碳水化合物有限、且飲食當中沒有過多的蛋白質時，就會自然產生美妙的酮體。

—大衛・博瑪特

當然，酮症只是燃燒脂肪作為燃料的狀態，是人體在缺乏血糖時製造酮體作為替代燃料。你採用生酮飲食法後，也就是低碳水化合物、適量蛋白質、高脂肪的飲食，在幾天之內自然就能夠產生酮體，但有些人可能要好幾週以上才能開始產生酮體。

我們的祖先過著採集漁獵的生活，不但存活下來，還繁衍至今，在兩次捕獵到大型動物的期間，就靠著燃燒酮體存活下來。對他們來說，那當然是最正常的狀態。現代人的基因和遠古的祖先相同，所以，我們處在酮症狀態中是絕對沒問題的。

纖維質在酮症當中扮演的角色為何？

專家聲明

我鼓勵大家攝取深色葉菜類植物，因為當中富含纖維素與養分。

—史蒂芬妮・波森

大家提到纖維素時，最先想到的是全穀物。畢竟，應該深諳這些東西的營養師和健康專家都告訴我們，這些穀物相當健康。但無論是加工處理過的穀物或是全穀物，都不是健康的生酮飲食，很快就會讓你產生的酮體降低。所以，在生酮飲食當中就無法攝取纖維素嗎？當然不是。

非澱粉類的綠色葉菜類，如青花菜、菠菜，都富含纖維素，而且不會讓你產生的酮體減少。最棒的方式，就是你試著吃吃看這些食物，看看身體的反應如何？別忘了，在你想得知自己的碳水化合物耐受度時，我們建議你計算所有的碳水化合物量，包括纖維素在內。這是唯一誠實面對自己，了解身體對某些食物的反應，知道高纖維素是否對你有好處。

我採取了生酮飲食法後卻出現便祕的情形，我該怎麼做？

專家聲明

攝取適量的鈉、鉀、鎂、水分，有助於避免進入酮症時的短期副作用，包括暈眩、頭痛、肌肉痙攣、便祕等。

—凱斯・朗揚

這個問題與上個大家常問的問題有關，因為他們認為自己需要攝取纖維素來避免便祕的問題。如果你採取生酮飲食後出現便祕的情形，試著多吃些上述的綠色葉菜類。

此外，多攝取一些飽和脂肪酸與單元不飽和脂肪酸也有幫助；多喝些水；攝取適量的鈉、鉀、鎂；甚至吃一兩片無糖巧克力、糖果，或是嚼食含有糖醇（如赤蘚糖醇、山梨糖醇、木糖醇等）的口香糖。補充足夠的水分，並且攝取大量的脂肪，往往都能夠幫你解決這些問題。

定期維持進入與離開酮症的循環有何好處？

專家聲明

我相信設計良好的生酮飲食能夠克服許多人攝取低碳水化合物、高脂肪飲食的副作用。有些人想採用的其中一種方式，就是循環攝取各種主要營養素，就像古代祖先自然遇到的狀況一樣。

—布萊恩・巴克斯達爾

物理學家暨研究人員約翰・開弗撰寫了《無碳水化合物解決方案》，在書中建議每七到十四天（那些新陳代謝問題嚴重的人可能要間隔更久）可以吃「作弊」的一餐。開弗發現，大家可以用這種方式，也就是「碳水化合物循環」的方法，甩掉更多脂肪，變得更瘦，有更多結實的肌肉，並且偶爾享受一些自己喜歡的食物，進入以及離開酮症狀態。

然而，雖然近年來這個觀念越來越受歡迎，但並不適用於那些希望能透過酮症獲得疾症療效的人。

再次強調，你必須自己做實驗，了解怎樣最適合自己。有些人可能想在一週期間內採用生酮飲食法，接著在週末提高碳水化合物與蛋白質攝取量，但這很可能會達到反效果，因為回到酮症狀態，可能要幾天甚至是幾週的時間。想一想怎麼做對你才有效，並讓你維持在最佳的健康狀態，然後就這麼做吧。

如果採用循環進入與離開酮症的方式對你有效，就這麼做吧。如果無效，那麼，持續維持酮症狀態也不會有任何壞處。

為何我採用生酮飲食法時，會出現肌肉痙攣的情形？

剛開始採取低碳水化合物、適量蛋白質、高脂肪生酮飲食的人，往往忘了要維持體內電解質平衡，並且多喝水，因此，電解質不平衡即可能造成肌肉痙攣等問題（我剛開始採用低碳水化合物、高脂肪飲食時，小腿抽筋得很嚴重）。

尤其是剛開始採用生酮飲食，身體從燃燒葡萄糖轉變為燃燒酮體作為主要燃料時，你更必須替身體補充鹽分與液體。但這並非表示你得補充開特力（不管怎麼說，那種飲料所含的醣分太高了）！其實，你可以用三種簡單的方式，來避免疼痛與抽筋的情形發生。

首先，你需要補充更多的鉀與鎂。雖然你絕對可以服用兩者的補充品，但也有許多富含兩者且有利酮症的天然食物。很可惜，如果你問大部分的人如何能夠增加飲食當中的鉀，他們都會建議你吃香蕉，但香蕉所含的碳水化合物量相當高（二十七公克），這不利於酮體的產生。較好的選擇是酪梨，一整顆的酪梨含鉀量（九百七十五毫克）是一根大香蕉（四百八十七毫克）的兩倍。至於含鎂的食物，則包括生菠菜、巴西堅果、杏仁、魚、黑巧克力，都能夠讓你擁有這種重要的營養素。

其次，用牛肉湯塊或雞湯塊做成溫肉湯，一天飲用幾次。除非你的血壓過高，對鹽分敏感，或者是有心臟衰竭的問題，否則這麼做，應該能夠有效消除痙攣的問題，同時也能夠增加你的能量，預防生酮飲食早期的「生酮流感」症狀。對於那些不會對鹽敏感的人來說，則不需要擔心鹽會造成血壓升高的問題。

第三，喝水、喝水、多喝水。水是預防抽筋的重要因素，因為水有助於肌肉放鬆與收縮。如果你平常規律地運動，那麼，讓身體維持水分充足尤其重要。隨時帶著水壺，在一天當中不時喝一兩口水。如果抽筋的狀況因此而突然消失，不要覺得驚訝。你進入酮症狀態越久，就越不容易抽筋。

雖然聽起來好像不大可能，但我要說，你不要喝過多的水，以免耗盡鈉與其他礦物質，所以每小時喝的水量應控制在八百毫升以下。不過，你喝水量不足的機率應遠高於喝得太多。

有任何補充品能幫助我進入酮症狀態嗎？

你只要控制飲食中的主要的營養素（碳水化合物、蛋白質、脂肪），維持在個人的耐受度門檻之下，就能夠進入酮症狀態，正如我們在第三、四、五章中所提到的。雖說如此，仍有一些補充品是可以增加你的酮體值。

專家聲明

為了幫助產生 β- 羥基丁酸（血酮），我們建議你在飲食中添加中鏈脂肪酸油或是椰子油。

—大衛・博瑪特

椰子油當中含有少量的中鏈脂肪酸油（MCT），在維生素與健康食品店中作為營養補充品販售，能夠迅速在二至三小時內提升你的血酮值。但使用時請小心，因為如果攝取過量，可能會造成胃部不適、胃痛、腹瀉。請在一段時間內慢慢增加用量，直到身體可以承受更高用量為止。別忘了，中鏈脂肪酸油不應作為生酮飲食的替代方案，但確實能夠讓努力想增加酮體的人提升生理機能。

專家聲明

主要的問題在於生酮飲食能夠從維生素、礦物質、重要脂肪酸、抗氧化物當中提供重要維生素，以進行維持生命所需的機能。

—泰瑞・華爾斯

整體來說，生酮飲食是相當營養的飲食法，能夠提供你大部分所需的營養素，讓你維持在健康的最佳狀態。服用不含鐵的綜合維生素（除非你的鐵值過低，或者你是停經期婦女，則補充鐵質相當有幫助）就能夠幫你補充不足之處。

其他可以考慮的補充品，還包括硫辛酸、輔酶 Q10、左旋肉鹼、維生素 D、維生素 C、碳酸氫鉀、鎂。如果你依舊強烈渴望攝取碳水化合物，請試著服用一千毫克的左旋麩醯胺酸，每日空腹服用三次。

服用中鏈脂肪酸油後產生的酮體，帶來的好處和採用生酮飲食的效果一樣嗎？

科學研究的結果仍未有答案。許多人喜歡使用中鏈脂肪酸油，因為能夠迅速產生酮體，結果很快就能顯示在血酮計上。

但是，何不透過攝取高脂肪食物（不一定得從椰子油或中鏈脂肪酸油獲得）的自然營養方式，把碳水化合物的量降低至個人的耐受度以下，並且攝取的蛋白質不要超過個人門檻？如果這麼做，那麼你絕對沒理由無法產生足夠的酮體，並且體驗酮體帶來的好處。如果攝取中鏈脂肪酸油能夠對你改變飲食有良好幫助，那就這麼做吧。但如果你能夠透過飲食以及間歇性斷食的方式自然產生酮體，那會更好。

專家聲明

別忘了，加入食物當中的中鏈脂肪酸油，如椰子油，我說那是要處在酮症狀態中的作弊方式。因為你這麼做時，能夠讓你自由攝取碳水化合物，而不會因此離開酮症狀態。

—比爾・威爾森

我攝取生酮飲食時，腸道菌叢會如何？

這是健康社群當中爭議最大的一點。我詢問過營養研究學者比爾・拉格科斯博士對這個問題的看法。他說，腸道菌叢主要是由飲食來調節，尤其是膳食纖維的種類與品質，但目前仍缺乏生酮飲食對腸道菌叢的看法。

然而，在二〇一四年一月二十三日發表在《自然》期刊的論文指出，生酮飲食會增加擬桿菌屬的數量，減少厚壁菌門的數量，這可能與臨床的因素有關。而在動物與人類實驗中，則呈現相反的模式——厚壁菌門增加，擬桿菌屬數量減少。這與肥胖及容易從食物中獲取能量有關。此外，在人體研究中，生酮飲食造成的菌叢改變與減少發炎有關。

心臟學家威廉・戴維斯醫師，同時也是紐約時報暢銷書《小麥完全真相》

的作者，提到在飲食當中加入無法消化的纖維，以增加腸道健康是相當重要的事。他表示，「它們會造成腸道益菌叢增生，如乳酸桿菌與雙歧桿菌……，然而，也能讓這類的纖維轉換為脂肪酸，如丁酸，能夠滋養腸道細胞，降低大腸癌的風險，甚至引發一連串的新陳代謝作用，能夠降低血糖、降低三酸甘油脂、提升高密度膽固醇、降低血壓、降低內臟脂肪。」豐富腸道菌種，尤其是增加乳酸菌，有助於預防膽酸（bile acid）再度被吸收，而非藉由糞便排出體外。

這就是戴維斯醫師所說的關鍵，要獲得生酮飲食的好處，同時攝取人體無消化的纖維素，能夠提供益菌生的功能：在每六小時的消化空窗期中，請限制富含碳水化合物的蔬菜與塊莖類的量，不要超過十五毫克的純碳水化合物（總碳水化合物量減去纖維的公克數），並且多攝取不會轉換為血糖的不可消化纖維。這等同每天半顆生番薯，一根未熟的香蕉或芭蕉，或是一根能量棒，以上的食物都能提供餵養腸道菌叢的果寡糖。

可惜這並非已獲證實的科學研究，許多作用仍在未知的狀態中。攝取某些生酮飲食的食物或許能夠餵養腸道的菌叢，有份研究報告顯示，比起飲食，體型與基因傾向的影響更大。腸道菌叢的調節相當複雜，飲食與非飲食的元素都有關。沒有任何理由顯示，採用生酮飲食就無法維持腸道健康，而且初步的研究報告指出，腸道菌叢很可能透過這種飲食方式得到改善。

攝取含咖啡因的飲料會無法進入酮症狀態嗎？

許多年來，我常常從努力想進入酮症狀態的人口中聽到這個問題。阿金醫師在他的書《阿金醫師的新飲食革命》中提到，對某些人來說，「過多的咖啡因會造成低血糖反應」。

換句話說，那可能造成血糖降低，因此造成大家對食物的渴望（尤其是對碳水化合物），進而讓大家攝取過多的碳水化合物或蛋白質，讓你離開酮症。他建議因為攝取咖啡因造成低血糖的人要放棄咖啡因，或是「僅適量攝取咖啡因」。

賈桂琳・艾伯斯坦是在紐約診所與阿金醫師共事長達三十年的護理師，

她表示，沒有任何科學研究探討咖啡因與酮症之間的關係，但咖啡因對血糖造成的負面效果，可能會影響酮體值。

「有些人比其他人敏感，當然接觸的數量也有影響。」艾伯斯坦說明，「其他因素也會影響，包括在攝取低碳水化合物餐點後，血糖較穩定時才攝取咖啡因，那時候咖啡因可能就不會造成影響，或是造成的影響相當有限。對有些人來說，在承受其他壓力的狀況下，攝取咖啡因可能會引發『對碳水化合物的渴望』。」

那也是為何她鼓勵大家要「判定自己的耐受度」，以及如果血糖不穩定的話，請完全避免咖啡因。對其他人來說，攝取的量應該控制在每天三份以下。我自己攝取咖啡因後沒有遇到任何問題，我太太克莉絲汀也沒有，她幾乎每天都喝加了鮮奶油的拿鐵。所以，這是你必須自己實驗，看看會對自己身體發生什麼影響的事。

在生酮飲食中可以攝取乳製品嗎？

這又是另一個「你的油耗可能因人而異」的問題。每個人都不同，但以我個人來說，我的生酮飲食當中便含了許多乳製品，包括鮮奶油、酸奶油、乳酪起司、硬起司。這些占了我個人低碳水化合物、高脂肪飲食的一大部分，但並沒有妨礙我產生足夠的酮體。

然而，有些對乳製品相當敏感的人，可能就必須在飲食當中排除乳製品，因為在消化與新陳代謝方面可能會造成副作用。

如果你擔心全脂乳製品可能會對你造成問題，那麼就試著三十天不去碰，看看感覺會變得如何？順便一提，千萬不要攝取低脂牛奶或優格；缺乏脂肪不僅會降低飽足感，降低酮體的產生，而且去除的脂肪，事實上是被大量的糖取代。

魏斯特曼醫師筆記

許多支持原始人飲食法的人認為應該避免乳製品的攝取。《原始飲食法》作者羅倫・柯爾登（Loren Cordain），曾經給大家看一張投影片，上面有隻駭人的大角麋鹿，並且問道：「你要擠奶嗎？」雖然應該避免攝取乳製品，因為當中含有乳糖，但大多數的人都能夠攝取奶油、乳酪等全脂乳製品，而繼續維持在酮症狀態中。

在進入酮症狀態後，多久才能看到我在體重以及健康方面的改善？

專家聲明

許多採用生酮飲食的人過去都曾嘗試過別的飲食法，他們如果沒在短期內看到想要的成果，就會質疑自己做的是否正確。這往往會變成一種偏執的情形，他們會花很多時間閱讀相關資訊，了解自己在飲食法中是否做錯了什麼。他們在尋找看看是否有什麼案例，讓他們不再追求酮症。這種焦慮懷疑的心態，會造成許多身體的症狀，除非那個人完全放棄，攝取更多碳水化合物，覺得為自己做了好事，內心覺得好多了才會停止，但他們卻從未完全體驗生酮飲食帶給他們的好處。

—席山・亞倫

這是個很弔詭的問題，因為答案取決於個人因素；你要花多久的時間才能適應酮症？在採用生酮飲食之前的健康狀態如何？你是否嚴格遵守進入酮症的個人標準（遵守你的碳水化合物耐受度與蛋白質門檻是關鍵）？但大部分的人在幾天之內就能夠降低體重、縮小腰圍。在你進入營養性酮化狀態之後，你應該會有更多能量，完全能夠控制自己的食慾，甚至是情緒，思路也會更為清晰。

有些健康問題，如高血糖、高血壓、膽固醇相關指標的問題（也就是三酸甘油脂過高，高密度脂蛋白過低），也會在幾週之內恢復正常。但即使你無法很快看見結果，請發揮你的耐心。你的恆心毅力終將會給予你回報，如果你檢驗時顯示的酮體值良好，那麼你很快就會看到結果。在即將體驗酮症帶來好處的邊緣時，請不要懷疑你自己。

長期處在酮症狀態中安全嗎？如果不安全，那誰應該避免這麼做？

專家聲明

對某些人來說，長期維持在酮症中可能會產生副作用，但這些問題相當容易解決，大部分也都出現在進入酮症的頭幾個月當中，即人體逐漸習慣燃燒酮體作為燃料的過程時。多數人都在採用生酮飲食的初期出現問題，這可以透過補充水分與礦物質來補救這個問題。

—多明尼克・達古斯提諾

由於酮症常造成大家的誤會，誤以為那是酮酸中毒，因此質疑長期採用生酮飲食的安全性。但胡塞因・大須提（Hussein Dashti）博士在二〇〇四年秋季的《實驗與臨床心臟科學》發表的研究報告發現，生酮飲食能夠「顯著降低三酸甘油脂、整體膽固醇、低密度脂蛋白、血糖值，並且顯著增加患者體內的高密度脂蛋白」，此外「相對長期採用生酮飲食相當安全」。我採用生酮飲食法的時間超過十年，我還知道許多人採用這種飲食法的時間更久，但沒有任何證據顯示，選擇生酮飲食這種生活型態會造成任何問題。

那麼，有任何人應該避免進入酮症狀態嗎？雖然大部分的人採用生酮飲食都能夠感受到健康的改善，但並非適用於所有人的身上。我們稍候會仔細說明，但基本上第一型糖尿病患者採用這種飲食法時必須小心，因為可能產生酮酸中毒的風險（正如第一章中所言）。此外，如果你有膽囊方面的問題，也應該先處理好這方面的問題，再來採用生酮飲食。

對其他人來說，若採用良好的生酮飲食法，將碳水化合物與蛋白質控制在個人的門檻之下，並在飲食當中攝取大量的完全食物來源脂肪，持續六至十二個月，那麼驗血或呼氣時，就會測得相當多的酮體值。如果你發現體重與健康方面的指標沒有改善，或許你就應該做點別的事。但我還沒聽說有採用生酮飲食的人產生大量的酮體，卻沒有體驗到上述所有驚人的好處。

如果你擔心長期採用生酮飲食對健康造成影響，那麼請找位願意以正面態度指導你進行生酮飲食的醫師，並且監督你的進展。以下是你可以定期進行的檢驗，藉此看看自己的健康狀態：

- 空腹胰島素
- 空腹血糖
- 同半胱胺酸
- 高敏感度 C- 反應蛋白
- NMR LipoProfile 檢驗（核磁共振脂蛋白檢驗）
- 標準血脂分析
- 尿酸檢驗
- 完整甲狀腺功能檢驗

魏斯特曼醫師筆記

有極少數的遺傳疾病患者，身體無法使用脂肪作為燃料，這通常稱為「先天性新陳代謝問題」。這些問題往往在嬰兒期就會發現，所以未診斷出這些疾病的青少年與成年人不需要擔心。

第一型糖尿病患者應該採用生酮飲食嗎？

專家聲明

顯然酮症不適合一些第一型的糖尿病患者。但除此之外，我們尚未觀察到這種飲食法的不良併發症。

—大衛・博瑪特

這確實是個好問題，因為第一型糖尿病患者必須擔心酮酸中毒的問題。但是，只要你的血糖值控制良好（生酮飲食正好有助這點），那麼體內的酮體值就不會上升到危險的地步。這對大家來說都一樣，包括第一型糖尿病的患者在內。

別忘了，第一型糖尿病患者無法製造胰島素，也就是將葡萄糖送入細胞當中的荷爾蒙。但根據二〇一二年五月刊登在《糖尿病學與新陳代謝症候群》期刊的論文，攝取低碳水化合物飲食長達四年的第一型糖尿病患者，對胰島素的需求量會大幅降低。換句話說，他們的狀況因為低碳水化合物飲食而大幅改善。如果你有任何特定的問題，或是擔心有這方面的問題，可以請教了解低碳水化合物、高脂肪生酮飲食的醫師。

註冊營養師法蘭西絲卡・史布萊哲勒表示，罹患糖尿病的人，包括第一型糖尿病患者在內，往往在酮症狀態中「感到血糖控制狀態大幅改善」。史布萊哲勒提到，有研究報告顯示，如果第一型糖尿病患者透過生酮飲食產生了酮體，那麼只要將血糖值控制在七十毫克／分升以下就沒問題，即便那樣的血糖值在使用葡萄糖作為主要燃料者的體內可能造成低血糖情形。這也就是為何完全以酮體作為燃料，對第一型糖尿病患者有重大幫助的原因。

我必須計算攝取的熱量才能進入酮症嗎？

專家聲明

營養性酮化的主要好處，就是有助於調節食慾，避免攝取過多的熱量，以免最終造成體重增加，以及新陳代謝失調。

—多明尼克・達古斯提諾

這是營養性酮化最自由的一部分：你不需要計算熱量。一旦你的碳水化合物與蛋白質攝取量符合個人的規範，並且在飲食中攝取足夠的脂肪時，就會發生相當美妙的事：感到完全飽足，沒有對食物的渴望，沒有飢餓感，也沒有只能放一小塊食物在口中的壓力。那就是我所謂的飲食，現在該是你永遠打破計算熱量桎梏的時候了（如果你有興趣了解為何熱量不是你想的那樣，請參考強納生・貝勒（Jonathna Bailor）的《熱量的迷思》）。

這代表你可以毫無限制地大吃大喝，只要不超過個人低碳水化合物、適量蛋白質、高脂肪的限制，就不會對你的體重以及健康造成影響嗎？當然不是。但如果你沒有餓到攝取過多碳水化合物與脂肪，並且攝取的是美味的完全食物來源脂肪，那麼你不用吃太多就會飽了，熱量自然就會落在應有的範圍內。

酮症將改變你對食物的看法，你會把它作為一種替身體增加燃料的方式，而非是種身體上的享樂。這並非表示你採用生酮飲食就不能夠享受食物，只是，讓你大吃大喝的慾望消失了。

進入酮症狀態時，可能會出現哪些副作用？

專家聲明

你仔細想想，攝取低碳水化合物的生酮飲食真的沒什麼大不了。如果你想要知道採用一種飲食法的真正副作用，那麼請先試試標準的美國飲食。這種飲食法的損害，讓醫師能夠賺進大把的鈔票，讓你的生活過得相當悲慘。

選擇權在你自己手上，你可以選擇在進入酮症狀態前出現短暫惱人的症狀，或是終身健康狀況不佳，身體功能不健全。對我來說，最佳的選擇應該很明顯。

—比爾・威爾森

在身體燃燒醣分轉變為燃燒脂肪的過渡期中，有些人會暫時出現不舒服的感受，有人將之稱為「酮流感」。這種情形的症狀有許多，包括口臭、頻尿、疲勞、頭暈、血糖驟降、便祕、渴望攝取碳水化合物、肌肉疼痛、頭痛、腹瀉、放屁、睡眠不連續等。

切記，你可能會出現這些副作用，也可能不會，但如果出現了這些副作用，應該在幾週之內就會消失。

如果一直持續下去，很可能代表你沒有完全進入酮症狀態；你可能處在既非燃燒醣分又非燃燒酮體的「無人看管地帶」。請快快進入酮症狀態，這些症狀就會消失。

魏斯特曼醫師筆記

「燃燒脂肪」代表身體使用脂肪酸以及酮體作為燃料，「燃燒醣分」則表示使用葡萄糖。

精確地說，身體同時會燃燒脂肪以及醣分。但如果你的身體以燃燒醣分為主，那麼燃燒的脂肪就不多，因為燃燒醣分時就不會燃燒脂肪。身體只需儲存足夠幾天使用的醣（糖原），所以如果醣的儲存量飽和了，額外的醣不是會燃燒掉，就是會被轉換為脂肪。那表示，燃燒過多的醣變成了身體的首要之務，而脂肪會維持在儲存的狀態中。

為何我開始採用生酮飲食時，半夜會爬起來上廁所好幾次？

這是很棒的問題。生酮飲食教練瑪莉雅・艾莫里希說明，這是因為低碳水化合物、適量蛋白質、高脂肪的生酮飲食改善了你的胰島素敏感度，你的胰島素值會快速下降。為了因應這種情形，你的腎臟會排出體內任何過多的液體，排除的方式就是讓你排尿。

所以，如果你剛開始採用生酮飲食時，一個晚上必須爬起來好幾次，不要覺得緊張，那只是暫時的情形。只要確定你在這個過渡期中，攝取了足夠的鹽分、水、鉀來補充身體流失的部分，就能夠消除頭痛、缺乏精力、暈眩、抽筋等症狀。

我開始採用生酮飲食時，為何出現口臭？如何才能改善這個問題？

在你開始採用低碳水化合物、高脂肪飲食的最初幾天內，你可能覺得口腔內有種怪怪的、金屬般的味道，或是覺得嘴裡黏黏的。有時候是和你最親密的人首先發現你有口臭的問題，光是這點，就讓有些人打死都不肯進入酮症狀態，但剝奪酮症帶給自己健康的好處實在是件蠢事。所以，這到底是怎麼一回事呢？

在第六章中，我們提到人體裡有三種酮體。呼吸氣體中的叫做丙酮，那很可能是造成口臭的原因。此外，攝取過多蛋白質，也可能會讓你出現口臭，因為蛋白質會產生氨（這是你應該調整蛋白質攝取量的另一個原因）。這裡有個好消息要告訴你：口臭只是一時的，在你的身體以酮體作為主要燃料之後，這個問題就會消失了。

請喝大量的水，嚼食薄荷葉或是肉桂片，或嚼食無糖的薄荷口香糖，來改善這個問題。

重點是，要記得這種情形不會持續太久，並請切記，這種情形不會永遠持續下去，這象徵著你很快就能獲得酮症帶來的好處。

我生理期時酮體突然消失了，這是怎麼一回事？

曾與阿金醫師共事的註冊護理師賈桂琳 ・ 艾伯斯坦表示，在月經期間出現的荷爾蒙變化，可能會讓酮體減少，或是讓酮體完全消失。在這段期間，身體主要是利用飲食中蛋白質創造出來的葡萄糖作為燃料。然而，她很快就補充說明，這種情形不用擔心，因為這只是暫時的。你的月經結束後，酮體就會再度出現。

如果我不小心搞砸了，離開酮症狀態該怎麼辦？

專家聲明

患者在作弊時會獲得持續採用生酮飲食的強大動力，因為他們在此之後的二十四至四十八小時內會出現「碳水化合物流感」，進而讓他們不敢相信，這是多麼糟糕的情形。這是在提醒他們，不僅得採用健康的生酮飲食，而且這才是對身體好的正確做法。

—瑪莉雅・艾莫里希

嘿，我們偶爾總是會搞砸的。我們可以是自己最嚴格的評論家，但對自己好一點，原諒自己是件好事。如果你偏離計畫，離開酮症狀態，那絕對不會變成世界末日。

只要再次提起勁，拍拍身上的灰塵，重新開始就行了。務必要有耐心，你很快就能夠到達你想要的狀態。每次我的酮體低於營養性酮化狀態時，我立刻就會在兩三天內恢復到營養性酮化狀態。

你多半必須嚴格遵守生酮飲食的規則，才能夠體會到生酮飲食的所有好處。只要有一餐的碳水化合物超過你的耐受度，或是蛋白質超過門檻，那就有可能好幾天你的酮體值都會減少。

幸好生酮飲食令人感到飽足，也相當美味，因此讓你有動力能夠時時採用生酮飲食（不像低脂飲食，會讓你感到飢餓，讓你時時想吃自己愛吃的食物，而因此感到沮喪與氣餒）。

我採用生酮飲食時可以運動嗎？

專家聲明

以酮體為主要燃料的運動員，或者從事耐力型體能或活動的人，都會因此而改善自己的表現，例如游得更快，或是跑的次數更多，或是增加他們的耐力。

—威廉・戴維斯

當然可以！你的身體完全適應酮體之後，你會體驗到的好處之一，就是突然想讓身體動起來。雖然《超級減肥王》等節目以及前第一夫人蜜雪兒・歐巴馬提倡的「讓我們動起來」（Let's Move）等對抗肥胖的運動，目的都在強調運動是減重以及增進健康的好方法，但事實上，改善你的營養狀況後，自然就會讓你的身體增加活動。

現在有更多好消息：營養生化學家比爾・拉格科斯博士指出，**從事你最喜歡的運動，其實能夠「透過能量均衡的方式增加酮體值」**。你減少了體內多餘的能量後，就能夠直接「壓抑胰島素的分泌，活化交感神經系統，達到提升脂肪的氧化作用」。最後得到的結果，就是體內的酮體值增加，這是多麼棒的事！

體能活動的增加會對你的健康帶來莫大好處，包括減輕壓力、降低食慾（由於在運動的過程當中酮體會增加）、肌肉增加、骨質密度增加等。處在酮症狀態中時，你會有非常多的能量，不知道自己該怎麼辦，此時，請打籃球，去跑步，做些家事，和小孩子玩耍，去做任何能夠妥善利用精力的事。這麼做的話，你的健康狀況會更好！

攝取人工甘味劑會對酮體值有負面的影響嗎？

這是個有趣的問題，也是很容易回答的問題。沒有，不會對酮體的產生造成負面影響。雖說如此，你還是必須留意人工甘味劑，如蔗糖素、阿斯巴甜、甜菊／赤蘚糖醇綜合體、糖精、糖醇、山梨糖醇、麥牙糖醇等糖醇。許多這類的人工甘味劑都是粉狀的小包裝，當中使用了名為麥芽糊精的膨鬆劑，這些基本上都是糖。

當然，每包只有一公克，但如果你在早上的咖啡當中加了好幾包，可能就會累積不少。這也就是為何液態的甜精是較好的選擇，我們建議你使用液態的甜菊糖精，這是最天然的甜糖替代品。

雖然人工甘味劑是含糖食品與飲料的良好替代品，但別忘了，那可能會造成許多人的飢餓感，以及對甜點的渴望。你會發現，進入酮症的時間越久，你就越不想吃甜的東西。你很可能有一天早上醒來，突然發現自己離不開的甜食已經不再吸引你了。

採用生酮飲食時可以喝酒嗎？

專家聲明

飲酒可能結束酮症狀態。有些人可以耐受一份低碳水化合物的飲料，例如一杯紅酒，或是一杯伏特加，但超過這個量，或是攝取高碳水化合物的飲料，如微釀啤酒，就會結束酮症狀態。

—威廉・戴維斯

視狀況而定。最好在完全適應酮症前不要飲酒；在完全進入酮症狀態後，你可以開始適量飲用含有酒精的飲料，看看你的耐受度如何。

有些種類的酒精，可能對產生更多酮體有反效果。最佳的選擇為烈酒，如龍舌蘭、伏特加、威士忌，因為這些酒類含有的碳水化合物量比較少。當然，不要喝太多，因為你的身體必須代謝酒精。

有一種很受大家歡迎的調酒飲料，叫做「北加州瑪格麗特」（NorCal Margarita），這種飲料是由原始人飲食法社群的領導者之一勞勃・沃爾夫（Robb Wolf）發明。

這種飲料的成分相當簡單：兩份龍舌蘭、一些萊姆汁、蘇打水。你可以參考凱莉・米爾頓（Kelly Milton）所寫的《原始人的快樂時光》，了解更多成人飲料的配方。

如果你對碳水化合物相當敏感，請特別注意，喝酒對你來說可能不是個好選擇。但如果你的碳水化合物耐受度還不錯，喝杯紅酒或是白酒會是不錯的選擇。你必須自己找出適合自己的碳水化合物。當然，包括「低碳水化合物」啤酒在內的各種啤酒，都不適合採用生酮飲食者飲用。

摘除了膽囊，能夠採用高脂肪的生酮飲食嗎？

膽囊儲存了來自肝臟的消化酶，能夠分解脂肪，並且在人攝取了含有脂肪的餐點後釋出。即使如此，大部分摘除膽囊的人仍然可以攝取脂肪，不會發生問題。我的妻子克莉絲汀在二〇〇八年摘除膽囊，有長達一年的期間無法消化大量的脂肪。但經過一段時間後，慢慢能夠將脂肪量增加到總熱量的百分之六十。另外，有些摘除膽囊的人發現，**攝取消化酵素或膽鹽有助於補充膽囊提供的消化酶**。

巧合的是，低碳水化合物、高脂肪生酮飲食專家諾菈・傑得高達斯表示，膽囊潛在或之前存在的機能問題，可能成為身體適應酮症的絆腳石。你可以尋求醫師的協助，看看是否能夠修復膽囊的功能，而不要切除膽囊。

切除膽囊不一定能夠解決潛在的問題，傑得高達斯表示，「移除你的膽囊並不能『根治』你的問題，只是掩蓋症狀而已。」她另外表示，甲狀腺問題以及各種消化問題，往往是膽囊問題背後的原因。

此外，如果你採用非常低脂的飲食或吃素，很可能出現膽囊的問題。正如傑得高達斯所言，「如果你不使用膽囊，你很可能就會失去它。」請在採用高脂肪的生酮飲食前，先解決膽囊的問題。

我是素食者，我如何在不吃肉的狀況下採用生酮飲食？

雖然你吃肉的話，比較容易採用生酮飲食法，但素食者並非不可能體會酮症的好處。如果你願意讓自己吃蛋，成為蛋奶素的素食者，那麼蛋就會是良好的高脂肪與適量蛋白質來源，如果再佐以美味的椰子油烹煮，就再好不過了。

綠色葉菜類沙拉加上酪梨，擠上一些檸檬汁，以及橄欖油，就是很棒的午餐或晚餐。有許多低碳水化合物、高脂肪的堅果類可供你選擇，包括夏威夷豆、杏仁、胡桃等。

是的，如果你吃素，要進入酮症狀態確實比較不容易（如果你吃純素更是如此）。但如果你攝取大量健康的植物性脂肪，不攝取太多碳水化合物與蛋白質，進入酮症並非不可能的事。

魏斯特曼醫師筆記

人類是草食性、肉食性，還是雜食性的動物？這點引起多方辯論，爭論人類主要「應該」吃素或吃肉，或是我們應該只如同麥可・波倫所言，「吃東西，但別吃太多，主要吃植物。」

我認為這問錯問題了，比較好的問法是：「某種吃東西的方式會對健康帶來何種後果？如果我吃素或是吃肉，我現在的健康狀況如何？未來的健康狀況又會如何？」

但如果酮症是你的目標，你應該考慮選擇吃肉，吃素要進入酮症較為困難。

如果我只想擁有酮症帶來的好處，卻不想減重的話，該如何？

人體是巧奪天工的機器，儘管我們的要求繁多，依舊能夠以相當有效率的方式運作。是的，生酮飲食能夠相當有效地減輕體重，消耗人體過多的脂肪。但那些已經相當苗條，只想要體驗酮症好處的人又該如何？他們要怎麼做才不會減輕體重？

營養專家諾菈・傑得高達斯指出，在你開始採用低碳水化合物、適量蛋白質、高脂肪的生酮飲食之後，「你的體重會趨近正常」。由於**這種飲食法並非減重計畫，而是大幅改善健康**，因此你不需要擔心，就大膽的去嘗試這種飲食法吧。

然而，傑得高達斯也提出警告，如果你的體重過輕，或是在酮症狀態中出現不希望發生的體重減輕情形，很可能是因為你有消化不良或內分泌功能失調的情形（如自體免疫系統甲狀腺的問題），如果確實如此，那你必須先解決這個潛在問題，才有辦法增加健康的體重。請你先去諮詢了解酮症的專業醫療人員。

在你採取生酮飲食時，如果身體需要減輕某些體重，自然就會減重。但如果你已經相當苗條，那開始採用低碳水化合物、適量蛋白質、高脂肪的生酮飲食時，可別期望你會減重，因為你根本不需要減輕體重。但如果你擔心體重減輕的問題，可以考慮加入少量的蕃薯或是白飯，只要不要讓血糖增加，或是酮體值降低即可。

生酮飲食並非像史蒂芬・金的經典小說《瘦到死》一樣是個詛咒，你不會無止盡的瘦下去。

魏斯特曼醫師筆記

生酮飲食並非減重的飲食法，而是燃燒脂肪的飲食法。如果你的體內儲存了過多的脂肪，那麼身體就會消耗這些脂肪。如果你沒有多餘的脂肪，那麼你的身體就會消耗你攝取的脂肪作為燃料，而且會讓你感到飢餓，提醒你該攝取更多脂肪。

每次我採用生酮飲食時，就覺得自己很糟糕。為什麼在我身上發揮不了作用？

專家聲明

大多數的病人來找我時，都有一些健康問題阻礙他們的進展。他們主要的症狀都是缺乏精力、有新陳代謝問題、高體脂、壓力大、腸道問題、睡眠品質不佳、有飲食問題、無法好好運動、荷爾蒙異常等等，看檢驗結果時，讓他們嚇到挫屎。因此，這些可憐的人一直無法進入酮症狀態。你如果不先解決他們背後的問題，他們的身體就無法良好運作！

—史蒂芬妮・波森

聽起來，這狀況似乎是你沒有完全進入酮症狀態。正如我們之前所言，「酮流感」的問題不應該超過幾週。請檢驗你的酮體值，確認你產生足夠的酮體，才能達到酮症的療效。接著就要有點耐心，等待身體從燃燒醣分的狀態轉變為苗條的燃燒脂肪機器。

另一個可能的原因是，你飲食當中的鹽分不足。低碳水化合物研究專家史蒂芬・菲尼與傑夫・沃雷克醫師估計，大部分的人採用生酮飲食時，每天至少需要五至七公克的鹽。

為何我的血酮值很高，體重卻沒有減輕？

專家聲明

循環系統當中出現的酮體值，無法精準反應減重的程度或速度。僅出現酮症以及能量的缺乏才是體重減輕的主因，而非酮症的深度。

—比爾・拉格科斯

這個常見的問題直指酮症問題的核心。是的，酮症其中最為人稱道的作用之一，就是減重。但產生適量的血酮，並不代表會很快自動減重。我明白這對採用生酮飲食進行瘦身的人來說相當挫折，儘管體重計上的數字改變緩慢或文風不動，但仍有許多理由可讓你繼續維持生酮飲食：降低飢餓與對食物的渴望，穩定血糖，降低血壓，改善睡眠品質，精力更充沛，頭腦更清醒，以及其他更多好處。

或許你需要稍微改善你的飲食，加入更多脂肪，確定你的碳水化合物和蛋白質的量。但除此之外，了解體重降低（更精確地說，脂肪的損失）是相當複雜的問題。是的，生酮飲食讓你有機會對抗中廣的體型。對有些人來說，這可能是亂打一陣的戰爭，但如果你願意持續下去，這是相當值得打的一戰。

澳洲維多利亞省南亞拉的席山・亞蘭醫師本身即採用生酮飲食，並且把這種飲食法推薦給他的病人。他提到一個常見的錯誤觀念，就是許多人誤以為血酮（β-羥基丁酸）高，就能夠讓體重自動減輕。

他說明酮體可能以三種其中的一種方式產收：只燃燒飲食當中攝取的脂

肪，或只燃燒身體儲存的脂肪，或是兩者皆燃燒。要讓體重減輕，就必須至少燃燒部分儲存在體內的脂肪。最佳的監測方式，就是盡可能多檢驗自己的酮體值，確認自己的生酮飲食步上軌道，尤其是在改變習慣的時候，如改變食物的攝取、運動、壓力值等。但別忘了，**較高的酮體值並不代表體重會自動減輕。**

正如亞蘭醫師所言：「太過斤斤計較數字，可能會『因為』產生焦慮，反而對減重造成反效果。」你應該把重點放在自己該做的事來減重，包括對自己的努力感到開心，維持精力充沛，讓你生活當中的壓力降到最低。比起時時擔心酮體值的高低，做這些事會讓你覺得好得多。

你應該感到開心的是，你遲早會成功。別忘了，你體重計上的數字可能沒有減少，但你卻可能開始能夠穿之前穿不下的衣服了，那種感覺總是很棒的，不是嗎？

為何有些人能夠攝取比我多的碳水化合物與蛋白質？這似乎不公平。

專家聲明

酮症就像許多營養科學一樣，個體差異都相當大。那個過重的人有胰島素阻抗的問題或是糖尿病嗎？生酮飲食者的年齡與性別為何？那個人有癲癇或神經疾病嗎？或許那個患者是耐力運動選手，只是想尋找更有效率的方式燃燒能量。在了解這些資訊後，很容易就能評估適合每個人的主要營養素值，幫助他們進入營養性酮化狀態。

—席山・亞蘭

我們喜歡和朋友、家人、同事比較，不是嗎？我想，那是人的天性，但如果我們希望能和別人吃的一樣，並且得到同樣的效果，那只會讓我們感到氣餒。如果有什麼是我們要大聲傳達的訊息，那就是：**每個人都不一樣，因為基因、環境以及其他元素，每個人都有獨特的新陳代謝需求。**

我們並非是內建程式的機器人，因此，每個人的結果不會完全相同。我們是獨特的雪花，有許多不同的因素，讓我們的身體以目前的狀況運作。有些人必須比其他人少攝取碳水化合物和蛋白質。那就是我們人體的狀況，我們也必須接受現有的狀況。

好消息是，你仍處在很棒的狀態，能夠讓身體使用酮體迅速運作，改善你的健康情形，無論你的新陳代謝系統受到的損傷有多大。雖然我每天無法攝取超過三十公克的碳水化合物，以及一百公克的蛋白質，這卻沒有嚇倒我，我依舊繼續做健康的事。誰知道呢？隨著時間過去，在我的身體修復了標準美國飲食造成的傷害後，我或許能夠增加碳水化合物與蛋白質攝取的量。而這也適用在你的身上。

魏斯特曼醫師筆記

有時候，體重計上的數字會誤導大家。我們的總體重，包含了身體的脂肪、精實的肌肉、水。在我們的診所當中，有個特殊的秤，能夠分離脂肪的重量與水的重量。在總重量不變的狀況下，我們往往會發現脂肪下降了（這點很棒），水的重量則上升了（不是很好）。如果水的重量大量增加，像我自己這類的肥胖，醫師會建議使用利尿劑來排除多餘的水分。

如果我身上有很多可用來作為燃料的脂肪，那麼為何需要在生酮飲食當中攝取更多的脂肪？

專家聲明

胰島素阻抗會增加血糖以及胰島素的值，讓脂肪細胞當中的脂肪留在原處，所以無法釋出作為能量。有胰島素阻抗問題的人，身體中已有過多的脂肪，由於他們胰島素的值很高，這種脂肪無法用來產生能量。這會讓身體與腦部大部分僅仰賴葡萄糖作為能量，這顯然並非健康的新陳代謝狀態。想想，你的身體與腦部靠吃甜點 Twinkie（一種奶油夾心蛋糕）過活，那可不是美好的新陳代謝景象。

—比爾・威爾森

對許多人，尤其是體重過重以及相當肥胖的人來說，要攝取脂肪才能燃燒脂肪這種說法聽起來很怪。

這與攝取脂肪的目的有關。在你減少碳水化合物與蛋白質的攝取量後，脂肪正好填補了這個空隙。這些脂肪有助於讓你感到飽足，開始進行產生酮體的程序。只要你進入酮症後，你不僅會使用飲食當中的脂肪作為燃料，也會開始使用身體儲存的脂肪。

有些人誤以為大幅降低脂肪的攝取量，就能夠燃燒更多身體的脂肪。但這麼做會妨礙你在生酮飲食當中想要達成的目標。你會覺得更飢餓易怒，會產生強烈的渴望（主要為想吃碳水化合物），你可能也會因為這一切感到相當挫折，最後就放棄了。你其實不需要走這段冤枉路，只要在飲食當中多攝取一些脂肪，就能減少體脂肪。

切記，你的身體是燃燒脂肪的機器時，攝取脂肪絕對是有道理的事！

我是接近停經期的婦女，生酮飲食能夠讓我的荷爾蒙恢復平衡，而不需要再服用藥物嗎？

歷經重重困難處理荷爾蒙問題的婦女應該感到開心。生酮飲食是平衡荷爾蒙，讓荷爾蒙恢復正常的絕佳方式。

這種情形可能不會在一夜之間立刻發生，依照個人嚴重的程度，完全恢復可能要花好一段時間，你可能需要請教醫師，幫你解決這些問題。但攝取低碳水化合物、適量蛋白質、高脂肪飲食絕對是種有效的療法，能夠讓你不服用荷爾蒙補充品等藥物，就能夠處理停經的問題。

護士賈桂琳・艾伯斯坦自己在更年期時，就經歷了要維持體重、同時又要維持荷爾蒙的問題。艾伯斯坦說，這真是讓她「大開眼界」，她必須大幅降低碳水化合物的攝取量，一天僅能攝取二十公克，這樣才能讓她「勉強維持在酮症狀態中」。在停經之後，維持生酮狀態較為困難，你會發現飢餓感、對食物的渴望再次出現，其他荷爾蒙引發的症狀也一一浮現。

艾伯斯坦表示，這一切會讓想要再次覺得「正常」的年長婦女感到沮喪，但只要維持在個人的碳水化合物耐受度以內，以及蛋白質門檻之下，同時攝取大量健康的飽和脂肪酸與單元不飽和脂肪酸，讓自己感到飽足，就會讓你的健康維持在最佳狀態。

對她來說，她利用生酮飲食投入了好幾年的「建立生物核對荷爾蒙養生法」，才恢復到停經之前的狀態。維持低碳水化合物、高脂肪的飲食讓艾伯斯坦不再增加體重，讓體重獲得控制。最近，她每天攝取二十至三十公克的碳水化合物，因為她的耐受度就是如此。「但替代方案令人無法接受，」艾伯斯坦表示，「我用這種方式過得很開心。」

這些無法包括你對生酮飲食可能產生的問題，但我們已盡力列出較常見的問題。如果你對生酮飲食有任何未列於此的特殊問題，請寫電子郵件到livinlowcarbman@charter.net，我們會盡快為你解答。

生酮飲食的重要觀念

- 酮症只是燃燒脂肪作為燃料的狀態。
- 你可以從不含澱粉的綠色蔬菜葉菜類獲得所有的纖維素。
- 只要使用正確的策略，在生酮飲食當中就不會造成便祕。
- 有些人循環進入與離開酮症的狀況較為緩和，有些人則不然。
- 在進入酮症狀態的早期，維持電解質平衡有助於預防肌肉痙攣。
- 服用營養補充品能確保在生酮飲食中獲得最多的營養素。
- 中鏈脂肪酸油能暫時提高血酮值，但透過飲食來提高血酮才是較佳的作法。
- 生酮飲食不見得會對腸道菌叢造成負面影響。
- 咖啡因最終會提高血糖值，耗盡你的酮體。
- 攝取乳製品對某些人來說是個問題，但其他人則可放心攝取。
- 改採生酮飲食造成的問題，僅會在最初的幾天發生而已。
- 目前沒有證據顯示，長期處在營養性酮化中有安全上的顧慮。
- 大部分第一型糖尿病患者可以處在酮症當中無虞，但有些則必須擔心酮酸中毒的問題。
- 只要你能夠吃飽，熱量就不是問題。

- 任何酮症帶來的副作用都是暫時的，在幾週之內就會消失。
- 在你進入酮症狀態之後，腎臟就會排出液體，讓你較常跑廁所。
- 在你第一次採用低碳水化合物、高脂肪飲食時，可能會造成酮口臭的情形，但很快就會消失。
- 月經可能會暫時讓你的酮體值下降。
- 如果你離開了酮症狀態，就再做能夠讓你進入酮症的事即可。
- 在採用生酮飲食時，不僅可以運動，運動量還可能會增加。
- 請注意人工甘味劑當中的麥芽糊精，請選擇液態的甜菜糖代替。
- 採用生酮飲食時，可少量攝取某些類型的酒精。
- 即使你摘除了膽囊，還是可以攝取大量的脂肪。
- 除非你攝取足夠的脂肪，否則素食者採用生酮飲食相當困難。
- 苗條的人不用擔心採用生酮飲食之後體重會減輕。
- 克服生酮飲食初期「酮流感」的症狀，是成功的關鍵。
- 生酮飲食的目的不是減重，其他為健康帶來的好處更為重要。
- 個體差異，表示你的生酮飲食會與別人不同。
- 攝取脂肪能夠助長體內儲存脂肪的燃燒。
- 生酮飲食結合荷爾蒙替代療法，能夠在停經時與停經後平衡你的荷爾蒙。

第十二章

各大健康機構對酮症的看法為何？

專家聲明

沒有足夠的資料證明酮症是危險的狀態。

—史蒂芬妮・波森

如果你曾經透過攝取低碳水化合物、高脂肪飲食，達到一般所說的酮症狀態，那你一定聽過這些有關酮症的惡意說法，例如：「極端」、「中毒」、「危險」、「威脅生命」、「不健康」等等。聽到有人用這種誇大的修辭，來描述完全正常與健康的新陳代謝狀態，總讓我覺得啼笑皆非。但令人感到遺憾的是，反對生酮飲食最大的聲浪，卻是來自美國最知名的健康團體，如以下所述。這些團體對酮症的態度都來自於誤解與混淆。我們會在這本書之後的部分中說明他們採取這些立場的問題，並讓你了解酮症的事實，以及酮症對健康的好處。但首先，我們必須先來端正視聽。

美國醫學學會

美國醫學學會（AMA）的目的在於教育醫療專業人員有關健康的最新資訊與照護標準，是個備受尊崇的組織。他們怎麼看待酮症？他們認為，酮症是由於「缺乏或無法有效利用碳水化合物」所造成的「不正常」狀態。我的天啊！根本沒有碳水化合物不足這件事啊！

資料來源：美國醫學學會簡明醫療百科全書（二〇〇六年）

專家聲明

並沒有所謂的「重要碳水化合物」這種東西……，如果有人叫你開始攝取碳水化合物來解決健康問題，根本是搞不清楚狀況。

—諾菈・傑得高達斯

美國心臟協會

美國心臟協會（AHA）是另一個知名且享譽各地的健康團體，目的在於和大眾分享如何維持心臟健康的資訊。他們反對飽和脂肪酸，認為那會讓你的膽固醇值升高，造成罹患心血管疾病。因此，他們反對攝取低碳水化合物、高脂肪的生酮飲食，這一點也不令人意外。他們認為，這種飲食方式攝取了「大量的蛋白質」，因此會產生「酮症的狀態」，「可能導致噁心」。

在第四章當中，我們已說明如何攝取適量的蛋白質，才能促進酮體的產生，以達到不同的目的（但並不包括造成噁心的情形）。

資料來源：美國心臟協會網站

專家聲明

我認為有足夠的證據顯示，唯有攝取高脂肪而非高蛋白，再加上低碳水化合物的飲食，才能夠產生對健康最有益處的狀態。

—朗・羅斯戴爾

梅約診所

梅約診所（The Mayo Clinic）是美國最知名的醫療機構與研究集團，他們宣稱燃燒脂肪時，若未消耗大量的碳水化合物，就會產生酮體這種「副產品」，進而「累積在血管中」。他們承認酮體會壓抑食慾，但警告大家，酮症狀態會「造成疲勞與噁心」。我聽到這種評論，才真正覺得噁心。

資料來源：梅約診所網站

專家聲明

就人類生理學來說，酮體是兼具效率與效果的能源，不會增加有害的自由基。酮症使人能夠整天處在能量飽滿的狀態中，也能夠提升腦部的效能，甚至還有助於抗癌。

—大衛・博瑪特

網路醫師

網路醫師（WebMD）宣稱一般人可以在這個網站中找到可被信賴的健康資訊。

你想知道他們怎麼描述酮症嗎？他們認為，飲食中的碳水化合物量不足以產生血糖時，身體就會「被迫」開始利用儲存在肝臟與肌肉中的血糖，最後轉而利用酮體與脂肪酸作為燃料。雖然他們承認酮症能夠減輕體重（雖然他們表示減去的體重「大部分都是水」），WebMD 卻提出嚴重警告，說這種狀態會導致「嚴重的」後果，包括「易怒、頭痛、增加腎臟的負荷」以及「心悸與……心臟停止」。

是的，他們又說到另一個問題去了。如果你目前認為酮體對身體造成的影響正是如此，那麼請繼續讀下去，以了解事實。

資料來源：WebMD

魏斯特曼醫師筆記

許多人對生酮飲食造成體重減輕的錯誤觀念，來自於一個有重大缺失的研究，他們認為減掉的只是「水的重量」。

首先，該研究只進行了幾週，許多今日的研究持續進行了數個月，結果顯示減少的是大量的脂肪。

第二，該研究表示，在受試者恢復攝取碳水化合物之後，水的重量又恢復了。在改變生活型態之後，本就不該再像之前一樣攝取大量的碳水化合物，這當然會讓原本減去的水分又回到身上！

今日醫學新聞

今日醫學新聞（MNT）網站收錄了線上的健康新聞，廣受大家的歡迎。這個網站對酮症的說明為，「如果酮體的值過高，可能會造成嚴重的問題」。顯然他們指的是糖尿病患者的酮酸中毒，但卻繼續說，雖然酮症能夠降低飢餓感，但世界各地的人卻仰賴碳水化合物（而非酮體與脂肪）作為能源。如果「胰島素過低」，該網站表示，儲存在體內的脂肪就會遭到分解，並且產生「有毒的」酮體，造成血液酸化，會損害腎臟與肝臟。

很抱歉，我們在網路上搜尋到有關生酮飲食的酮症，往往就會得到這種錯誤的資訊。

資料來源：MedicalNewsToday.com

專家聲明

大部分醫師都沒注意生酮飲食會減少胰島素的分泌，並且直接影響腎臟處理鈉與水的功能。對腎臟來說，胰島素降低就是排出鈉與水的訊號，高碳水化合物加上大量的胰島素，就是留存鈉與水分的訊息。內科醫師所受的訓練，就是替高血壓與充血性心臟衰竭患者開立利尿劑，並且建議他們減少鈉與水分的攝取。但其實，他們應該學的是更有效的方式，就是減少碳水化合物的攝取。

—凱斯・朗揚

麥克都格爾醫師健康醫學中心

說到對酮症的看法，如果我沒提到這位有話直說的純素支持者（以及強烈反對阿金與其他低碳水化合物飲食者），那就是我的疏失了。我曾於二〇一三年時，在我的podcast節目《和吉米・摩爾一起過著低碳水化合物的生活》第六百八十六集訪問過麥克都格爾醫師（Dr. McDougall）。你可以上google網站搜尋，把那集找出來聽，就明白這種飲食偏見有多可笑了。

根據這個網站的內容所示，麥克都格爾醫師相信碳水化合物是「身體主要的燃料」，而產生「名為酮體的酸性物質」會降低你的食慾，使你攝取的熱量減少，並且造成噁心與疲勞的問題，也會讓血壓降低。他說，這和人挨餓時的狀態一樣，這也是為何他認為酮症是會「讓你生病的飲食」。

資料來源：DrMcDougall.com

專家聲明

在挨餓或是斷食的期間中，人類的大腦很容易就改用酮體作為燃料，以替代葡萄糖。隨著年齡增長，身體消耗的葡萄糖就會減少，大腦也會改用替代燃料。如果我們攝取高碳水化合物的飲食，就會抑制酮體的生成，飲食中又缺乏產生酮體的食物，那麼腦部也無法發揮良好的功能。所以，許多人或多或少都有胰島素阻抗的問題，而那些無法好好吸收葡萄糖的細胞，便能夠以酮體作為替代燃料，讓細胞運作的功能更好，最後讓大腦在內的器官變得更健康。

—瑪麗・紐波特

美國糖尿病協會

美國糖尿病協會（ADA）是美國在糖尿病方面的重要團體，他們當然對酮症也有話要說。他們認為，酮體是「血液中缺乏胰島素時，身體開始分解脂肪後所產生的一種化學物質」。這是正確的敘述，但他們卻提到了「酮值相當高時」會導致「糖尿病患者的酮酸中毒，並使人陷入昏迷」。

而且他們遺漏了最重要的資訊：只有酮值升高並不會導致酮酸中毒；只有在血糖與酮值同時都很高時才會發生。此外，並未說這樣的情形會發生在哪些人身上（我們已經提過，大部分第一型的糖尿病患者無法製造胰島素），這種說法只會造成大家對酮症的恐懼與恐慌。事實上，美國糖尿病協會將酮症定義為「一種酮體累積在體內的狀態，會導致糖尿病患者的酮酸中毒」，並且會出現「噁心、嘔吐、胃痛」等症狀。

更糟的是，美國糖尿病協會給糖尿病患者的治療建議，是多攝取碳水化合物，以彌補胰島素的功能。如果真的需要，使用胰島素當然無可厚非，但其他人攝取碳水化合物時遇到的問題，糖尿病患也無法倖免（而且狀況會比非患者更糟）。此外，美國糖尿病協會也隻字不提利用生酮飲食來控制血糖改善健康的療法，即使已有上百萬名第二型糖尿病患者見證了生酮飲食的好處（我們會在第十六章中提到這點），這真是令人覺得悲哀。

由於美國糖尿病協會的讀者群都是酮酸中毒的高危險群，他們的擔憂不難理解。但只要血糖不高，糖尿病患者就沒有害怕酮症的理由，再者，由於研究報告顯示，酮症對控制血糖相當有幫助，患者可能因此受惠良多。

資料來源：Diabetes.org

專家聲明

我們的研究顯示，酮症主要的保護作用，就是大幅降低葡萄糖的新陳代謝。這點就能夠對抗糖尿病。

—查爾斯‧莫伯斯

由於這些備受敬重的機構（以上每個機構都是健康權威）都口徑一致，認為膽固醇是心臟病的元凶（正如我們在《膽固醇聲明》中所言），他們對於酮症的看法也相同，認為那是不好且危險的狀態。這些來自醫師、營養學家、博學多聞者的訊息根本就是錯的！這也就是我們決定要寫這本書的目的：呈現酮症的事實，而這些大多和上述健康團體的說法背道而馳。

有證據顯示，生酮飲食能夠產生某些療效，讓許多醫師與其他健康從業人士認為，這甚至比今日市面上最新的藥物還有效。在之後的篇章，我們會介紹更多醫療從業人員的病患，他們在採用生酮飲食後，都有驚人的結果。

生酮飲食的重要觀念

- 主流健康機構往往都用誇大的修辭來描述酮症。
- 我們聽到有關酮症的大部分資訊都是不正確的。
- 酮症與酮酸中毒的差別相當重要。
- 主要的健康權威都聯合反對酮症。

Part

02

生酮飲食的事實與真相

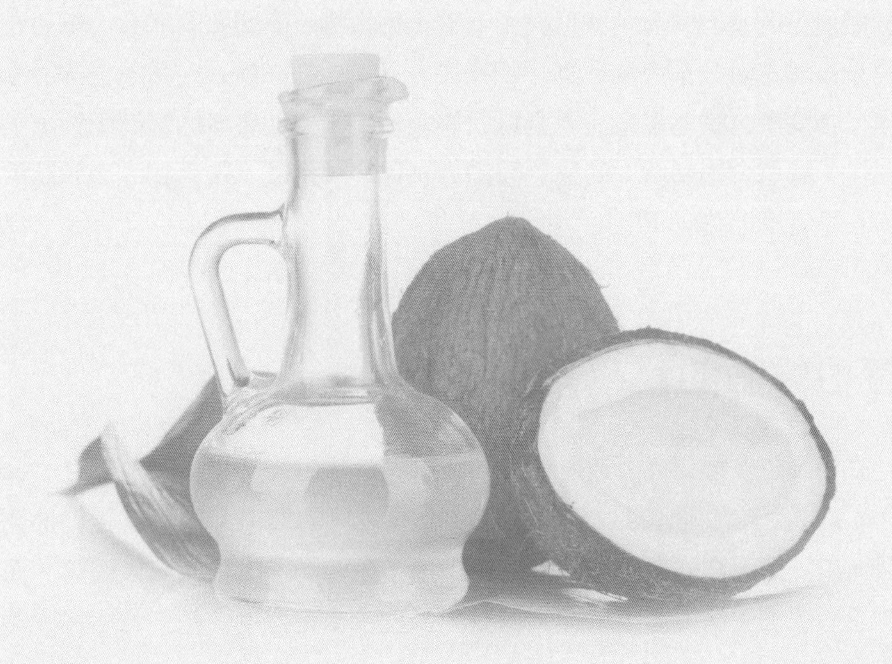

第十三章

採用生酮飲食法的醫師大獲成功

專家聲明

千百個世代以來，人類都在冬天進入酮症狀態。處在輕微的酮症狀態中，對人體的新陳代謝來說，是較為自然的狀態。我們的新陳代謝具有彈性，能夠處理胺基酸、葡萄糖、脂肪。

—泰瑞・華爾斯

在上一章中，你聽到許多健康權威對酮症的負面看法，或許會誤以為所有的醫師都不願意讓病人採用生酮飲食。但其實，有許多醫師給各種慢性健康問題患者開立的處方，就是採用低碳水化合物、高脂肪的飲食，患者在採用這種飲食法後，都大幅改善了健康（我在 LowCarbDoctors.blogspot.com 提供了一項資源，協助患者與願意跳脫傳統框架來協助患者的醫師配對）。在本章中，我們會提到當中的幾位醫師，讓你了解低碳水化合物、高脂肪飲食如何在患者身上發揮作用。

賈伯醫師的科學證據

在科羅拉多州利特爾頓（Littleton）執業的家庭醫師傑弗瑞・賈伯（Jeffry Gerber）開始告訴病患飲食與精緻加工食物之間的關係，很快就獲得他們的矚目。賈伯醫師和同業不同的地方是，他不急著開立處方叫病人服藥，而是鼓勵患者改變生活方式，包括大幅減少攝取碳水化合物，並刻意增加天然脂肪的攝取（包括飽和脂肪酸）。他表示，這些改變能幫助他們控制飢餓感，讓他們能夠減重，最終治癒他們面臨的特定健康問題。

專家聲明

過度攝取碳水化合物會使人有如行屍走肉。

——史蒂芬妮・波森

賈伯醫師並非只告知患者這項資訊後就置之不理，而是會追蹤他們體重的改變、心臟新陳代謝指標及其他健康關鍵指標，來衡量改採生酮飲食對他們有多大的幫助。病態肥胖與第二型糖尿病是不良飲食造成發炎與新陳代謝疾病的跡象。賈伯醫師不會說肥胖與不健康是吃太多的結果。他說，這是「眼光短淺」的看法，強調的是食物的質而非量，**我們在飲食當中攝取的熱量，應來自未經加工處理且富含營養的食物，就像人類祖先攝取的食物一樣。**

此外，賈伯醫師表示，醫療方面的支出居高不下，是因為採用感染治療的方式處理慢性健康問題，包括濫用藥物、手術與其他治標不治本的方式。一開始先使用生酮飲食等透過營養治療的方式，會節省許多花費，病人的健康情形也可能會比目前的治療方式更好。這聽起來似乎相當簡單，但支持者卻無法將此訊息傳遞至聯邦政府的營養準則中，這是因為那些食品加工業者大力遊說，不希望大家開始改善飲食，而讓他們每年損失好幾十億美元。

專家聲明

可惜的是，傳統的營養準則繼續認為，碳水化合物是維生與維持健康不可或缺的一部分。例如，美國糖尿病協會在最新公布的營養準則中，呼籲所有美國人每天應攝取至少一百三十公克的碳水化合物，以供應腦部足夠的養分。但這點其實與真實的日常生活經驗與科學相悖，許多人好幾個月，甚至好幾年都沒有攝取碳水化合物，卻存活了下來。

——威廉・戴維斯

很有趣的一點是，賈伯醫師指出，近年來，許多臨床實驗證明，相較於標準的低脂肪、高碳水化合物飲食，低碳水化合物、高脂肪的生酮飲食比較能夠帶來較持久的減重效果，改善膽固醇指數的幅度較大，控制血糖的效果也更好。

這和了解胰島素新陳代謝的角色有關，亦即飲食中的碳水化合物而非飽和脂肪酸會促進胰島素的分泌與增加發炎的情形，這就是今日大家面臨所有慢性健康問題的核心。

這些疾病包括心臟病在內，都是由於發炎與氧化壓力造成的結果，並非因為膽固醇過高所致。科學的證據是讓賈伯醫師熱衷於使用生酮飲食治療病患的主因。在看見病人因為生酮飲食而大幅改善健康狀況後，這個經驗告訴他，這是對病人最好的治療方式。而這麼認為的並非只有他而已。

自我施行有效的沃爾福醫師

位於維吉尼亞州里奇蒙市（Richmond）的蘇・沃爾福（Sue Wolver）醫師行醫超過二十五年，但後來卻毅然決然拋棄了許多醫師對營養的標準看法，亦即標準的低脂肪飲食建議。

她發現，病人採用標準的飲食法時，健康狀況卻毫無起色，原本以為只是他們未嚴格遵守醫囑而已，但在她經常叮囑病人有關飲食與運動方面的事後，那些人依舊無法減去體重，健康狀況也沒有起色，沃爾福醫師就知道，應該有其他更好的方式。

專家聲明

我大部分的客戶都對他們現在的狀況感到驚喜。和其他飲食法不同的是，你不需要成天挨餓，對抗你的慾望。你可以吃那些美味的全脂食物，因此不會對食物有強烈的渴望。對大部分的人來說，他們覺得相當自由，因為不會再像之前採用低脂飲食時一樣，成天想著食物。

—瑪莉雅・艾莫里希

沃爾福醫師步入中年之後，才明白自己的病人採用低脂肪飲食無法成功。她突然發現，正如她說的：「我的醫囑甚至在自己身上也發揮不了作用！儘管我採用低脂肪飲食，並且持續運動，每次踏上體重計時，重量還是增加了。」沃爾福醫師說：「那時我就開始思考自己給的醫囑或許並不正確。」

她試圖減少熱量與脂肪的攝取，但卻徒勞無功。其實，她甚至採用低碳水化合物飲食，但同時也採用低脂飲食，結果可想而知。「我整天都覺得餓，」她回想當時的情形說：「那樣並不好，因為我無法堅持下去。」

專家聲明

對大部分人來說，計算卡路里沒什麼幫助。採用生酮飲食，才比較不會覺得飢餓，腦部功能也會改善，讓你知道自己應該攝取多少食物。讓腦子再次清醒不是很棒嗎？

—比爾・威爾森

但沃爾福醫師在聽到身兼醫師及研究人員的小威廉・楊西醫師（Dr. William S. Yancy）〈將脂肪從水深火熱中拯救出來〉的演說時，提到低碳水化合物、高脂肪的生酮飲食營養方式，才豁然開朗。她對這個概念「深感著迷」，並立刻讓自己進入酮症狀態，不久便減去不少體重，完全不會有之前的飢餓感。近年來，她以自己為例，告訴病人生酮飲食如何能夠幫助他們減重並且改善健康。

「現在，我都這樣教導病人，並且大獲成功，『扭轉了』許多之前我花好幾年才勉強能夠應付的問題。」沃爾福醫師說：「我讓病人不用再仰賴胰島素、降血糖藥、正壓呼吸輔助器，同時也看見他們的膽固醇、血壓、血糖都明顯降低了。」

專家聲明

我看見許多人的心情平穩下來、減少或根除憂鬱的問題、降低或排除憂慮的問題、改善認知功能、大幅提升體能、癲癇不再發作、神經的整體穩定性增加、多囊性卵巢症候群改善、腸胃功能改善、癌症緩解、腫瘤縮小、良好控制之前的潛在健康及各種自體免疫系統問題（包括第一型與 1.5 型糖尿病〔又稱為成人隱匿性自身免疫糖尿病〕），患者的症狀減少，生活品質也有所改善，他們感冒與流感的次數變少、扭轉了慢性疲勞的問題、記憶力有所改善、強化認知功能、情緒也大幅穩定下來。許多證據都顯示，以脂肪為主的生酮飲食方式能夠改善這些問題。

—諾菈・傑得高達斯

沃爾福醫師表示，儘管大眾對低碳水化合物、高脂肪的飲食抱持負面印象，但以上這些結果，證明了生酮飲食法確實值得一試。

「這是我執業生涯中最愉快的一件事，」她和大家分享，「我多麼希望當初自己不用花上二十五年時間才明白這件事。」

見證酮體好處的心臟科醫師

在緬因州富里波特（Freeport）執業的心臟科醫師洛威爾・賈伯（Lowell Gerber）也有類似的經驗。他從自身生活經驗當中獲得營養方面的啟示，因而用創新的方式看待病患。

賈伯醫師自己體重不斷增加時，發現自己和沃爾福醫師一樣，多年來都用錯誤的低脂飲食方式治療患者，甚至斥責病患說謊，沒有遵照醫囑，因為他們的體重依舊增加，心臟病風險因子也更高了。現在，賈伯醫師覺得當初那樣無理地對待病患，實在讓他相當汗顏。

「我發現病人並非忽略醫囑，這讓我覺得相當不安，」他承認，「我自己嘗試低脂飲食後，才發現自己必須面對現實。低脂飲食對他們來說，發揮不了作用，對我也一樣。」

專家聲明

在阿金醫師的診所中，我們坦白對患者說這並非低脂的飲食。天然脂肪是計畫中重要的一部分。

—賈桂琳・艾伯斯坦

這讓賈伯醫師親自研究到底發生了什麼問題。他開始尋找低碳水化合物、高脂肪生酮飲食的證據，並且在二〇〇九年開始身體力行。在發現自己與其他採用生酮飲食的家人，無論在體重與健康情形都有所改善後，賈伯醫師即開始向肥胖、糖尿病前期、第一型與第二型糖尿病、高血壓、膽固醇異常、多囊性卵巢症候群、新陳代謝症候群的患者推薦這種飲食法。

賈伯醫師表示，即使是那些心胸開闊或對酮症狂熱的人，仍會將酮體視為葡萄糖不足時身體才會運用的替代燃料，大部分的人仍不了解酮體所扮演的療癒角色。但賈伯醫師卻在病人身上多次見證了酮體對健康的好處。

「**酮體能夠上調 NRf2 通道（細胞保護通路），調節許多與發炎和細胞功能相關的基因。**」他提到，「例如，控制發炎性細胞激素的細胞就會下調，以減少『發炎』的情形，控制 IL-10（一種白血球介素〔（interleukin）是一組細胞因子；最早發現在白血球中，表達作為細胞間信號傳遞的手段〕），亦即抗發炎細胞激素的基因，就會上調。」

這表示採用生酮飲食，自然就能夠減少發炎的情形產生，不需要使用史達汀類（statins）的處方藥。此種發炎反應就是心臟病的真正元凶，酮症能夠減少反覆的發炎反應，並有進一步的證據證實，採用低碳水化合物、高脂肪飲食能夠改善心臟健康。

專家聲明

只要血糖不高，酮症就能降低系統性的發炎反應。酮體值很高的同時，血糖也很高，就相當不健康。大部分的人若在血糖很高時採用生酮飲食，就會出現副作用。但過度採用生酮飲食，確實會造成胰島素不敏感、高血糖、血脂異常的問題。

—湯瑪士・薛弗萊德

賈伯醫師深入探究酮症扮演的角色後，將各個層面連結起來。「所以，低碳水化合物、高脂肪的生酮飲食能夠帶來多重的好處，除了能夠當作身體的替代能源外，對心臟、肌肉、腦部來說，也是較好的能源。」他下了如此的結論。

事實上，他不會立刻開立史達汀藥物給高膽固醇的病人，包括異合子家族性高膽固醇血症（亦即自父母其中一方遺傳高膽固醇）的患者在內，而是請他們採用生酮飲食，以「穩定甚至消除」動脈內現存的斑塊。他定期檢驗患者的血液指標，並對他們進行心臟正子掃描，以監控病況。由於酮症帶來的抗發炎效果，讓賈伯醫師的高風險患者也「不需使用史達汀」。

「在讓病人改善的同時，也能避免史達汀毒性造成的問題，包括肌肉病變（myopathy）、認知功能衰退、性功能障礙、白內障、皮膚癌、糖尿病等。」他表示，「低碳水化合物、高脂肪的生酮飲食就是一切的基礎。」

專家聲明

患者在採用我建議的飲食方式時，我通常追蹤的不是酮體值的高低，而是那些採用低卡飲食也會改變的指標，即使這種飲食方式並不會限制熱量的攝取。我曾經寫過一篇論文，內容就是說明那些採用低碳水化合物、高脂肪飲食的患者，在實驗室中改變的參數，幾乎和那些採用低卡飲食者相同。這些指標的重要性，在於指出兩種飲食方式都能夠燃燒脂肪酸，但酮體才是人體主要的燃料，而非葡萄糖。相較於實驗之初的基準，包含血清中的胰島素、瘦素、三酸甘油脂、游離三碘甲狀腺素等指標，都顯著降低了。同時，低密度脂蛋白粒子（LDL-Particles，負責輸送低密度脂蛋白）也增加了。但過去，我這麼做主要是為了說服某人的心臟科醫師，讓病人不需要再服用降膽固醇藥物。

—朗・羅斯戴爾

賈伯醫師在非酒精性脂肪肝、牛皮癬、克隆氏症的病人身上也看到了改善，這些人在採用生酮飲食後，「都有很好的效果」。他打算繼續深造，研究這種飲食方式帶來的好處。下一位要介紹的醫師也相當類似，同樣偏好利用營養治療，來幫助病人改善健康情形。

生酮飲食是行醫的唯一方式

於紐約執業的家庭醫師弗瑞德・佩斯卡托雷（Fred Pescatore）是數本暢銷書的作者，著作包括《漢普頓飲食法》、《永遠苗條》等，表示利用低碳水化合物、高脂肪生酮飲食是「我行醫的唯一方式」。

「我不知道為何世界上其他醫師不這麼做？」佩斯卡托雷表示，「我最早是在二十年前和已故的羅伯特・阿金醫師學會這種飲食法。」

專家聲明

阿金生活方式讓我免於罹患糖尿病，救了我一命。我控制了反應性低血糖的症狀，我原本在阿金醫師診斷之前還不明白。現在，由於年齡與更年期荷爾蒙狀態的關係，我正在進行二十至三十公克的保養計畫。我精力充沛、心臟病風險因子很低，血壓也維持在正常偏低。也有人說，我看起來不像實際的年齡。我穿得下四號的服裝，不需要刻意挨餓或壓抑自己的渴望。此外，酮症也讓我的腰圍縮小了。

—賈桂琳・艾伯斯坦

佩斯卡托雷醫師在阿金醫師多年的親自指導下，發現這並非只是減重的伎倆，而是「開啟身體療癒能量的方式」。

「我曾經利用生酮飲食與開藥的各種方式，治療過敏與減重等各種健康問題，每次都能奏效。」他表示。

佩斯卡托雷醫師見證了透過生酮飲食讓膽固醇恢復正常的病例，不會讓病患感到飢餓，並且能消除浮腫、改善慢性疲勞等等。佩斯卡托雷醫師將生酮飲食視為「盡情享受生活的良好飲食方式」。

「這並不是兔子食物。」他補充說明。

專家聲明

我採用低碳水化合物飲食法至今已有一年多，目的在於降低飯後血糖值。過去我的飯後血糖經常高達一百八十。在我成功採用低碳水化合物飲食後，每天只攝取三十至三十五公克的碳水化合物，飯後血糖值就恢復正常了。

我有幾位客戶在開始採用均衡的生酮飲食後，才能夠成功減重，克服困擾他們多年的體重問題。他們的飽足感以及體力也增加了，好幾個人也表示自己的膚況變好，這是我自己也曾親身經歷過的好處。

—法蘭西絲卡・史布萊哲勒

意外發現的飲食療效

加拿大醫師傑伊・沃特曼在二〇〇二年十一月罹患第二型糖尿病後，發現了生酮飲食法，但「純屬偶然」。在他研究自己能做什麼來改善病情時，立刻讓自己的飲食排除了澱粉與糖。原本他以為自己必須一輩子靠藥物來控制病情，就像他在糖尿病兒童營擔任駐診醫師時見證的一切一樣，但卻驚訝的發現，排除碳水化合物之後，竟然就能夠控制病情了。

「在我接受醫學訓練與行醫的期間，我從未遇過限制碳水化合物攝取的治療方式，但我很快就發現，不含碳水化合物的飲食，神奇地改善了我第二型糖尿病的病徵。」沃特曼醫師說。

在減少碳水化合物的攝取量幾天後，他的血糖值就恢復正常了，健康情形也大幅改善，並開始每天減少近半公斤的體重。這種「意外且看起來相當神奇」的結果，讓沃特曼醫師相當困惑，因為他從未聽聞這種飲食法的療效。

「就像其他內科醫師同事一樣，我對營養科學僅略知一二，對生酮飲食根本一無所知。」他說：「但在低碳水化合物、高脂肪飲食迅速改善我的健康之後，我感到相當好奇，於是開始研究醫學文獻。」

沃特曼醫師的發現，證實了他並非異常的案例。許多研究都顯示，他意外採用的飲食法其實具有許多好處。不用說，他之後即「全力投入」低碳水化合物的生活方式，並且將「了解這種現象以及探索這種可能對他人也有效的療法，視為自己的責任」。

沃特曼醫師曾和「加拿大原住民與因紐特衛生局」（The First Nations and Inuit Health Branch of Health）合作，研究在當地盛行的第二型糖尿病。他推測那是由於現代的飲食中，充滿了醣分和精緻的碳水化合物，才導致這種疾病的流行。

因此，他對利用當地傳統飲食恢復原住民健康相當有興趣。當地傳統的採集、漁獵飲食包括了肉類、海鮮、脂肪。他有幸遇見數位知名的美國研究人員與臨床醫師，這些人協助他設計驗證這種理論的飲食法。

「史蒂芬・菲尼、艾瑞克・魏斯特曼、瑪莉・薇農（Mary Vernon）醫師和我共同合作，在加拿大的小型原住民社區阿叻特灣（Alert Bay）進行這項飲食法實驗。」沃特曼醫師回憶起當時的情形說：「有位紀錄片製作人瑪莉・比賽爾（Mary Bissell）和我聯絡，想要替加拿大廣播公司錄製這個研究的紀錄片。」

那部紀錄片《我的肥胖大餐》在加拿大國內電視上播出了數次。在影片中，追蹤了好幾位受試者，並且記錄了他們體重減輕與健康指標改善的情形。這項研究的成功，引起了加拿大聯邦衛生部門的注意，同意贊助沃特曼醫師的研究，讓他繼續研究生酮飲食的好處。

「我擬定了其他的研究程序，有些已進入臨床實驗階段，有些則是未獲得資金挹注。」他表示，「在這個階段，我發現要挑戰營養領域中的傳統思維相當困難。我漸漸明白，醫療系統完全是為了維持現狀而設計。」

專家聲明

生酮飲食很可能是地球上早期採集漁獵時代人類的主要飲食方式，或許只有終年都有果實採摘的熱帶地區例外。自一九〇〇年代開始，就已經發現北極地區因紐特人都有營養性酮化的情形，這些人很少罹患慢性病。因此，我們大可以推測，數千年以來，酮體是健康人體新陳代謝的一部分。

—凱斯・朗揚

《我的肥胖大餐》以及其他類似紀錄片受到好評之後，讓檢驗酮症的動力能夠不斷持續下去。在加拿大衛生部贊助的研究結束後，沃特曼醫師表示，那就好像「讓製作加拿大飲食指南的辦公室鬆了一口氣」。之後，他繼續原本的行醫生涯，帶給患者一線希望，讓他們知道酮症能夠改善健康。

「我建議患者採用生酮飲食後，令我最驚訝的就是，那些新陳代謝指標都很差的患者均有了大幅的改善，透過這種簡單的飲食療法，他們不但減輕了體重，也覺得自己變得健康許多。」沃特曼醫師表示，「我不時就會看見患者留下感激的眼淚，這是我過去開藥時從未見過的。」

專家聲明

疲勞、嗜睡、喜怒無常、失眠、胃食道逆流問題、脂質異常、高血壓、頭痛（與偏頭痛）、多屁、脹氣、腸躁症、關節發炎、痤瘡、注意力不集中等等許多慢性症狀與健康問題，都能夠透過生酮飲食改善。透過改變生活習慣，來治療生活型態造成的問題，能夠讓我們成為更健康且較少仰賴藥物的國家。

—賈桂琳．艾伯斯坦

生酮飲食的重要觀念

- 許多醫師都透過生酮飲食來治療病患。
- 生活方式的改變應該是治療的首選。
- 低碳水化合物、高脂肪的飲食能夠改善許多健康指標。
- 採用低脂飲食的患者常會失敗。
- 生酮飲食能夠逆轉許多慢性疾病。
- 酮體具有改善健康的療效，並非僅是替代的能量來源而已。
- 生酮飲食能讓患者在不服用處方藥物的狀況下改善健康。
- 醫師未接受過利用低碳水化合物、高脂肪飲食治療患者的訓練。
- 恢復傳統採集漁獵的飲食方式，就能夠改善健康。
- 營養學的研究目的往往在於保護現況。

第十四章

八個成功的生酮飲食故事

專家聲明

你開始採用生酮飲食時，我建議你寫下自己的目標，並且撰寫日誌，記錄自己的進步。這能夠讓你充滿動力，並且留下紀錄。進行任何改變時，成功的關鍵唯有恆心與毅力而已。

—比爾·威爾森

或許你閱讀本書到目前為止仍抱持著開放卻懷疑的心態，你很想知道，實際上別人是如何成功採用生酮飲食的。在第十六章中，我們會開始說明科學文獻中對酮症的看法，但沒什麼比真實成功的故事更令人鼓舞了。

我已經分享了自己減重以及因此改善健康的故事，現在我還要為你再介紹八個人，他們採用生酮飲食後，人生就此改觀的故事。希望他們的故事能給你一些啟發，讓你能夠親身一試。

琳恩·丹尼爾·艾薇（Lynne Daniel Ivey）

北卡羅來納州杜蘭市，五十三歲

琳恩早在十歲參加體重控制計畫會議後，就開始採用各種飲食法。接下來的幾十年，儘管一種飲食法換過另一種，還是無法良好控制體重，每次都覺得越來越餓。她努力想讓自己變瘦，維持輕盈的體態，不要再隨時都覺得很餓。

四十多年來，她不斷嘗試各種她說的「把戲」，想要減輕體重，包括計算熱量、低脂飲食法、瘦身藥、低脂奶昔、蛋白質棒、各種瘦身者的支持團體，只是這些讓她瘦了荷包，人卻沒變健康。琳恩覺得受夠了，因為在二〇〇九年九月時，她一百六十二公分的骨架承載了一百五十六公斤的體重。

「我挫折到不行，」琳恩對我說：「我無論是在工作環境裡或在家中，壓力都大到不行，讓我整個人筋疲力盡。我正努力接受生命給我的挑戰。」

其中一項挑戰，是照顧她生病的母親。母親罹患糖尿病，因病過世時享年七十四歲。也就是那時候，琳恩決定要努力讓自己避免步上母親的後塵，因為那「不是她希望的死亡方式」。但醫師告訴她的傳統的飲食法與生活模式建議，也就是攝取低脂飲食，並且多運動的方式，只是讓她覺得「越來越餓」。

「我一直都覺得累到不行，好像自己是個完完全全的失敗者。」琳恩坦承地說道。

在二〇〇九年十一月時，琳恩去看艾瑞克・魏斯特曼醫師，她早已久仰他的大名，知道他用生酮飲食來治療肥胖、第二型糖尿病與其他慢性疾病的患者。魏斯特曼醫師讓琳恩了解她之前嘗試的低脂飲食，正是她無法控制體重、獲得健康的原因，相當諷刺的是，反而會讓她步上母親的後塵。這讓她鼓起了勇氣嘗試生酮飲食。

她每天攝取的熱量為一千六百大卡，當中百分之九十為脂肪，百分之八為蛋白質，僅有百分之二的碳水化合物。她因此總共減掉了九十・七公斤的體重。更重要的是，她已經維持這個體重超過四年了。

「我活了下來，並且活得更好！我就處在穩定的最佳酮症狀態中。」她和大家作了分享，「感謝魏斯特曼醫師，我學會了攝取良好的生酮飲食，享受美味新鮮的高脂食物、適量的蛋白質，以及非常少的碳水化合物。」

多年來，她試過多種飲食法，總是在和飢餓感作戰，現在飢餓感對琳恩來說已經不成問題了：她現在每天只吃一餐，「投入間歇性斷食的懷抱」。這讓她的空腹血糖值下降到七十多，血酮值維持在正常的一・八至四・〇毫莫耳之間。她每天精力充沛，各種健康的指標都相當良好，包括血壓十分正常，膽固醇的比例也非常棒。

「這對那些不了解生酮飲食與營養性酮化背後科學原理的人來說，這些健康方面的改善真是令人難以置信，但這些都是真的！」琳恩說。

琳恩攝取許多椰子油、橄欖油、奶油、鮮奶油、奶油起司、重起司、全蛋，有時候還吃一點夏威夷豆。她只吃一點蛋白質，她說她把那當作是高脂肪餐點的調味料。至於蔬菜，她偶爾會吃一些不含澱粉的蔬菜，如萵苣、羽衣甘藍、菠菜、洋蔥、番茄、綠色豆類、絲瓜、櫛瓜、青花菜、彩椒。

「我擁有這輩子以來最佳的健康狀況，未來的狀況只會更好。」琳恩表示，「只要你找到適合自己的正確飲食法，要治癒疾病是有可能的。」從她身上看到的結果，顯然生酮飲食就是適合琳恩的正確飲食法。

專家聲明

我的祖母以前常說，在原本大家都不知道的事開始流行後，你就該看在老天的份上，改變你目前的做法，看看狀況是否有所改善。如果你繼續維持不變，結果也就不會改變。我認為生酮飲食是許多面臨同樣慢性健康問題者的良好選擇。

—比爾・威爾森

富瑞妲，曼考區（Freda Mooncotch）

伊利諾州芝加哥，四十歲

富瑞妲說，她曾有段長達十八個月的時間，都因為腎上腺疲勞，整天昏昏欲睡，後來採用生酮飲食，才「讓我的生活回到正軌」。在二〇一二年底，她剛開始摸索生酮飲食時，仍然精神不濟，相當疲勞。她開始在飲食當中加入更多生奶油、牛奶等脂肪。之後富瑞妲發現，自己的體力恢復了，思緒較以往清晰，記憶力也比之前更好，她知道自己找到了可能讓健康狀況好轉的特別方式。

到了二〇一三年六月時，富瑞妲正式開始採用低碳水化合物、適量蛋白質、高脂肪的生酮飲食。在一個月內，她的血酮值就飆破五・〇毫莫耳。這一開始只是個簡單的實驗，現在對富瑞妲來說，卻變成了「一種生活方式」。由於她處在營養性酮化狀態中，讓她越來越精力充沛，她因此能夠回到學校，修讀營養與運動科學的學士學位。「在我進入營養性酮化之前，再次回到學校對我來說，是個遙不可及的夢想。」富瑞妲和大家分享說：「現在變成了事實，我再也不會回到以前的飲食法了。」

她承認自己偶爾會離開酮症狀態，每次發生這種情形時，她都會「感受到這種改變」。「那有如日夜之別，」富瑞妲表示，「我從《藥命效應》中的布萊德利・庫柏變成了《睡人》中的李奧納多，當時保證治癒的療法開始變得無效，她似乎已經沒有活下去的機會。那讓我嚇壞了。」

現在，採用生酮飲食讓她更了解許多人想要維持健康的難處。

「他們生活在李奧納多處境的邊緣，只想要找回原本的生活。」她說：「營養性酮化讓我擁有生活的優勢，真的讓我輕鬆，且變成最棒的我。」

富瑞妲比之前更精力充沛，充滿了動力，現在也透過生酮飲食教練課程，幫助其他人找回自己的生活。

佩琪・哈洛威（Peggy Holloway）

內布拉斯加州奧馬哈，六十一歲

佩琪表示，她「是生酮飲食有效的活生生例子」，她家裡的每個人幾乎都使用這種飲食法「扭轉了健康問題」。在採用低碳水化合物、低脂肪飲食多年後，佩琪在一九九九年時瀕臨糖尿病的邊緣，她也看著自己的姊姊儘管做的都是她認為對的事，體重卻不斷增加，並且罹患了第二型糖尿病。

「我成年之後就遵照大家認為明智的作法，不斷在節食，但卻免不了晚年降臨在我祖父與父親身上的命運，他們最終因為嚴重的胰島素阻抗而死於併發症。」她說。

佩琪看著她姊姊出現消化問題，體力時好時壞，因為被腦霧問題所苦，不挨餓就無法減輕體重，佩琪就開始尋找替代的飲食法，看看除了自己一直告訴姊姊的飲食法外，還有沒有其他的可能。這時她想起了羅伯特・阿金醫師的作品，認為他是讓她了解家庭健康問題核心為「胰島素阻抗與碳水化合物不耐」的功臣。有趣的是，她的哥哥同時也發現了低碳水化合物、高脂肪的飲食，並且幫他克服了慢性疲勞症候群。

改採完全食物來源的生酮飲食，幫助佩琪解決了腸胃、腦霧、血糖不穩等問題，並讓她十年來維持健康的體重。她的伴侶是六十二歲的退休家庭醫師，叫做肯・彼得斯（Ken Peters），雖然支持佩琪這麼做，但在二〇一一年以前，自己還是採用標準的美國飲食，那時候他發現自己儘管減少熱量的攝取，並且多運動，仍然無法甩掉一些「頑固的腰間肥肉」。但在改採低碳水化合物飲食法後，三個月之內就甩掉了十三 ・ 六公斤的體重，但在他要參加「跨內布拉斯加自行車賽」時，又恢復了碳水化合物的攝取，結果自己「撞到了牆」，精神不濟，因此體認到自己應該做得更多。

那時候開始，他聽佩琪分享酮症能提升運動的表現，也就是她從史蒂芬・菲尼與傑夫・沃雷克醫師《低碳水化合物表現的藝術與科學》讀到的內容。他於是開始採用生酮飲食，「現在是個完完全全的改信者」。

「我們生酮飲食的最佳副作用，就是提升運動方面的表現，這是最令人感到神奇的一點。」佩琪說。

佩琪與她的伴侶攝取更多脂肪和肥豬肉，以及在咖啡內加入椰子油及奶油（也就是網上健康管理者與原始人飲食法推廣者戴夫・阿斯布雷〔Dave Asprey〕推廣的「防彈咖啡」〔Bulletproof Coffee〕）作為更多的脂肪來源，讓他們能夠長途騎自行車時仍維持精力充沛，在運動期間不需要補充碳水化合物類的點心。

事實上，他們在騎完自行車後依舊精力充沛，沒有長時間騎車會出現的典型肌肉痠痛症狀，讓她覺得相當驚訝。他們都不年輕了，因此能夠完成這一切，讓他們更加驚訝。

「我們兩個分別是六十一和六十二歲，兩個人好幾年來都沒有因為生病去看過醫生，也沒有因為慢性病在服藥。」佩琪說道：「因此，我們非常興奮能夠和大家分享這種飲食法，希望那些遵照傳統低脂、低熱量醫囑而受苦的患者能夠體驗我們擁有的一切。在這背後，有科學能夠說明一切！」

專家聲明

我不了解，為何少吃加糖與重度加工的精緻食物，並且用天然的脂肪、各種蛋白質、低升糖指數的蔬果不好，或是對新陳代謝有負面的影響。我沒看過有任何證據會造成那樣的結果，那根本是無稽之談，那一直是人類該攝取的食物。

—賈桂琳・艾伯斯坦

丹恩・德瓦庫特（Dane DeValcourt）

路易西安那州・拉法葉，四十歲

丹恩採用生酮飲食成功的故事，讓他成功減去了大幅的體重，此外，或許更重要的是，讓他原本罹患的先天性罕見疾病發生了大逆轉。在二〇一三年一月，也就是丹恩三十九歲時，他的體重高達一百三十三公斤，他知道自己應該採取行動，才能活下來陪他的小女兒。在此同時，他也在跟麥克阿德爾氏症（McArdle disease）奮鬥，那是相當罕見的新陳代謝疾病。這種疾病又稱為「第五型肝醣儲積症」，讓肌肉無法將糖原轉換為能量。這會造成嚴重的疲勞、肌肉痙攣，並且在完全沒有進行任何活動的狀況下，會出現肌肉痠痛的情形。這是相當痛苦的狀況，但禍不單行，這個問題甚至造成了脊椎退化，導致他的頸部必須開刀。

丹恩在二〇一三年二月時，下定決心要將體重減到一百一十三公斤。他遵照傳統的健康飲食標準（低脂、高碳水化合物，限制總熱量的飲食法）吃了一個月，仍不見起色，一位醫界的朋友建議他嘗試低碳水化合物、高脂肪的生酮飲食法。

結果幾乎立即見效：他從原本以米飯與麵包為主的飲食，變成牛排和培根為主，體重立刻大幅降低。此外，丹恩的體力立刻開始增加，他甚至開始能夠運動，即使麥克阿德爾氏症讓他運動起來非常痛苦。而且在短短的十個月之內，他就減輕了近五十公斤體重。但更重要的是，丹恩已經能夠解決部分麥克阿德爾氏症造成的肌肉疼痛與無力問題。

「採用生酮飲食，能幫助我解決麥克阿德爾氏症的問題，因為現在我的肌肉是以我攝取的脂肪作為燃料。」他解釋。

最近，丹恩採用他所謂的極低碳水化合物、高脂肪的原始人飲食法，攝取的都是採集漁獵時代祖先所吃的食物。他只有遵照能產生酮體的飲食法則，所看到的改變讓每個見到他的人都驚嘆不已。

「酮症對我的生活有著重大的影響，認識我的每個人都問我這件事，專心地聆聽我說的內容。」丹恩說：「我的朋友與家人都說我是解決問題的優良表率，對於我努力的成果也相當印象深刻。」

在這個生酮飲食的成功故事當中，最高潮的部分是，丹恩在二〇一四年一月跑了半程馬拉松。這個人，在不久之前連跑五十公尺都沒辦法，動過頸部的重大手術，疼痛纏身，罹患的慢性病多年來讓他肌肉疼痛不已，無論服用多少肌肉鬆弛劑和止痛藥都無法改善。對丹恩來說，跑半馬是不折不扣的奇蹟。

「想想，現在的我能夠跑半馬，其他麥克阿德爾氏症的患者連跑步都沒辦法，就讓我興奮到不行。」丹恩說道。

亞當・法莫（Adam Farmer）

印第安納州印第安納波利斯市，十九歲

亞當第一次知道生酮飲食，是十六歲時一位正統健康教育叛徒的老師跟他們說的，那位老師表示，飽和脂肪酸對健康沒有壞處。那讓亞當開始對生酮飲食產生興趣，希望能夠因此讓自己擁有最佳的健康狀況。

「我的健教老師告訴我的許多資訊都相當令人震驚，非常不可思議。」他說：「所以，最後我自己開始研究他說的內容，看看那是不是真的。」

亞當開始研究低碳水化合物、高脂肪的生酮飲食，之後「被說服了」，因此在二〇一二年二月開始親身嘗試。有趣的是，他的家人對進入酮症一點熱情也沒有。「他們以為我瘋了！」他對大家說：「我的父母帶我去看醫生，說我一天到晚都在吃奶油以及動物脂肪。醫師叫我不要太極端，希望我的飲食能夠維持均衡。」

亞當不受家人與醫師的負面影響，他堅守生酮飲食的原則，生活中就出現了不可思議的改變。他的體重減輕了，可以不用再服用阿德拉（Adderall）治療注意力缺乏過動症，整天都持續有精神，不再需要面對突如其來的憂鬱問題，整體的健康狀態也好很多。即使在歷經了這些健康狀況的改善後，他還是因為採用低碳水化合物、高脂肪的生酮飲食而遭到家人的嘲笑。

「我弟弟叫我娘娘腔，因為我拒絕吃穀類或糖。」亞當說：「現在這種狀況改善許多，但每次我在吃東西加奶油，或是把家人切掉的肥油撿起來吃的時候，還是經常聽到家人說，我的飲食會造成動脈阻塞以及心臟停止。」

採用生酮飲食帶來的重大改變，給予亞當莫大的鼓勵，讓他想要成為註冊的營養師，或者是醫師，有朝一日能夠推廣低碳水化合物、高脂肪飲食，來幫助最需要協助的心臟病、糖尿病與肥胖患者。

專家聲明

就臨床觀點以及實驗的角度來說，我們仍不清楚限制碳水化合物攝取量帶來的良好影響，與生酮飲食是否有關，或是與限制熱量的攝取有何關聯。但從攝取低碳水化合物的效果，以及高碳水化合物飲食會加劇新陳代謝疾病來看，嘗試生酮飲食的風險相當低。

—理查・費因曼

勞倫斯・佩德魯茲里（Lawrence Petruzzelli）

澳洲墨爾本，二十一歲

勞倫斯就像本章中的大多數人一樣，發現儘管自己控制了攝取的熱量，減少脂肪的飲食，同時每星期進行好幾個小時的運動，但體重依舊超標。他說這種方式對他來說「一點效果都沒有」，不管他多努力都一樣。接著他聽說了原始人飲食法，沒想到「一陣子後就立刻有效」，改善了他的情形。

但在他的體重減少速度停滯不前時，他開始在健身房中練舉重，並攝取更多的蛋白質。由於糖質新生問題，也就是過多的蛋白質會轉換成葡萄糖，讓勞倫斯覺得飢餓，他開始大吃起來，所以減掉的體重又回來了。為了了解發生這種情形的原因，以及什麼才是健康的飲食，他開始了解生酮飲食，並且立刻照著做，很快就有了結果，而且還讓他大吃一驚。

「兩週之內我就減掉了增加的三公斤，接著我的體重繼續減輕，但肌肉卻增加了。」勞倫斯說。

他說，生酮飲食讓他的重訓成果相當出色，這輩子從來沒有覺得這麼棒過。而酮症最棒的部分，就是即使在減重的過程中，他也不會覺得飢餓，很容易就能夠規律地進行間歇性斷食。「在聖誕假期時，我沒有斷食，多吃了許多東西，但體重卻沒有增加。」勞倫斯說：「我的體重還是不變，這真是不可思議，因為我每天吃的量至少比平常多了一千大卡。」

不過，大部分的時間勞倫斯還是攝取高品質的低碳水化合物、高脂肪食物，如有機肉品，這能夠提供營養素給身體，控制飢餓的程度，並且幫助身體以應有的方式運作。

愛麗絲・羅素（Alice Russell）

不列顛哥倫比亞省坎伯蘭，五十二歲

愛麗絲從二〇一二年初開始，狀況就不太好了。她開始覺得整個人脹氣、疼痛、情緒起伏不定、焦慮，一直都是如此。有時候她還會覺得頭暈、噁心，差點暈倒。

她四十九歲時，每天都有睡眠呼吸中止症，並且做惡夢，每天醒來都覺得累到不行，而體重卻同時直線攀升。那真是生不如死！不用說，她相當害怕，很想知道自己到底怎麼了？

為了改善自己的健康，她做的第一件事就是戒菸。她在二〇一二年二月時成功戒菸。但有一天她昏倒就醫時，空腹血糖值回到了一百二十六毫克／分升。愛麗絲知道自己必須要改變攝取大量醣分，且以穀類為主的低脂飲食法，因為這顯然對她的健康沒有幫助。

在二〇一二年五月時，她到地方圖書館搜尋有關營養與健康的書籍，圖書館員建議她看看米歇爾・益德斯（Michael Eades）與瑪麗・丹・益德斯（Mary Dan Eades）醫師所寫的《蛋白質的力量》。

愛麗絲想起多年前得知的低碳水化合物、高脂肪阿金飲食法，但這次似乎特別讓她心動。

「我在醫院裡擔任廚師很長一段時間，我知道食物金字塔那套行不通。」愛麗絲說道：「我生病了，很多人也是，我們變成了一群又胖又不健康的人。」

她向丈夫談到攝取新鮮肉類與蔬菜的低碳水化合物飲食法時，他們兩人都決定一試，徹底改變生活型態。這樣的轉變立竿見影，愛麗絲的體重減輕了，開始運動，比之前攝取的脂肪都多。

「我沒讓脂肪嚇倒我。」她說：「我喜歡吃奶油、椰子油、起司、蛋、肉，並且在咖啡裡加入鮮奶油。」

就像大部分剛發現低碳水化合物生酮飲食法的人一樣，愛麗絲不斷充實有關這方面的知識。她觀看 YouTube 上面的影片，聽有關營養與健康的 podcast 節目，並且吸收在網路上分享低碳水化合物、高脂肪生活好處的醫師與作者。

她在二〇一二年十二月時，認真想要進入營養性酮化的狀態，以改善自己暈眩、精神不濟、血糖不穩所造成的情緒變化。她把自己的碳水化合物攝取量降低到每天二十公克，同時繼續攝取所有她習慣攝取的食物，美味健康又富含脂肪。這麼做，對她的健康影響實在不容小覷。

「我感受到那種興奮。」愛麗絲說：「我從來沒有過這種感受，讓我覺得能夠維持精力充沛，能夠在兩餐之間間隔十六個小時不吃東西。」

在二〇一三年夏天時，她想在飲食當中恢復攝取水果和根莖類蔬菜，結果處在酮症中的好處消失了，那種熟悉的暈眩、焦慮、情緒起伏就像復仇一樣，又回來了。

「我甚至在覺得在飢餓之前就開始頭暈了。」愛麗絲想起低血糖發作的情形。「我覺得自己的血糖驟降，想要吃個蘋果，好讓自己覺得舒服一點才能用餐。」

愛麗絲體會到她對碳水化合物超級敏感，必須要讓碳水化合物的攝取量降到很低，才能進入酮症狀態。在二〇一三年十一月時，她將碳水化合物的攝取量降到一天二十公克，她就再次進入酮症狀態中，暈眩、焦慮、情緒起伏的問題都一掃而空。

「現在我的心情相當穩定，」愛麗絲說：「我不再覺得頭暈或焦慮，也不會覺得脹氣或想放屁，我睡得很好，很少做夢，睡眠呼吸中止症也完全消失了。」

此外，減輕的體重也維持住了，這讓她相信，生酮飲食的生活方式對她來說是正確的一條路。

「我不知道是否每個人都願意活在燃燒酮體的狀態中，但我很清楚，這是我偏好的能量燃燒方式。」愛麗絲下了這個結論。

她補充說明，雖然「不是每個人都像我一樣無法承受碳水化合物」，但很重要的是，大家要注意糖與澱粉的攝取量。

「大家聽著，糖對你們不好。」她這麼警告，「這不是什麼祕密。」

專家聲明

到目前為止，對生酮飲食法最大的批評，就是酮症不健康，很危險，甚至會造成死亡。但有誰因此死亡了？如果那麼危險，為何死亡率沒有上升？更精確地說，為何這種方式拯救了許多人的性命？

—約翰・開弗

吉姆・史莫（Jim Small）

科羅拉多州丹佛，六十歲

吉姆這輩子一直是個「活躍分子」。高中和大學時，他都待在游泳校隊裡，騎著腳踏車到處去，教孩子空手道等等。他成年後也一直相當活躍，在杜克大學獲得醫學學位以及博士學位，知道好好吃東西代表減少脂肪與熱量。然而，隨著年紀增長，他的體重也慢慢增加了。

他完成住院訓練後，回到了科羅拉多州丹佛老家，開始再次認真騎腳踏車，參加許多上百公里的長跑。隨著體重逐漸增加，他原以為這些運動能夠讓他減重，但卻沒有，事實上，他的體重依舊持續攀升中。在他父親心臟病發、孫輩出生後，吉姆知道，「是該改變的時候了」。

吉姆開始上網搜尋多年前對他和妻子有用的阿金飲食法，並尋找更多相關的訊息。他開始研究低碳水化合物、高脂肪飲食，也很高興知道酪梨、培根、乳酪、起司、鴨肉、蛋類、魚肉都是可以攝取的清單。這就是讓他願意試試生酮飲食的動力。

「我們吃的東西，就像大多數人渡假時吃的一樣。」吉姆分享時說道。

他減去了九公斤，腰圍從三十七腰縮小到三十三腰。他的膽固醇值也都大幅改善，吉姆多年來一直無法根治的胃食道逆流症狀也消失了。此外，在採用生酮飲食一週後，他打呼的情形消失了，在出任務時，他也很容易就能夠斷食。吉姆對我說起造成健康方面的這些改善，其實並不像大家所想的必須耗費許多工夫。

「我並沒有測量食物的份量。」他說：「但我每天都會測量自己的體重，檢查我自己的狀況。」

大家看到吉姆在體重與健康方面的改善時，無不嘖嘖稱奇，身為醫師，他相信這是大家都做得到的健康改善方式。

「這種生酮飲食法真的是好東西。」吉姆下了這樣的結論。「身為病理學家與內科醫師，我認為這背後的科學原理相當紮實。」

你是否覺得備受鼓舞，想要試試低碳水化合物、適量蛋白質、高脂肪的生酮飲食呢？因為酮體而生活完全改觀的人不勝枚舉，這八個人只是其中的一小部分而已。

專家聲明

尋求生酮飲食法的人，都是想要改變的人。在他們適應酮症之後，生活品質就會大幅改善。

—史蒂芬妮・波森

生酮飲食的重要觀念

- 生酮飲食改變了真實案例的生活。
- 放棄各種招數，投向低碳水化合物、高脂肪飲食的懷抱吧！
- 增加你的血酮值，就會感受到不可思議的體力與穩定的心情。
- 幾乎任何年齡的人都能夠受益於酮症。
- 有許多罕見病症都能夠因為酮症而改善。
- 無論別人如何嘲笑，請堅定你的腳步，走在低碳水化合物、高脂肪的生酮飲食道路上。
- 有時候低碳水化合物或是原始人飲食法還不夠，所以就試試生酮飲食吧！
- 了解自己在酮症狀態中與離開酮症的差異是關鍵。
- 即使是醫療專業人員，也了解生酮飲食的好處。

第十五章

十個對生酮飲食的批評

專家聲明

生酮飲食最主要的批評，大部分僅是理論而已。我們並未觀察到患者身上出現這些常被人提及的問題。

—大衛・博瑪特

你很可能經常聽到反對使用生酮飲食的言論，擔心這些說法是否真是如此。在本章中，我們會接招並且破除十個有關極低碳水化合物生酮飲食的主要批評。

酮症沒什麼特別，只是能夠降低熱量而已

專家聲明

在許多臨床研究中，透過低碳水化合物飲食自動降低熱量攝取的人，其熱量攝取的程度，就像那些聽從建議減少飲食中脂肪攝取量的人一樣。有一份報告比較了兩種不同的低碳水化合物飲食，其中一種攝取大量的蛋白質，另一種則攝取大量的脂肪，與限制熱量的低脂飲食進行比較。研究結果發現，兩種低碳水化合物飲食，其自動降低的熱量攝取較多，體重與體脂的降低也較多。

另一份研究報告指出，被分配到攝取低碳水化合物組飲食者，減少攝取的熱量並未超過那些降低脂肪攝取量以降低熱量者。

> 而且那些被分配到低碳水化合物組的人，他們降低的體脂肪卻是其他組的兩倍。
>
> —比爾・拉格科斯

這點對我來說特別有意思。這個論點有點像是：成功採用生酮飲食者，只是為了壓抑食慾，不攝取原本可能攝取的熱量。有人注意到這個論點的諷刺之處嗎？雖然生酮飲食的反對者認為，這算是「抓到把柄」了，但其實正好強化了酮症的效用。製藥公司花了成千上萬的經費，想要創造降低食慾的藥物，但我們卻有自然能夠達到這個效果的方式，不需要冒著承受任何副作用的風險。

選擇食物時，計算熱量卻不管熱量品質，以及刻意挑選能夠填飽自己的食物，這期間會有相當大的差別。事實上，採用生酮飲食時，你吃飽就自動會解決熱量的問題，因為你的飢餓感完全受到控制；你不用拿出計算機，確認自己吃的熱量沒超過武斷的規定。你是否曾經想過，為何野生動物不需要計算熱量，就能夠維持結實健康的好身材？這是我們人類該問自己的問題。

你攝取的熱量種類會有相當大的影響，這正是天普大學醫學系教授顧恩特・波登（Guenther Boden）在二〇〇五年三月十二日發表在《內科醫學年鑑》報告中觀察到的結果。波登博士的研究結果指出，「碳水化合物讓過熱的情形火上加油」。碳水化合物會增加胰島素值，使人想攝取更多熱量，但生酮飲食者以脂肪和蛋白質為主要的食物來源，飢餓感受到了良好的控制。這並非意外之事。

大部分的人開始採用生酮飲食時，吃東西就會變成對食慾的正常反應，對有些人來說，這是有生以來第一次這麼做。我敢說，這讓那些想要永遠擺脫計算熱量的人來說，酮症是非常特別，也是他們非常想要的東西。

魏斯特曼醫師筆記

攝取碳水化合物會讓你感到飢餓。如果你不攝取碳水化合物，就不會出現飢餓的情形。當然，在你停止攝取碳水化合物之前都不會知道這點。而大部分的美國人活著的每一天，都在攝取碳水化合物。

酮症造成的體重減輕來自脫水及分解肌肉與組織

聽到有人取笑酮症帶來的體重減輕，說「那只是減掉水的重量而已」，總覺得很好笑。但事實是，我們透過任何方法減重時，一開始減輕的都是水的重量，這有部分是因為釋出儲存在肌肉當中的糖原。糖原是醣儲存在人體中的形式，當中充滿了水分。由於低碳水化合物的飲食，會讓身體從燃燒醣的機器變成燃燒脂肪的機器，而在糖原耗盡後沒有獲得補充，因此這部分的體重減去後，水的重量也減掉了。

有部分原因則是因為胰島素值降低。胰島素會發出訊號，讓腎臟留存水分與鹽分，因此在攝取碳水化合物，產生更多胰島素時，你的身體就會滯留更多的水與鹽分。減少碳水化合物的攝取量就能夠降低胰島素值，減少滯留的鹽分與水分。這當然不是壞事，也說明了為何有些過重或是肥胖的人，在開始採用生酮飲食之後，能夠減去很多體重。

但酮症有趣的方面是，一旦減去水的重量後，就會開始認真減去脂肪的重量。是的，這時候體重就會明顯降低。然而，你的身體卻是使用儲存的脂肪作為燃料，快樂地燃燒著酮體。

所以，生酮飲食會分解器官與肌肉組織實在是無稽之談，如果你看過發表的研究報告，就能夠明白。

芬蘭庫奧皮奧醫學院營養研究人員安西・馬尼嫩（Anssi Manninen）在二〇〇六年一月的《營養與新陳代謝》期刊中發表了一篇論文，研究了極低碳水化合物（定義為每天十公克）對肌肉質量的影響。他指出，**肝臟產生的酮體能夠防止肌肉蛋白質的分解。此外，脂肪酸與酮體的存在，實際上也能夠抑制胺基酸的氧化，避免肌肉受到傷害。**

換句話說，在極低碳水化合物的生酮飲食中，馬尼嫩表示，這種飲食法其實能夠保護你的瘦肉質量。

魏斯特曼醫師筆記

有種腦力激盪的技巧，就是「讓一切顛倒」， 讓你用不同的方式看待一切，往往就能找出問題的新解決方式。肌肉細胞具有蛋白質受體（通道），需要胰島素才能打開。我們往往認為這些受體會讓葡萄糖進入，但如果我們認為受體能把葡萄糖排除在外又如何？轉換觀點後，我們可以把肌肉細胞想成燃燒脂肪的細胞，只有在要短跑或進行其他需要爆發力的活動時，才需要醣分。

生酮飲食會引發甲狀腺功能低下及腎上腺疲勞

專家聲明

有甲狀腺功能低下的人，是因為酮症的關係，還是因為慢性低卡路里攝取、壓力，或是其他原因，抑或是所有原因加總的結果？在沒有分離出變因前，就不能說酮症就是肇因。

—席山・亞蘭

在其中一種甲狀腺素 T4 無法輕易轉換為另一種甲狀腺素 T3 時，就會產生甲狀腺功能低下的問題。近年來，網路上有些原始人飲食法的知名成員到處散佈謠言，說生酮飲食因為缺乏葡萄糖，會使 T4 轉換為 T3 的能力降低，造成落髮、手腳冰冷、全身不適，以及其他與甲狀腺功能低下有關的問題。這些卑鄙的說法，會讓你懷疑，為何有人願意採用低碳水化合物的生酮飲食。

專家聲明

會擔心甲狀腺功能低下，顯示出一般大眾與醫師的誤解。數值較低，並不代表功能低下，反而往往代表功能較佳。身體的功能運作良好時，甲狀腺值就會下降，這是非常好的情形。在許多人的例子中，這其實是健康與長壽的偽裝而已，因為許多百歲人瑞的甲狀腺值比其他老年人的數值低。大家批評極低碳水化合物飲食，說那會造成甲狀腺功能低下，不僅會誤導他人，而且根本就是完全的錯誤。

—朗・羅斯戴爾

這個批評的問題在於敘述並不完整。雖然有些採用生酮飲食的人，如果攝取的熱量不足，可能會產生甲狀腺功能低下的問題，但在熱量足夠時，甲狀腺功能低下就不會發生。在這裡會造成影響的，其實是熱量是否足夠，而非生酮飲食本身。

有份研究報告追蹤了採用良好生酮飲食且攝取足夠熱量的人，發現並未出現甲狀腺功能低下的問題。只要未限制及低碳水化合物飲食者的熱量攝取，甲狀腺和新陳代謝功能就會維持正常，完全不需要攝取額外的葡萄糖。

事實上，甲狀腺素的數值降低並非「病態的症狀」，營養顧問暨教育者諾菈・傑得高達斯指出，只要熱量足夠，低甲狀腺值其實代表了「新陳代謝功能的效率改善，也是大家偏好的長壽指標」。

專家聲明

如果你在開始採用生酮飲食時有甲狀腺的問題，很可能會出現甲狀腺功能不全的症狀。但很多人往往很快就會把這種新的飲食法當作病因。我沒看過任何之前沒有甲狀腺疾病的人，在採用低碳水化合物、高脂肪飲食之後突然發病的。

確實，攝取良好的生酮飲食一段時間後，T4 甲狀腺素可能會慢慢轉變為活化的 T3，但這並不代表那會是個問題。

—諾菈・傑得高達斯

自然醫學醫師克莉絲・戴克（Chris Decker）在〈原始人飲食法會造成甲狀腺功能低下嗎？〉中提到這個主題，她直接指出，採用生酮飲食法後，會對甲狀腺造成什麼影響：

> 我們燃燒酮體作為主要的燃料來源時，甲狀腺就不需要像身體以較不佳的燃料（葡萄糖）進行新陳代謝時一樣，不用那麼奮力地運作。我們的器官違反這種較佳的原則時，就必須要代謝醣分而非脂肪，所以需要更多的 T3 來處理這個不夠理想的情形。我們的甲狀腺必須加班，有人（也就是可憐的 T3）必須負責這個工作。但如果我們燃燒的是脂肪，那麼 T3 就可以賦閒在家。

所以，T3 減少其實是件好事！

專家聲明

我們認為正常的甲狀腺功能值，事實上是因為長期攝取高碳水化合物飲食而提升的值，因此，在採用生酮飲食時，甲狀腺值較低其實是較接近正常值。

—傑伊・沃特曼

心臟科醫師威廉・戴維斯也指出，低碳水化合物飲食會降低甲狀腺功能的說法「並不正確」。他表示，有人採用生酮飲食減重時，促甲狀腺激素（TSH，在甲狀腺檢查時，會檢驗的三種主要甲狀腺激素之一）會增加，自由的 T3 值（另一種進階甲狀腺檢查會檢驗的項目）會降低，讓有些人誤以為是甲狀腺功能低下。但戴維斯醫師指出，這並非完全正確。「這種獨特的狀況並非甲狀腺功能受到干擾，而是生理上適應了體重的減少而降低新陳代謝率，是預防人體飢餓的求生機制。」他說明，「這些荷爾蒙的調整是暫時的，在幾週後，體重維持穩定時就會修正，但這並非代表甲狀腺功能不全。」

專家聲明

在採用生酮飲食後，有一小段時間會發現甲狀腺激素值下降，但交感神經系統反應會更加活躍，抵銷了這種情形。

—約翰・開弗

至於生酮飲食造成的腎上腺疲勞，這種想法來自低碳水化合物飲食會造成身體的壓力，致使腎上腺素的負擔過大，讓你感到勞累、顫抖、運動後無法復原等等。但如果這些和生酮飲食都不相干呢？這些多半是你採用生酮飲食之前就有的問題，因為未妥善處理，轉變期時才讓潛在的問題浮現。

專家聲明

有零星的案例指出，有些人在進入酮症狀態後，有好一段時間都出現腎上腺疲勞或甲狀腺功能低下的情形。然而，據我所知，沒有任何紮實的研究報告支持這個論點。

—法蘭西絲卡・史布萊哲勒

處在酮症狀態中，會因為消除糖、白麵粉、穀類、豆類等等而減輕身體的壓力。從非自然且壓力很大的燃醣機器，轉變為較輕鬆的燃脂機器，顯然對腎上腺所造成的壓力會減輕許多。獲得充足的睡眠，做些不激烈的運動，並且從事減壓的活動，都有助於減輕腎上腺疲勞，請不要將這一切怪罪到生酮飲食頭上！

魏斯特曼醫師筆記

任何飲食法的新陳代謝情形，都會因採用者而有所差異，如生酮飲食可能讓血液的計數超出「正常範圍」之外，但這樣的數值並不代表就是不健康，因為「正常範圍」僅表示最常看到的狀況。例如，甲狀腺激素的值很可能在正常範圍之外，但如果身體的血液中需要的甲狀腺激素較少，因而變得較為敏感，那麼身體依舊能夠維持健康。同樣的，大部分適應酮症的人都有所謂的低血糖問題，因為他們的身體燃燒了大量的酮體，根本不再需要高血糖值！

低密度脂蛋白與總膽固醇因為生酮飲食而增至不健康的值

專家聲明

含有過多易於氧化的低密度脂蛋白，是冠心病與心臟病突發患者最常見的情形。攝取大量「健康全穀物」的人，體內含有這種造成傷害的低密度脂蛋白顆粒數量多到驚人。那些不吃穀類以及糖的人，則能夠快樂地享受健康的酮症狀態，大幅降低甚至完全去除那些又小、密度又高的低密度脂蛋白顆粒。

—威廉・戴維斯

你攝取低碳水化合物、高脂肪飲食時，高密度脂蛋白（好的膽固醇）會上升，三酸甘油脂會下降，低密度脂蛋白顆粒也會從危險密集的小顆粒，轉變為較良好蓬鬆的大顆粒。

雖然有些人採用生酮飲食時，膽固醇檢驗中的兩個數字：低密度脂蛋白以及整體膽固醇值可能會上升。

問題是，那是否真的代表對健康有害？低密度脂蛋白是估計的數字，整體膽固醇則是膽固醇檢驗當中最不有趣的數字，而這些對你的整體健康影響，其實比不上其他數字。重要的是，低密度脂蛋白粒子的分解情形，必須透過進階的核磁共振 LipoProfile 檢驗才能得知。

那麼，你該注意膽固醇檢驗的哪個部分呢？請確認你的高密度脂蛋白必須超過五十，理想的情形是最好高於七十（攝取飽和脂肪酸能幫助你達到那個數字）。請讓三酸甘油脂維持在一百以下，最好低於七十（降低碳水化合物的攝取量最容易達標）。

改變你的低密度脂蛋白顆粒大小（必須透過核磁共振 LipoProfile 檢驗才能得知），最好變成大而蓬鬆的類型（透過攝取低碳水化合物、高脂肪的生酮飲食可以達成）。此外，請接受高敏感度 C 反應蛋白血液檢驗，檢查發炎的跡象，這才是心臟病真正的元兇，並且接受心臟斷層掃描，以檢查是否有心臟病的跡象。

如果你採用低碳水化合物、高脂肪飲食，同時又擔心膽固醇的問題，請閱讀《膽固醇聲明》，書中會有詳細說明。

極低碳水化合物飲食會引發黏液不足，造成眼部與口腔乾燥

專家聲明

所謂生酮飲食會造成黏液不足的問題，其實是場誤會。

首先，幾十年來我用這種飲食法治療患者，都沒見過這種情形。

其次，說黏液是醣蛋白，需要葡萄糖，所以不攝取葡萄糖會減少黏液的分泌，造成眼部與口腔乾燥其實不合道理，因為在飢餓時，幾乎到死亡之前，血清中的葡萄糖都會維持在正常值。換句話說，如果絕對需要的話，葡萄糖的量其實很多。

—朗・羅斯戴爾

這是真的嗎？這個想法來自我們的身體需要葡萄糖才能分泌黏液，包括唾液、汗水、眼淚在內，如果你攝取的碳水化合物不夠多，你很快就必須經常點眼藥水？我可以直接說，這有多荒謬嗎？身為攝取低碳水化合物、高脂肪飲食超過十年的人，我從來沒有眼部或口腔乾燥的問題。我也和上萬名採用這種飲食法的人互動，從來沒聽說過有人發生這種問題。

營養學顧問與教育者諾菈．傑得高達斯表示，「沒有任何健康的人在採用生酮飲食後會需要擔心」黏液不足的問題。「我可以很坦白的說，說到這種飲食法，我從來都沒遇過『黏液不足』的問題。」她說。傑得高達斯表示，有「許多散佈恐懼的人」根本是「荒謬的危言聳聽者，根本與正常健康的生酮狀態一點關係都沒有」。

採用極低碳水化合物飲食時，黏液能夠正常地分泌，因為我們的身體能夠透過糖質新生製造足夠的葡萄糖，除非你有潛在與胺基酸有關的新陳代謝問題，否則這個批評實在是風馬牛不相及。傑得高達斯提到，在二〇〇六年六月的《營養學期刊》中有份報告發現，**黏蛋白（組成黏液的分子）製造功能不全與胺基酸不平衡較有關，而非「缺乏碳水化合物」**。她表示，攝取大骨湯以及牧場飼養牛的吉利丁有助於修復胺基酸不平衡的狀態。

如果有人採用生酮飲食卻有眼部與口部乾燥的問題，那麼很可能他們本身比其他人更容易出現這種情形。對特定食物或食物中的成分敏感，很可能也會造成這些問題。這點強化了找出個人飲食需求的重要性，必須找出自己是否有乳製品不耐的問題，或是無法攝取茄類（如番茄與椒類）等等。自體免疫系統排除的飲食，有助於你找出自己是否對某樣特定食物過敏。要了解那種飲食，請參閱莎拉．巴倫汀（Sarah Ballantyne）的《恐怖的自體免疫疾病療癒聖經》。

極低碳水化合物飲食缺乏纖維素，會造成便祕

飲食中的纖維素被營養學專家冠上健康之名，認為是讓你飽足並且維持正常的最佳方式。所以，極低碳水化合物會遭到這些健康大老們撻伐，並不怎麼令人意外。是的，你採用生酮飲食時會大量減少纖維素的攝取。然而，

你可以從不含澱粉的蔬菜以及綠色葉菜中補充，不需要攝取「健康的全穀物」。此外，只要喝足夠的水，並且在飲食當中加入海鹽與鎂，就能夠避免便祕發生。

魏斯特曼醫師筆記

在採用生酮飲食後，幾乎每個人都會發現自己的腸道蠕動變少了。這並非需要治療的疾病。然而，如果在採用生酮飲食期間，你的糞便相當堅硬，或是很難排出，請喝些肉湯，喝些鎂乳都是不錯的補救方式。

極低碳水化合物生酮飲食缺乏重要營養素

專家聲明

大家都會因為進入酮症而享受到健康方面的好處。然而，如果他們無法攝取足量的主要營養素，尤其是維生素C、K、E，以及植物來源的抗氧化物。在進入酮症二至三年後，因為用盡了這些營養素，因此就會出現缺乏這些營養素的情形。你可以多攝取動物內臟、綠色蔬菜、洋蔥、蘑菇、包心菜等富含硫的食物，就能夠維持抗氧化物以及維生素C、K、E的攝取。

—泰瑞・華爾斯

有些註冊的營養師到處說，攝取極低碳水化合物的生酮飲食，會讓你缺乏某些重要營養素。諷刺的是，健康的生酮飲食包含了地球上最富含營養素的食物，當中有許多重要的維生素與礦物值，能讓你的身體強壯。雖然蔬菜與水果常被視為是這種營養素的主要來源，但事實上，許多低碳水化合物、高脂肪的食物也富含這類營養素。

生酮飲食的主要成分，如肉類、蛋、乳酪、魚、堅果，能夠提供低碳水化合物缺乏的營養素：脂溶性維生素！這些只有在你攝取脂肪時才能夠吸收，對你的健康相當重要。

所以，攝取低碳水化合物、高脂肪飲食，不但不會缺乏營養，而且能提供的營養可能比你原本的飲食還要更多！

採用生酮飲食，可能會因為缺乏維生素C而出現壞血症

專家聲明

有兩位探險家維嘉穆爾・史蒂文生（Vilhjalmur Stefansson）與K・安德生（K. Andersen）和因紐特人生活了九年，攝取因紐特人以動物為主的低碳水化合物、高脂肪飲食。之後，兩位探險家在紐約的表維（Bellevue）醫院接受全肉（包括內臟與大骨湯）的生酮飲食研究，結果發表於一九三〇年。

他們在為期一年的研究期間，依舊維持健康，並未如當時首席營養學家預測的出現壞血症，或是其他營養不良的問題。

—凱斯・朗揚

散佈恐懼者持續主張處在酮症中，會讓你的身體無法吸收足夠的維生素C，因而造成壞血症，病徵為極度疲勞、皮膚上出現紅點、牙齦痠痛流血，以及憂鬱。

那些不會對碳水化合物極度敏感的人，可以選擇攝取大量優質的無澱粉類蔬菜，當中飽含維生素C，如青花菜、羽衣甘藍、青椒等。但即使這些蔬菜並非你生酮飲食中的主要部分，也別忘了一個重點：**由於碳水化合物會消耗體內的維生素C，因此，你減少碳水化合物的攝取量時，就不需要那麼多的維生素C。**

所以，攝取含糖的高碳水化合物食物、穀類、澱粉類食物，代表你所攝取的維生素C必須多過處在酮症的時候。

最後，如北極探險家史蒂文生所言，動物來源的食物也有維生素C。他在二十世紀初研究了阿拉斯加因紐特人的飲食長達九年，發現他們的飲食主要是脂肪與蛋白質，一年到頭很少攝取碳水化合物。換句話說，這些人當然

總是處在酮症狀態中。在史蒂文生回到家鄉分享他的發現時，醫學界不願意接受他攝取大量脂肪、適量蛋白質、低碳水化合物還能夠健康存活的事實。

所以，他同意接受一年的新陳代謝臨床研究，在這段期間內，他被鎖在醫院的病房內，因此院方能夠清楚追蹤他所有的食物來源，同時也能檢驗他的健康情形。在實驗階段時，他攝取的基本上是全肉類的食物，但實驗結束時，卻沒有出現任何健康問題或是缺乏維生素 C 的跡象。研究的結果發表在一九三〇年的《生物化學期刊》當中。

用壞血症恐嚇大家遠離生酮飲食的人還真多啊！

魏斯特曼醫師筆記

我聽過一位因紐特健康專家的演講。她表示，因紐特人從來都不會有壞血症，因為他們攝取的食物當中含有大量的維生素C。當然，傳統因紐特人居住的地方非常寒冷，他們從來都不吃蔬菜水果，只吃動物製品而已。然而，在我們文化當中，攝取蔬菜水果的觀念十分深植人心，所以在她演講的最後，居然提醒我們儘管如此，每天依舊該吃五份的蔬果。你看看！

採用極低碳水化合物飲食會造成腎結石

專家聲明

有關酮症的常見誤導資訊真的常出現，如低碳水化合物飲食會造成腎臟損傷及腎結石，其實在臨床上沒有出現，過去十五年來的各種研究報告，也沒有證實會出現這樣的結果。相反地，我們看到的各種結果都是正面的。

—賈桂琳・艾伯斯坦

這是另一個對極低碳水化合物飲食的常見批評，一樣沒有任何根據。說採用生酮飲食的人，比一般人出現尿酸腎結石的機率高出五百倍，出現草酸鈣結石的機率高出五十倍。他們提出來的解決方案為何？是攝取更多白飯與馬鈴薯等碳水化合物。

專家聲明

如果有人有一天相當不舒服，並出現一些症狀，那就應該去找合格且具有專業知識的醫療專業人員解決背後的問題。但其實，在這裡要告訴大家的是：這和「缺乏澱粉」無關。再深究原因！沒有人可以攝取白米和馬鈴薯這類所謂安全的澱粉，而維持健康的生酮狀態。

—諾菈・傑得高達斯

就像之前討論過有人擔心眼部與口腔乾燥的問題一樣，有人原本就有腎結石的問題，卻怪罪到生酮飲食頭上。

為了預防腎結石，請務必讓自己補充足夠的水分，在飲食當中加入鎂與檸檬酸鉀，並在飲食當中避免飲用汽水（當中充滿了磷酸鹽，會促進結石的生長），並且注意尿液的酸鹼值（你可以利用健康食品店的試紙檢驗，或是調整自己的飲食，讓飲食偏鹼性）。其中要注意的是，就是高碳水化合物飲食造成的腎結石較多，而非低碳水化合物飲食，這點在一九七八年十二月的《英國泌尿科學期刊》中即已提及。

很重要並值得一提的是，許多開始採用生酮飲食的人，往往都是肥胖的第二型糖尿病患者，罹患新陳代謝症候群，這些都是會造成腎結石的因素。如果你的低碳水化合物飲食含有較高的蛋白質，那也會增加尿酸的排出量，造成腎結石（另一個你應該適量攝取蛋白質並增加脂肪攝取的原因）。雖然血液當中的尿酸值確實會在剛開始進入酮症狀態時增加，但會在四至八週內恢復正常。

極低碳水化合物飲食會引發胰島素阻抗及「葡萄糖缺乏」問題

專家聲明

根本沒有「葡萄糖缺乏」這種東西！在這個星球上的任何一本醫學教科書裡，都找不到。

—諾菈・傑得高達斯

坦白說，這是所有批評當中最可笑的一個。這個說法認為，攝取極低碳水化合物會造成「葡萄糖缺乏」的問題，會造成胰島素阻抗（讓身體無法有效率地運用胰島素，以致血糖不穩及其他體重與健康問題）。這麼說的人認為，生酮飲食造成胰島素阻抗，但為了保護腦部，讓腦部擁有足夠的葡萄糖才能正常運作。

這種無稽之談到底是從哪兒冒出來的？

我們開門見山地說吧，根本沒有所謂「葡萄糖不足」這種東西。

你的身體和腦部能夠利用酮體作為燃料，並正常運作。由於脂肪酸與酮體能夠取代葡萄糖，血糖值會低於我們認為的「正常」範圍內，但這根本不是件壞事。

事實上，由於身體對葡萄糖的需求量降低，能夠保留肌肉的質量，血糖調節荷爾蒙機制，會因為脂肪酸與酮體的出現而遭到抑制，讓酮體成為葡萄糖的適當替代品。

別忘了，處在酮症狀態中，其實能夠保護你免於出現胰島素阻抗的問題，如果再次攝取碳水化合物，胰島素阻抗就可能會因此而報復你。這也就是為何一旦攝取生酮飲食，就不該接受口服葡萄糖耐受度檢驗，因為醫院給你的口服葡萄糖漿混合液會超過你的身體負荷的程度，而無法精準判定你體內真正發生的事。

結果其實是：攝取極低碳水化合物與高脂肪的飲食，有助於預防胰島素阻抗。**β-羥基丁酸（血液中的酮體）會提升你的抗氧化壓力，以及作為抗發炎因子（對整體健康來說會非常好）的能力。**

反對健康生酮飲食的人，無論怎麼努力，都無法阻止其神奇療效的事實向外傳播。

在接下來的三個篇章中，我們會就三個方面的檢驗，來支持低碳水化合物、適量蛋白質、高脂肪飲食的科學證據：我們有何種紮實的證據？我們有什麼合理的證據支持這種飲食法？有什麼大家感到有趣的新興領域？如果研究結果顯示酮症有助於特定的病症，那麼，你在下面幾個篇章中就會讀到相關內容。

準備好接受驚喜吧！

生酮飲食的重要觀念

- 酮症最大的好處之一，就是自動減少熱量的攝取。
- 採用任何飲食法減重，最先減去的一定是水的重量，接著才會減少脂肪。
- 採用極低碳水化合物飲食造成甲狀腺功能低下的說法是空穴來風。
- 要了解真正的心臟健康風險，應該把注意力由低密度脂蛋白膽固醇與總膽固醇值轉移到低密度脂蛋白的顆粒上。
- 沒有任何證據顯示，生酮飲食會造成黏液的缺乏。
- 採用低碳水化合物飲食造成的便祕問題，可透過攝取蔬菜、鹽、鎂、水分來解決。
- 只要你攝取各種富含營養素的食物，生酮飲食會造成營養缺乏的說法，其實根本沒有任何科學根據。
- 儘管有些人到處危言聳聽，但其實採用生酮飲食不會缺乏維生素C或造成壞血症。
- 腎結石是高碳水化合物飲食的結果，而非低碳水化合物飲食的結果。
- 極低碳水化合物飲食能夠改善胰島素的敏感度，而非引發胰島素阻抗。
- 沒有所謂的「葡萄糖缺乏」問題。

第十六章

採用生酮飲食達到療效的紮實科學基礎

魏斯特曼醫師筆記

加拿大前總理萊斯特．皮爾遜（Lester B. Pearson）曾經說過：「來自無知的誤解會產生恐懼。」或許這正是某些人身上的情形，即使是科學專家也不例外，他們遇到生酮飲食的問題，也是如此。但是，缺乏知識並非適當的科學反應，如果某個主題的研究不多（像低碳水化合物飲食），我們就不知道那到底是好是壞。

低碳水化合物、高脂肪的飲食被認為是不好的，結果讓這個主題在一九八〇至二〇〇二年間變成了研究的禁忌。但過去十二年來，低碳水化合物飲食研究大為逆轉，研究的結果相當正面。如果用法庭的標準來看，低碳水化合物、高脂肪的生酮飲食應在被定罪之前認為無罪。但事實上，卻是在證明無罪之前一直被認為有罪。

到目前為止，你在本書當中讀到的所有內容，都是根據我們對生酮飲食的整體經驗而來。你很可能希望獲得紮實的科學證據，以確定我們所說的為真。這麼做當然沒錯，事實上，我們也鼓勵你質疑所謂營養專家所說的話，未來也是一樣。

只相信我們原本認為正確的健康與飲食知識成不了事，我們需要真正的證據。

因此，在接下來的幾個篇章中，我們會和你分享低碳水化合物、高脂肪飲食的已知科學證據。

當個謹慎的研究消費者

在我們開始說明各種支持生酮飲食治療不同疾病問題的科學研究前，我們想先說明，現有的研究報告種類繁多，但我們該如何過濾與評估在研究方面接收到的大量訊息？大部分的記者缺乏評估研究報告相關性與重要性的專業知識，因此他們便草率地報導了各種醫學期刊或研究機構的新聞稿，而那個研究就會成為當晚新聞、報章雜誌、網路的重要新聞。但是，大眾也缺乏所需的知識與經驗，無法解讀研究報告真正的意義，許多只是聽到什麼，就當作是真正的好消息。畢竟，他們會說，這是科學告訴我們的事。

看到任何研究，應該問的第一個問題是：「這個研究適用在我身上嗎？」心中謹記著這個問題，很容易就能夠注意到以人為受試者的實驗。但很可惜的是，我們在新聞中聽到的大部分飲食實驗，都是在白鼠身上進行的，從研究的結果再外推到人身上。一個主要的例子，就是發表在二〇一三年十一月一日《美國生理學內分泌與新陳代謝》期刊上的論文，指出低碳水化合物、高脂肪的生酮飲食有損葡萄糖的耐受度，造成胰島素的阻抗增加。研究的對象是誰？是老鼠！當然，這份負面的研究報告隻字未提這個顯著的事實。

事實上，這樣的研究報告尚未成熟，老鼠和人的差異很大，研究結果無法立刻應用在人類身上。這些研究結果，其實只是幫助科學家確認，未來將在大型動物上進行實驗，最後則在人類上進行實驗（到了這時候，研究結果才比較能直接應用在我們身上）。許多實驗利用老鼠進行，是因為費用較為低廉，全身也能夠接受解剖，測量精準的數據。

但比起僅專注於對象是人的研究，要找出適當且適合聽從的研究報告，就複雜多了，有所謂的「臨床研究階段」，也就是有些人類實驗與某些人較相關。

專家聲明

傳聞證據通常可以處理那些難以明確說明，只能以直覺來理解的議題。而最佳的研究方法，就是針對問題找到解答，然而，有些問題已經被傳聞證據作了完善回答。

—理查・費因曼

在 N=1 的個案實驗中，說明了個人的經驗（就我們的經驗來說，通常是某個人改變了他的飲食習慣）。雖然大部分的人低估了這類研究的重要性，但其實從個人經驗當中也可以獲得許多資訊。例如，假設有外星人來到地球，我們仔細檢驗了外星人，會因為這個研究僅針對一位外星人而忽略不管嗎？當然不會！如果有位探險家獨自到達北極，記錄了他的經驗，會因為那只是他的個人經驗，就否定他沿路上的發現嗎？絕對不會！

魏斯特曼醫師筆記

我閱讀了第七章中吉米N=1的實驗，就像第一位南極探險家的觀察一樣。他的結果可能與你的不同，但就我的經驗來說，大部分人做一樣的事時，結果也相去不遠。

研究的類型有好幾種：觀察型、個案控制、世代研究、流行病學型，這些都是產生假設（hypothesis-generating）的研究。他們先想出理論，並以控制變因的臨床實驗進行檢驗，成為他人研究的基礎。尤其是流行病學研究，特別會瀏覽大量資料，加入不同參數，並尋找當中的忽略之處，因此產生可供未來研究檢驗的假說。

由於這類研究的限制，大部分顯然無法與個人有關。他們的目的並非在於回答特定問題，而是架設一個基礎，以利其他能應用於個人的研究可順利進行。

觀察的研究往往在於尋找兩者間的關聯，但我們坦白說（你之前也可能聽說過）：有關並不代表肇因。兩件事同時發生，並不代表一件事是另一件的原因。

健康部落客作者迪妮絲・明格（Denise Minger）在朋友的部落格「馬克的每日蘋果」上分享了這個絕佳的範例。她提到，在小賈斯汀出生的那年，她的膽固醇值下降了，但不久臉書發明後，膽固醇值又回升了。因此，這「證明了」臉書的出現，抵銷了小賈斯汀的效應。是的，這聽起來似乎本末倒置，但本來就是這麼一回事，而這類「相關等於因果」的關係，往往出現在營養學的研究當中。

專家聲明

有關生酮飲食的研究相當有限，因為研究基金委員會不是不了解這種飲食法的潛在好處，就是對這種飲食法有偏見。因此，很少人有採用這種方式的動機。

—凱斯‧朗揚

營養流行病學研究，是種群體產生假設的研究，常遭到不當引用，來說明某種食物健康或不健康。例如，在二〇一四年四月《流行病學與群體健康》期刊中，有篇研究認為，比起每天吃不到一份蔬果的人，每天吃七份以上蔬果的人，能夠將死亡率降低四十二個百分點。研究人員如何得出這個結論？他們研究了二〇〇一至二〇〇八年間參與研究的六萬五千二百二十六人自行記錄的飲食日誌。這些人並非處在控制變因的環境中，研究大部分仰賴參與者回想前一年所吃的東西。

研究人員所做的事，就是從他們的流行病學研究中收集資料，並運用這些結果，來提出新的假設，並在有對照組的臨床環境下進行檢驗。但實際上，最後並未進行這個部分。

所有的報紙頭條都扭曲了這個發現，說「有新的證據說明，攝取蔬果與降低死亡率有關」。這實在是相當誤導一般大眾，很可惜的是，大部分的人並不知道這點。

另一篇哈佛公衛學院研究者發表在二〇一二年三月十二日《內科醫學檔案》期刊中的報告，指出攝取紅肉與增加整體死亡率、心血管疾病致死率、癌症死亡率的風險有關。

這份研究報告整理了二十二年間〈健康專業人員追蹤報告〉中的三萬七千六百九十八位男性，以及二十八年間〈護理師健康研究〉中的八萬三千六百四十四位女性，這些人在研究開始時未罹患心血管疾病與癌症。但問題在於，他們的飲食是透過每四年分發一次的問卷進行評估。

再次重申，他們是用參與者回想過去幾年來攝取的食物資訊，來做這些相關連結。但你記得兩星期前午餐吃了什麼嗎？更不要說是三、四年前了。我當然也記不得。因此，標題寫著「攝取紅肉與增加整體死亡率、心血管疾病致死率、癌症死亡率的風險有關」，讓每個人吃漢堡或牛排時都嚇死了！

唯一能夠有紮實結論的健康研究，是實驗研究。你或許記得高中的生物或化學課，你有定義良好的物質，可能是試管當中的化學物質，並且有各種控制變因。你可能會被要求重複進行實驗好幾次，來確保你的實驗結果相去不遠。那是因為，要確實知道或是判定某樣東西造成某個結果，就必須重複多次實驗，確保每次的結果相同。

要實際應用時，這是最具代表性的研究方式。進行這類研究時，多會稱為「臨床對照實驗」。

魏斯特曼醫師筆記

很可惜的是，要進行人類的飲食與健康臨床對照實驗，不僅費用相當昂貴，也相當耗費時間，負責進行設計這類研究的人，多半都是研究低脂飲食而非高脂飲食。因此，相較於低脂飲食或藥品，低碳水化合物、高脂肪飲食的相關資訊較為稀少。

對照實驗，也就是對照其中一種方式與另一種方式的實驗，可歸類為四種：平行，參與實驗者隨機分配到特定的一個組別當中；交叉，參與者會在任意的時間當中受到介入；集群，原本已存在的組別，以隨機方式選擇接受介入；多因子，參與實驗者被隨機分派到一組當中，接受一些介入。

所以，這類的研究其實是最理想的方式，能夠決定某種研究方式是否會得出想要的結論。理想上來說，隨機分配的技巧，是用來主動分配患者在實驗中進入治療組或對照組的方式，人類臨床實驗的黃金準則是，隨機的對照臨床實驗。

在 N=1 的個案研究中，如果個人嘗試了不同的飲食法，並維持其他因素不變，那麼也可能成為對照實驗。用研究的詞彙來說，這是所謂的「多期單人交叉研究」。個案系列研究，是說明了幾個個案研究的成果，可能含有或不含數個不同飲食法的「交叉」。

小型或大型研究沒有標準的定義，但整體來說，少於五十位受試者的實驗稱為小型實驗，大型實驗則可能有數百位的受試者。大型實驗多半能提供更相關且更容易應用的結果，參與者的來源越分散，結果越可能與你相關。

例如，如果研究的對象是八千位男性，而你卻是女性，你能想像這是怎麼一回事，對吧？

這點讓我們來到最後的問題，沒有人是和你百分之百一模一樣的。所以，即使到目前為止已有許多偉大的研究，很可能沒有一個是與你相關的！**唯一確定能適用在你身上的方式，就是親身試試看**。那就是為何我們大力倡導親身實驗，看看什麼對你有效，對你的健康最好。你是自己健康的最佳代言人，你也最了解自己的身體。因此，管理好自己的健康，不要成為任何研究錯誤詮釋的受害者。

魏斯特曼醫師筆記

一般來說，如果某項研究來自臨床醫療的結果，其實比不上有特定人員測量與重複確認程序，及仔細記錄事件與結果的實驗。

既然你已經了解如何辨別強而有力的實驗結果，以及常引起過分注意卻說服力不足的觀察研究，那就讓我們來看看支持生酮飲食的科學研究。

別擔心，如果你不是科學家，或是不了解所有研究報告中的複雜術語，我們會用淺白的語言說明。

癲癇

專家聲明

在癲癇的案例中，營養性酮化能有效治療癲癇的發作，同時避免達到同樣效果的抗癲癇藥物所帶來的副作用。有趣的是，丙戊酸是用來治療癲癇以及數種情緒障礙的藥品，是組蛋白去乙醯酶抑制劑，與酮體 β- 羥基丁酸的作用相同。

組蛋白去乙醯酶抑制劑經常因其抗癌與抗老化的特性而受到研究。這很可能暗示了 β- 羥基丁酸抗癲癇特性的實際運作機制。

—凱斯・朗揚

我們從最早的生酮飲食開始說起。《聖經》中曾提到利用斷食，而我們提過，身體會因此產生酮體，來治療「癲症」。其他古代西方的行醫者也建議，癲癇復發的患者不要攝取碳水化合物（糖與澱粉類），他們發現這麼做以及不進食，都能夠達到效果。

今日，我們了解「不要進食」及「不要攝取碳水化合物」的背後其實是同一回事，都是為了能夠讓身體以脂肪作為燃料。當然，攝取適量的蛋白質以及大量的肉類，是維持長期燃脂的健康作法。

低碳水化合物、高脂肪的生酮飲食在一九〇〇年代初期重新被發現，作為治療癲癇的方式。在許多個案中，患者開始採用這種飲食方式後，癲癇的問題就根治了。內分泌學家羅爾・蓋耶林（H. Rawle Geyelin）使用這種方式治療了幾位癲癇患者，並且將研究結果發表在一九二一年的美國醫學會大會中。他最後研發了以生酮飲食的營養方式來治療癲癇，後來成了一九四〇年代之前控制癲癇的方式。然而，在一九四〇年代抗癲癇的處方藥出現後，用自然飲食療法控制的風潮就開始衰退了。

專家聲明

超過九十年的經驗以及一些臨床實驗證實，採用生酮飲食治療抗藥性癲癇兒童的好處。約有四分之一的兒童完全不再出現癲癇發作，其他四分之三的發作次數則大幅降低。最近，有些罹患癲癇的成年人也因此受益。

—瑪麗・紐波特

作為正式醫學治療方式的生酮飲食法，隨著癲癇藥物的出現而式微，但有些醫療中心因為成效卓著，仍持續使用這種方式來治療癲癇。接著在一九九七年，生酮飲食隨著電視影集《不要傷害我小孩》（First Do No Harm）而大為流行。

這齣戲由梅莉史翠普主演，導演為吉姆・亞伯拉罕（Jim Abrahams），他同時亦為代言團體生酮飲食治療查理基金會的共同創辦人。戲中詳述一位母親有位癲癇病兒，因為醫師拒絕告訴她生酮飲食這種替代療法而感到失望。這部影片促成了更多人投入利用生酮飲食治療癲癇的研究。

這種營養療法的研究結果，現在已包含了數個臨床系列，以及隨機對照實驗，證實這種方式能有效治療某些人的癲癇，但並非全部。世界各地都有利用生酮飲食治療癲癇患者的醫療中心。

專家聲明

酮症作為降低癲癇患者發作頻率的效用，在一九二八年即已出現在醫療文獻中。

—大衛・博瑪特

有趣的是，研究低碳水化合物生酮飲食與體重及整體健康的研究人員，鮮少與研究生酮飲食癲癇療法的研究人員相互對話。但有效增加酮體的策略，很可能來自傳統生酮飲食療法的規範，要求脂肪與蛋白質、碳水化合物的比例為四比一。

首先，蛋白質的要求已規定好了：每一公斤體重攝取一公克的蛋白質。接著，加入十至十五公克的碳水化合物，而飲食當中的其他部分應由脂肪組成。所以，假設一位兒童的體重為二十公斤，他每日的蛋白質攝取量應為二十公克，碳水化合物的攝取量為十公克，飲食當中共有三十公克為非脂肪的部分。接著，由於脂肪與蛋白質、碳水化合物的比例為四比一，因此三十乘以四得到一百二十，則為一天的脂肪攝取量。

所以，根據過去採用的生酮飲食法，發現讓碳水化合物與蛋白質維持在很低的值，就能獲得最佳的效果。這種透過營養治療癲癇的有效方式，讓研究者和臨床醫師試著使用生酮飲食，來治療對傳統藥物治療反應不佳的其他疾病患者。

後天型糖尿病（第二型糖尿病）

專家聲明

第二型糖尿病是深度碳水化合物不耐的情形，限制碳水化合物的攝取量，能夠降低胰島素阻抗時胰臟分泌過多胰島素的需求，同時改善血糖的控制，達到減輕體重的結果。

—凱斯・朗揚

擔心採用低碳水化合物、高脂肪飲食治療糖尿病沒道理時，請你想想數千年前，人類其實並未攝取大量的糖或澱粉。事實上，到了十九世紀末、二十世紀初時，低碳水化合物、高脂肪飲食其實是治療糖尿病的主要方式！

胰島素發現於一九二一年，但在那之前，費瑞德里克・亞倫（Frederick M. Allen）以及艾略特・約瑟琳（Eliot P. Joslin）等醫學界的先驅，就提倡大家應攝取百分之七十脂肪、百分之二十二蛋白質，以及百分之八的碳水化合物來治療糖尿病。

專家聲明

我告訴患者，我們可以從演化生物學及實證科學中學到一些重要的事。我們演化中的祖先吃什麼？我們無法確定，但可以肯定的是，一定不會是 Twinkie 餅乾、汽水、披薩！如果大家都吃某種類型的東西，如標準美國的飲食，然後持續生病變胖，就是告訴我們，攝取加工處理食品是危險的。我們要討論為何這類飲食有害可以說到天荒地老，但如果要討論這種飲食法是否危險，則已經不用爭了。

—比爾・威爾森

現代有關使用低碳水化合物、高脂肪飲食治療第二型糖尿病（也稱為成人型糖尿病）的研究，已有幾個隨機對照實驗將碳水化合物的攝取量，限制在每天二十至一百公克之內。

整體來說，那些研究報告的結果指出，飲食當中減少碳水化合物的攝取，能夠大幅降低血糖，以及減少糖尿病的用藥。

已有許多實驗對象，可不再服用糖尿病藥物控制病情，血糖的控制甚至比之前更好！有個為期六個月的隨機對照實驗，比較了低碳水化合物、高脂肪生酮飲食，以及低糖、低熱量飲食，結果發現，採用生酮飲食者需要使用的糖尿病藥物較少。

專家聲明

許多第二型糖尿病的患者，甚至可以完全逆轉病情，不需要服用任何藥物。

—朗・羅斯戴爾

使用低碳水化合物、高脂肪飲食治療糖尿病，其實是結合了兩種不同的方式：

1. 消除會讓血糖上升的食物。
2. 減輕體重。

有時候，飲食的影響相當大，在不攝取碳水化合物後，就不需要服用任何藥物。在這些案例當中，糖尿病是飲食造成的（當然，身體完全無法分泌胰島素的第一型糖尿病患者，依舊需要服用一些藥物，但即使如此，生酮飲食也能夠降低所需的用藥量）。如果糖尿病因為體重過重而產生或惡化，那麼治療肥胖問題也是有道理的。

幸好，研究結果強烈支持使用生酮飲食可治療糖尿病及減輕體重，讓我們能夠來看下一個有證據亦強烈支持生酮療法應用的領域。

減重

專家聲明

採用生酮飲食能夠減去的重量，遠超過僅限制碳水化合物攝取所能減去的體重。生酮飲食能夠帶來所有低碳水化合物飲食的好處，但程度有過之而不及，因為酮症能夠增加飽足感，讓人維持清楚的思緒，並且專注，延長注意力的集中時間，同時也讓人精力更充沛。

—威廉・戴維斯

低碳水化合物、高脂肪飲食或許是目前最知名的減重方式。事實上，從十九世紀晚期開始，醫師即採用這種方式幫助患者減重，直到一九七〇年代，這仍是減重者皆知的常識，只要少吃點麵包、義大利麵、米飯，體重就會降低。相較於其他飲食法，採用生酮飲食減重的好處，是能夠大幅降低飢餓的次數，因為飢餓正是讓許多人採用多種飲食法失敗的原因。

採用低碳水化合物減重的方式，直到一九九〇年代仍有少部分醫師採用，正如羅伯特・阿金醫師所著的《阿金醫師飲食革命》，及麥可・益德斯與瑪麗・益德斯醫師所著的《蛋白質的力量》等暢銷書。許多這類的書籍售出好幾百萬冊，但研究人員卻在二〇〇四年前，都不曾認真研究過這種方式。直到那年有好幾個針對這種飲食法的隨機對照臨床實驗研究，證實這種飲食法對整體的體重與新陳代謝有幫助，而在過去十多年來，許多隨機對照實驗也證實了相同的結果。

註冊護理師賈桂琳・艾伯斯坦曾與已故的羅伯特・阿金醫師共事長達三十年，她表示，阿金醫師從來沒有測量過血酮值，因為那太過昂貴。阿金與醫療團隊利用尿液酮體試紙，來判定患者是否進入酮症中，她說「每位患者每次來訪時」，都會使用試紙。

第一次求診時，患者的試紙結果幾乎都是陰性，所以在開始產生酮體時，幾乎都追蹤得到。

阿金診所後來添購了一部大型機器，能夠分析呼吸中的酮體。為了讓機器能夠正常運作，必須固定進行校正。比起一九七〇與一九八〇年代，近年來科技較為進步，機器也讓使用者更容易操作，較好的酮體監測方式能讓你判定燃燒的是醣或是脂肪。

進入酮症中很可能不會立即讓你開始減重，但酮體的出現，是身體燃燒脂肪作為燃料的明確指標，表示體重即將要減輕了。

心血管疾病、新陳代謝症候群，以及致病因素

專家聲明

二十多年來，我一直使用低碳水化合物、高脂肪飲食，來治療嚴重的糖尿病與心臟病患者。我發現，糖尿病與心血管疾病、肥胖患者在採用這種飲食法後，幾乎都有所改善。

—朗・羅斯戴爾

我們大部分的人都不斷地被灌輸低脂飲食是最健康、最營養的飲食法，對心血管的健康更是有幫助。同時，我們也不斷聽到高脂飲食完全不健康，會提高膽固醇值，造成「動脈阻塞」以及心血管疾病（這是在《膽固醇聲明》中反駁的錯誤觀念）。

在一九五〇與一九六〇年代，儘管沒有直接證據說明高脂飲食對任何人的健康有害，但幾乎所有的健康機構都跳出來反對高脂飲食。他們就是相信安塞爾・其斯（Ancel Keys）提出的這個假設，認為飽和脂肪酸會讓膽固醇值升高，增加心臟病的風險。這個概念其實未經研究人員的驗證。

這種說法完全奠基於預測可能會發生的事件，並非直接研究高脂肪飲食的影響。

今日，所有直接針對低碳水化合物、高脂肪飲食的研究，都證實這些預測是錯誤的，而且錯得離譜！生酮飲食不僅不會讓新陳代謝症候群的情形惡化，還能夠改善病情！

專家聲明

深度酮症的環境對新陳代謝最大的好處，是能夠預防今日困擾我們的大部分現代疾病，包括心臟病與肥胖。

—約翰・開弗

過去十年來，大家對心臟病的了解也逐漸在改變中，所以讓醫師與大眾都很困惑。

「新陳代謝症候群」這個總稱，包含了各種造成心臟病的因子，如腹圍增加、高血壓、高血糖、高三酸甘油脂、高密度脂蛋白（好的膽固醇）過低。但其實，生酮飲食能夠改善以上所有的新陳代謝症候群徵兆。

事實上，科學證據顯示，生酮飲食能夠減少腹部的脂肪，降低血壓與血脂。研究人員理查德・費因曼與傑夫・沃雷克博士在二〇〇五年十一月十六日發表在《營養學與新陳代謝》期刊中的研究指出，所有新陳代謝症候群的指標，正是限制碳水化合物攝取後所能改善的指標。這絕非偶然！

魏斯特曼醫師筆記

大部分的人在採用低碳水化合物、高脂肪飲食後，高密度脂蛋白就會增加，這就是為何這種飲食法不會增加心臟病風險的原因之一。增加高密度脂蛋白的最佳方式，就是攝取蛋與飽和脂肪酸（確實如此）。

多囊性卵巢症候群

多囊性卵巢症候群（PCOS）是常見的荷爾蒙失調疾症，會影響生育年齡的婦女，也是造成不孕的主因，這往往與月經不規則、體毛過多、肥胖及第二型糖尿病有關。

多囊性卵巢症候群往往與胰島素阻抗有關，由於兩者的關係相當緊密，因此生酮飲食能夠大幅改善多囊性卵巢症候群。

艾瑞克・魏斯特曼醫師與其他人進行了有關多囊性卵巢症候群的臨床實驗，並將實驗結果發表在二〇〇五年的《營養學與新陳代謝》期刊。五位罹患多囊性卵巢症候群的女士採用了生酮飲食六個月後，平均體重減少了百分之十二，荷爾蒙值也改善了。事實上，五位女士當中，有兩位原本不孕的女士在研究期間懷孕了。

腸躁症

腸躁症（IBS）是美國最常見的問題之一，影響百分之十至十五的成年人口。罹患腸躁症的人往往會有胃部不適、疼痛脹氣等問題。這種問題依較常出現的情形，可以分為「腹瀉型」與「便祕型」。

這是很悲慘的情形，有些人透過飲食改變，卻無法有任何進步，因此而感到相當失望。

事實上，低碳水化合物、高脂肪飲食一開始很可能不怎麼吸引一些腸躁症患者。畢竟，攝取更多脂肪一開始很可能會加劇腹瀉的症狀。但不久之後，所有的症狀都會消失，你會再次覺得恢復正常。

網路上這類改善的案件時有所聞。此外，幾個臨床實驗的結果也顯示，低醣飲食確實能夠改善腸躁症。

發表在二〇〇九年《腸胃病學與肝臟病學臨床研究》的一項研究，針對採用低碳水化合物、高脂肪生酮飲食的腹瀉型腸躁症患者，實驗進行四週後，在排便頻率、排便一致性、腹部疼痛、生活品質方面都有了改善。可說，生酮飲食替這些因為病症而受苦的人帶來了一線希望。

胃食道逆流與火燒心

胃食道逆流（GERD）主要的症狀為火燒心，有百分之二十至三十的美國人至少會出現一次這種常見的問題。治療這種病症的費用，每年超過約九十億美元。我們總是聽到在停止攝取碳水化合物後，胃食道逆流的燒灼感就改善了，或是完全消失。

尤其是全穀物與糖，都是胃食道逆流的主因，那也是為何攝取生酮飲食能夠改善的原因。有些有自體免疫系統問題的人，也必須減少茄類的攝取，如番茄與椒類。有太多人購買治療火燒心的成藥，像是 Rolaids、Tums，甚至是 Nexium 等，藥商每年賺進幾十億美元的處方藥。然而，簡單的改變飲食真的能夠奏效嗎？

當然可以！發表在二〇〇六年七月二十七日《消化疾病與科學》，主要為艾瑞克・魏斯特曼醫師的研究成果，在八位胃食道逆流受試者採用生酮飲食八週之後，測量胃的酸度。每個人都有一根從鼻子塞進胃裡的小管子，裡面有棉線，放置時間為二十四小時，用以測量改變飲食後胃與食道的酸度。採用生酮飲食僅三到六天後，八位受試者的火燒心情形都有了改善，下食道的酸度也降低了，而他們只透過改變飲食，就讓病情緩解了。

非酒精性脂肪肝

非酒精性脂肪肝（NAFLD）是肥胖者常見的問題，可能嚴重到造成肝臟衰竭，如果沒有接受肝臟移植，可能就會危及性命。在脂肪占肝臟重量的百分之十以上時，胰島素就無法正常地控制血糖，也就會出現所謂胰島素阻抗的情形，會對你的健康造成嚴重的傷害。

耐人尋味的是，肝臟的脂肪並非來自飲食中攝取的脂肪，而是來自碳水化合物。脂肪會將飲食當中的碳水化合物轉換為血脂，也就是三酸甘油脂，除了存在肝臟中的脂肪，就是這種脂肪了。這也就是為何玉米這種含有大量碳水化合物的穀類雖然被視為蔬菜的一種，卻能夠用來養胖豬隻，也用來餵食鴨或鵝，以製作鵝肝醬（其實正是「脂肪肝」）！

有篇發表於二〇〇六年九月號《消化疾病與科學》的研究，針對十位自願受試者進行實驗，讓他們採用生酮飲食十天，肝臟的脂肪就有所減少。但另一份發表在同一本期刊二〇〇七年二月號的臨床研究（也是艾瑞克・魏斯特曼醫師與其他研究人員的研究），研究了五位脂肪肝患者，讓他們在六個月的期間內都採用生酮飲食。四位遵從研究者指導的受試者都大幅減輕了體重，並在後續接受切片檢查時，顯示脂肪肝的問題都消失了，連脂肪肝造成的嚴重疤痕（亦即纖維化），也在採用生酮飲食後有了明顯的改善。

似乎增加飽和脂肪酸的攝取，並減少碳水化合物的攝取，便能夠大幅降低脂肪酸。在二〇一一年五月的《臨床營養學》期刊中，有份研究報告讓十八位脂肪肝的受試者採用極低碳水化合物飲食或極低熱量飲食，結果發現，極低碳水化合物飲食由於酮症造成的燃脂效果，降低了脂肪的三酸甘油脂（也就是肝脂肪）。這是酮症能夠改善健康狀況的有力證據。

我們在本章中，分享了許多深具說服力的資訊，說明如何分辨科學研究的好壞，並提供有力的證據，支持低碳水化合物、高脂肪的生酮飲食。在下一章裡，我們要來看看科學證據顯示酮症可能改善哪些健康狀況，期待未來相關研究繼續進行後，提供的證據能夠更為有力。

生酮飲食的重要觀念

- 學會分辨有說服力與缺乏說服力的研究相當重要。
- 所有的研究方法都不盡相同，大部分的研究為觀察型，而非對照型。
- 判定研究是否適用在你身上，永遠是你要提出的第一個疑問。
- 動物實驗僅用於形成假說，以供未來人體試驗使用。
- N=1的個案研究有助於發現對於某個特定刺激的不尋常反應。
- 在進行進一步研究前，相關性不應被視為因果關係。
- 對照的實驗性研究提供了最可靠的研究資料。
- 在對照的臨床研究中，加入隨機取樣，是人體實驗研究的黃金準則。
- 由於每個人都不同，所以沒有任何一份研究能夠百分之百適用在你身上。

- 使用生酮飲食療法控制癲癇發作，早在一九〇〇年代早期即已出現。
- 由於降低胰島素的作用，因此第二型糖尿病對生酮飲食的反應相當良好。
- 大部分的人認為，採用低碳水化合物、高脂肪飲食法能夠減重，這種飲食法確實能夠有效減重。
- 研究結果顯示，心臟病與新陳代謝症候群皆能透過生酮飲食大幅改善。
- 罹患多囊性卵巢症候群的女性在採用低碳水化合物、高脂肪飲食後，都有明顯的改善。
- 透過生酮飲食，可以完全根治腸躁症。
- 在你停止攝取會增加胃酸的碳水化合物類飲食後，胃食道逆流與火燒心的情形就不會再出現了。
- 非酒精性脂肪肝是攝取碳水化合物造成的，不是脂肪。

第十七章

酮症帶來好處的有力證據

專家聲明

我沒有聽過太多詆衊生酮飲食的說法。我想，科學家比醫師更願意敞開心胸。我很容易就能找到對低碳水化合物、高脂肪飲食法有興趣的導師。

—布萊恩・巴克斯達爾

我們已經看過大量的科學證據，強力支持低碳水化合物、高脂肪的生酮飲食。但證據不只如此，仍有許多很好但不夠明確的科學研究正在持續進行中，想進一步探討這種飲食法與其他常見疾病的問題。

酮症對本章中疾病的影響，仍未經過長期研究驗證，所有的研究都在一年以下（本書原著發行於二〇一四年），但似乎對生酮飲食的反應都相當良好，有朝一日，只要獲得充足的資金，未來的臨床對照實驗前景可期。

阿茲海默症、帕金森氏症、失智症

專家聲明

經證實，增加酮體的可利用度，能改善阿茲海默症患者的認知功能。這種科學證據具相當說服力，讓美國食品藥品管理局能夠核准增加酮體的藥用食物，以增加酮體值，作為阿茲海默症的治療方式。在一份研究報告中，比起藥物治療，生酮飲食確實能夠改善阿茲海默症患者的功能。

—大衛・博瑪特

人腦需要脂肪與膽固醇才能正常運作，腦部可使用葡萄糖或酮體作為燃料。在攝取低碳水化合物、高脂肪飲食，身體適應以酮體為燃料之後，大腦就會以酮體作為主要能量來源。這點成為了我們看待阿茲海默症、帕金森氏症、失智症等腦部疾病的重要因素。我們知道處在酮症狀態中，能夠降低慢性發炎的程度，提供腦部絕佳的燃料來源，大幅降低胰島素的產生，而胰島素正是這些神經元疾病發展的要素之一。

阿茲海默症（AD）現在在研究圈中常被稱為「第三型糖尿病」，是進行性失智症，因為腦部缺乏胰島素敏感度而造成記憶喪失，以及腦部功能喪失，很遺憾的是，目前沒有良好的治療方式。正如肝臟的胰島素阻抗造成第二型糖尿病的發展，腦部的胰島素阻抗會造成阿茲海默症。腦部無法接收主要的燃料（血糖）時，就會開始出現心智衰退的情形。

專家聲明

人腦在酮症當中時運作最有效率，也最有效果，有越來越多的研究人員開始研究這一點，希望能夠作為治療、預防或逆轉早發性認知功能衰退、失智症，甚至是阿茲海默症。神經科學家相當明白，在沒有糖與麵粉的環境下，膳食脂肪能夠大幅穩定人腦與神經系統，甚至能夠大幅提升腦部血流百分之三十九！

—諾菈．傑得高達斯

有堅實的理論基礎支持阿茲海默症患者採用低碳水化合物、高脂肪飲食，可作為預防病情惡化的方式，因為麩質、碳水化合物、高血糖值造成的發炎與這個疾病的發展有關。此外，在沒有葡萄糖時，大腦隨時都可以使用酮體作為替代燃料。

事實上，將酮體運送到腦部，以治療失智相關疾病的概念，促成了新的藥用食物 Axona 問世。有隨機對照臨床實驗顯示，在九十天的實驗期間中，增加血酮值能夠讓腦部功能有些微改善，而不需要接受治療，在阿茲海默症與帕金森氏症患者身上的情形也相去不遠。瑪麗．紐波特醫師對阿茲海默症略知一二。她先生史蒂夫在五十一歲時被診斷出早發性阿茲海默症，她因為先生接受的治療都無法減緩病情惡化，而感到挫折。

但在紐波特醫師餵史蒂夫大量椰子油與中鏈脂肪酸油，並減少麵包、米飯、麵條等碳水化合物類食物後，他開始「步出了阿茲海默症的深淵」。她在自己的新書《阿茲海默症：如果有治癒的方式呢？》中分享了史蒂夫神奇的病情逆轉細節。

紐波特醫師的經驗並非個案，她聽到許多阿茲海默症、帕金森氏症、失智症患者的照護者說，在遵從了她採用的方式後，患者的病情都有了不同程度的改善。有些患者甚至因為成功進入酮症狀態，病情維持了良好的穩定情形長達四年。幸虧一間私人基金會的贊助，南佛羅里達大學已開始進行臨床實驗，檢視椰子油引發的酮症對阿茲海默症患者的影響。這份研究報告的結果，有助於證實生酮飲食用於阿茲海默症治療的功效。

專家聲明

我發現腦部較喜歡酮體作為燃料的證據，相當具有說服力。此外，酮體能夠降低全身氧化壓力的能力，能夠說明採用生酮飲食者為何能在健康方面有大幅改善。

—傑伊・沃特曼

帕金森氏症的機轉與阿茲海默症相當類似，這也就是為何被視為理論上對帕金森氏有效的療法。二〇〇五年二月二十二日發表在《神經學》期刊的非對照臨床實驗指出，五位採用極低碳水化合物（占總熱量百分之二）、極高脂肪（占總熱量百分之九十）飲食的患者，在二十八天後，利用帕金森氏症評定量表測量，出現明顯的改善。他們的平衡感改善了，顫抖的情形停止了，整體的心情也開朗許多。大腦喜歡酮體，受到阿茲海默症或帕金森氏症損害的大腦更是如此。

思覺失調症、躁鬱症，以及其他精神疾病

專家聲明

身為神經科學家，我發現處在酮症當中最有趣的效用，就是對認知功能的幫助。研究結果證實，短期記憶、語言記憶、情緒變化整體方面都有

所改善。酮體具有保護神經的特質，這代表酮體能夠保護腦細胞，提供乾淨的能量燃燒來源，增加抗氧化物，減少發炎。

—布萊恩・巴克斯達爾

有趣的是，有理論提出許多精神病的病因都不在腦部，而是在腸子中。腸道健康不良的可能原因有：高碳水化合物飲食、以穀類為主的飲食、過度使用抗生素、常見的處方藥、出生時母親腸道的健康。低碳水化合物、高脂肪生酮飲食能透過改變腸道環境，穩定腦中化學物質，以改善精神健康。

思覺失調症與穀類中麩質的連結，最早是被研究人員注意到，二次大戰時較少有人因為這種病症住院，因為當時穀類必須經由配給取得。一九六五年時，有個無對照組的臨床實驗顯示，生酮飲食能夠降低思覺失調症的症狀。較晚近的個案研究（研究人員包含了我的共同作者艾瑞克・魏斯特曼醫師），結果發表於二〇〇九年二月二十六日的《營養與新陳代謝》期刊上，在個案採用生酮飲食減重後，思覺失調症的症狀就解決了。另外，也有兩個個案研究顯示，採用生酮飲食後，躁鬱症的問題也同樣解決了。

專家聲明

由於我對神經科學的興趣，讓我印象最深刻的是，生酮飲食能夠改善腦部的功能。這不僅適用於有明顯腦部功能障礙的人，也適用於那些相當健康的人。在這個複雜的世界中，每天充滿了壓力，這種飲食法能夠替腦部功能帶來好處，改善你生活的各個層面。換句話說，如果你想要讓腦部功能退化，就繼續攝取標準的美式飲食吧！

—比爾・威爾森

好萊塢女星凱薩琳・麗塔・瓊斯在二〇一一年以及二〇一三年因第二型躁鬱症進入診所求助時，引起了大家對躁鬱症的關注。躁鬱症的典型症狀是，躁症與鬱症交替出現（第一型躁鬱症的躁症情況較為嚴重，第二型躁鬱症則較為溫和，但依舊會改變原本的生活型態）。

她最初接受的治療，和接受癲癇治療一樣，都是服用同樣的抗肌肉痙攣藥物。如同你在前一章得到的知識一樣，生酮飲食傳統上是用來治療癲癇的。

但是，低碳水化合物、適量蛋白質、高脂肪的營養飲食方式也能夠改善躁鬱症嗎？

結論不如我們所想像中的那般明確。讓大腦用酮體而非葡萄糖作為燃料，理論上應該能夠減少神經傳導，有助於穩定情緒，但以色列在二〇〇二年二月發表在醫學期刊《躁鬱症》的報告指出，他們讓一位對藥物無反應的患者採用生酮飲食長達一個月，醫師甚至在他的飲食中加入中鏈脂肪酸油，希望能夠增加酮體的生成。但是，那位患者的病情卻未見起色。

專家聲明

最新的科學證據顯示，酮體能夠增加注意力，減輕焦慮，改善整體的心理健康。

—瑪莉雅・艾莫里希

但那並非代表生酮飲食真的對躁鬱症毫無幫助，事實上，網路上就有許多成功的例子。更明顯的是，在二〇一三年十月的《神經案例》期刊中，有兩位罹患第二型躁鬱症的女士維持在酮症狀態中超過兩年，比起接受藥物治療之前，兩人的病情都穩定許多，他們的飲食確實對生活造成了重大改變，而且沒有出現重大的不良反應。

由於過去出現了結果相衝突的個案研究，因此，未來仍需要進行隨機對照實驗，以檢視生酮飲食對思覺失調症、躁鬱症及其他精神病的影響。

嗜睡症與其他睡眠問題

專家聲明

認為人腦需要碳水化合物的擔憂，其實一點根據也沒有。如果你的飲食當中不再含有碳水化合物，那麼你絕對還是會活下來，甚至活得更好，只是必須忍受幾週的新陳代謝過渡期，改為脂肪酸氧化的形式，這段期間可能會出現短暫的疲勞情形。

—威廉・戴維斯

嗜睡症是嚴重的神經問題，造成白天的睡眠時間過長，以及「睡意來襲」的問題。藥品或許有助於某些和嗜睡症有關的問題，但隨著時間變長，藥效可能會減弱。

發表在二〇〇四年六月《神經學》期刊的一份報告，讓九位嗜睡症的患者採用生酮飲食，為期八週。其中一位患者無法完成研究，但其餘患者在白天的睡意減少了，睡意來襲的問題減輕了，嗜睡症的嚴重程度也改善了。研究人員得到的結論，認為所有的改善都要歸功於患者在研究期間處在酮症當中，血糖值降低的緣故。

大部分處在酮症中的患者表示，他們的睡眠品質改善了，餐後也不再出現想睡的情形。對嗜睡症患者來說，這是他們非常需要的喘息空間，讓他們能夠逃出現況的地獄。

有位我的部落格讀者梅麗莎在進入酮症前，一直深受嗜睡症困擾。她童年時即受嗜睡症困擾，幾乎整天都在睡。梅麗莎使用各種不同的方式讓自己維持清醒，但大部分都沒什麼效果。甚至在她四十歲時，醫師才診斷出她罹患的是嗜睡症。在嘗試過各種藥物治療後，她聽說了生酮飲食法，決定放棄所有的穀類、糖、澱粉類碳水化合物，改攝取許多飽和脂肪酸，目標是要讓自己產生酮體。

結果相當令人驚喜。梅麗莎是這麼說的：「我重新活過來了。」今日，她繼續採用生酮飲食，讓她在白天需要清醒時能夠維持清醒。

當然，梅麗莎的故事僅是個案而已，但也因此凸顯了這方面的需求，應進行更多研究，了解低碳水化合物、高脂肪生酮飲食如何治療睡眠問題。

運動表現

專家聲明

美國國防高等研究計畫署（DARPA）曾對酮體進行祕密研究，以期作為戰爭時提升士兵身心表現的武器。為何如此？因為士兵的血糖降低時，會感到頭腦渾沌，甚至會誤傷友軍。因此，他們在老鼠身上進行大量以酮體作為能量來源的檢驗，發現確實能夠提升身心表現，這些老鼠較為健康，體脂肪降低了，血液當中的三酸甘油脂（脂肪酸）降低了，同時血糖也降低了，沒有出現任何有害的副作用。現在他們正在研發同樣的燃料，想要應用在士兵身上。

—班・格林費爾德

顯然運動並非疾病，但本書會將運動列在這裡，是因為運動員採用生酮飲食之後，出現了許多令人興奮的結果。在本書中不斷提到的生酮飲食研究員史蒂芬・菲尼博士，早在一九八三年就開始研究生酮飲食對運動表現的影響，是最早進行這方面研究的人之一。

他發表在《新陳代謝》一九八三年八月的指標性著作，探討生酮飲食如何影響五位頂尖自行車選手訓練時的耐力。

在採用每日碳水化合物攝取量少於二十公克的生酮飲食四週後，他們並未看到酮症應有的提升運動表現作用，因為他們正在從燃燒葡萄糖轉換為燃燒脂肪的狀態。雖然他們在四週實驗結束時，糖原的儲存量比實驗之初大幅降低許多，但他們並沒有因為低血糖而造成身體無法承受，而且整體的表現也提升了。菲尼博士也就是在這個時候創造了「營養性酮化」一詞，用來描述適應以酮體為燃料者的情形。對頂尖的運動員來說，他們的燃料來源已完全從碳水化合物（葡萄糖）轉換為脂肪以及酮體。

專家聲明

策略性地運用酮症，已經成為讓我能夠輕鬆維持苗條的方式，這對我的許多客戶來說也是如此。對運動員來說，這是唯一能夠同時大量減少體脂肪，同時也能夠維持、甚至是增加運動表現的方式。

—約翰・開弗

這份一九八三年的研究似乎過早結束了。自行車選手在最初採用這種飲食法的前兩週內，運動表現有衰退的趨勢，因此研究人員認為壞處大過好處。但是，菲尼博士堅持至少要再進行一週以上，身體也就是在這時候適應了酮症，重要數據有了改善，如氧氣的利用程度（最大攝氧量）、呼吸商（respiratory quotient, RQ；指生物體在同一時間內，釋放二氧化碳與吸收氧氣的體積之比或摩爾數之比）、肌肉中的糖原值等等，都開始增加了。你能夠想像，如果他們的研究在兩週內就停止了，會有什麼結果？

菲尼醫師在二〇〇四年八月二十七日發表在《營養與新陳代謝》期刊中的〈生酮飲食與運動表現〉，提到這段適應期的重要性。你可以用 Google 搜尋這篇文章並自行閱讀。文章內提到我們在本書中提及的一切內容。

此外，菲尼博士與其研究夥伴傑夫・沃雷克博士在二〇一二年合著了《低碳水化合物效能的科學與藝術》，書中以年代排列的方式，列出了這方面的資訊，以及如何在運動員身上使用這種生酮飲食法。

雖然有關運動員與生酮飲食的研究不斷推陳出新（另一篇以頂尖體操選手為研究對象的報告，發表在二〇一二年的《運動營養國際社群期刊》），因此許多頂尖運動選手願意敞開心胸嘗試，以期自己能夠登峰造極。其中一位耐力運動選手為提摩西・亞倫・歐森（Timothy Allen Olson），他是奧勒岡的長跑選手，他參加了二〇一二年美國西部各州一百六十公里耐力賽，向全世界證明了採用生酮飲食者的能耐。他贏得比賽冠軍嗎？那還用說，而且速度比之前的世界紀錄還快了二十一分鐘！

班・格林費爾德是位三鐵選手，他在二〇一三年準備參加加拿大鐵人賽與夏威夷鐵人賽的十六週期間內，嚴格遵守生酮飲食的規範。他比一般三鐵選手攝取的碳水化合物還要低上許多（他攝取的碳水化合物不到二百公克，一般選手在訓練時，每日攝取的量為六百至八百公克），同時補充中鏈脂肪酸油幫助身體改以脂肪作為燃料。

格林費爾德在酮症中獲得的主要好處如下：

- **增加新陳代謝效率，提升脂肪燃燒，讓他「時間越久越強壯」。**
  這對耐力馬拉松選手，如鐵人競賽與長程馬拉松選手來說，尤其重要。
- **清除儲存的糖原，致使耐力提升。**
  他能夠有效率地燃燒脂肪，因此較少使用到儲存在肌肉與肝臟中的碳水化合物。
- **降低發炎，讓他的身體在運動後能夠較快復原。**
  這是由於攝取醣分形成的自由基以及活性氧物種（傷害細胞的分子）較少的緣故。

- 更穩定的能量值。

  這是由於他的血糖值不會像攝取碳水化合物為主的飲食一樣劇烈變動。

專家聲明

酮體是已知的超級燃料，因為比起其他的新陳代謝燃料，每單位的耗氧量能夠提供更多的能量。這種提升的新陳代謝效率會先出現在精子細胞上，因為接觸到酮體後，會減少耗氧量，增加活動力。這點之後在一份研究報告中獲得了證實，該報告指出，酮體能夠增加心臟的流體功率，同時也能減少耗氧量。這點也能夠說明，為何以酮體為燃料的運動員數量正迅速增加當中。

—比爾・拉格科斯

最後，在這裡要和大家分享的是歐拉夫・索爾森（Olaf Sorenson）的例子。他是位四十歲的長跑選手，他想要讓自己進入酮症狀態，看看自己的運動表現如何。

在我動筆寫書之際，他正在拍攝自己低碳水化合物、高脂肪飲食的紀錄片，片名暫定為《兩小時四十分四十一秒》，指的是自己跑馬拉松的目標為兩小時四十分四十一秒之內。

這個時間代表什麼意義？那是索爾森祖父在一九五二年獲得奧運選手資格的成績。現在，他想要透過攝取許多健康的飽和脂肪酸並減少攝取碳水化合物，讓自己進入酮症狀態，以達到那個目標。

索爾森在馬拉松訓練的進步與健康狀態，都由佛羅里達大學健康與人類表現學院協助拍攝影片記錄。

我們已有一些相當有利的證據，證實生酮飲食確實能夠在未來大幅應用於範圍更廣的臨床人類研究上。採用低碳水化合物、高脂肪飲食或許能夠改善更多症狀，但證據仍不夠清楚，我們目前僅有動物實驗的範本，或是零星的個案支持這種理論。

酮體用於治療這些病症的領域，為近年來的新興領域，未來應該更嚴格地檢驗這些成果。我們會在下一章中看看這些適用的病症。

生酮飲食的重要觀念

- 我們從不到一年的研究中，獲得有力的證據顯示，生酮飲食能夠改善許多健康問題。
- 採用生酮飲食後，阿茲海默症、帕金森氏症、失智症都有明顯的改善。
- 酮體能讓思覺失調症、躁鬱症、其他精神疾病獲得改善。
- 在酮症狀態中的嗜睡症與其他睡眠問題患者有了初步的改善。
- 採用低碳水化合物、高脂肪飲食的一大好處，是讓運動表現變得更好。

第十八章

使用酮體的新興研究領域

專家聲明

酮體是粒線體的絕佳燃料，在人類史上，人類大多數時間都是處在酮症當中，尤其是冬天，都必定處於酮症中。人類的飲食，碳水化合物的含量也比今天低上許多。

因此，飲食當中不是攝取較多的蛋白質，就是攝取較多的脂肪，或者兩者皆有。

人類過去的飲食中，並沒有高升糖指數的食物，攝取的是低升糖指數的綠色葉菜類，以及塊莖類（大部分為生食），只偶爾會食用水果，大半攝取的還是肉類，以及肉類當中的脂肪。

—泰瑞・華爾斯

在前兩章中，我們探討了有強烈證據顯示生酮飲食能夠改善的病症。雖然沒有研究顯示酮症與病症之間的關係，但不代表酮症不能改善這些健康問題。面臨其他健康問題的人，仍可望用更健康的營養調整方式，來改變現有的症狀。

我們想帶你探討新興的一些研究，以及低碳水化合物、高脂肪飲食如何用來改善健康情形。

在本章中，沒有任何紮實的證據顯示，利用生酮飲食能夠治療這些病症，但在不久的將來，如果看到典範轉移，也就是利用生酮飲食治療這些病症，我們也不會感到意外。

你準備好要一起來看接下來的部分嗎？

癌症

專家聲明

生酮飲食是治療癌症與其他免疫相關疾病最有效的方式。透過剝奪癌症所需的燃料（醣分），並改以（癌症無法使用的）酮體和脂肪酸作為燃料，就能讓你體內的環境有效控制癌症，甚至避免癌細胞產生。在我們所處的環境毒性增加，以及罹患癌症比例劇增的今日，這種飲食法可說是預防癌症的最佳方式。

—諾菈・傑得高達斯

癌細胞喜歡使用葡萄糖作為燃料；事實上，醫師會替癌症患者注射有標記的葡萄糖，用以找出癌症的正確位置。這不正是告訴你，醫師使用糖來找出癌細胞，進行正子掃描時，就是要讓這些部位像聖誕樹的燈一樣亮起來？採用生酮飲食治療與預防癌症背後的理論，正是切斷葡萄糖的供給，讓癌細胞餓死，在動物研究當中，這種方式確實能夠奏效。很可惜的是，目前仍未進行相關的人體實驗。

然而，《時代雜誌》於二〇〇七年九月十七日刊出一篇標題為〈高脂肪飲食能夠擊潰癌症嗎？〉的報導，當中檢視了這個概念。在這篇報導中，以德國伍爾茲大學莫蘭妮・舒密特（Melaine Schmidt）與烏爾萊克・康美樂（Ulrike Kammerer）博士的研究為主，討論了諾貝爾獎得主科學家奧托・瓦伯格（Otto Warburg）在一九二四年的報導中所提出的：「癌症的主要肇因是正常人體細胞的氧呼吸被醣的發酵取代」。

專家聲明

我曾經指導過一位罹患第四期癌症的女士。醫師告訴她快去和親友碰面，因為她只剩不到三個月能活。那是六個月以前的事了，但現在的她健康狀況良好，正在計畫前往歐洲，進行為期兩個月的旅行。

生酮飲食的力量實在驚人，更精確地說，驚人的是，看到碳水化合物竟然含有如此強烈的毒性！

—約翰・開弗

瓦伯格的假設如下：消除醣分（以及會在人體中轉變為醣分的碳水化合物），並用更多的脂肪取代醣，癌細胞就會死亡。那是當時科學家與健康專家大力讚揚的觀念，但今日卻遭到遺忘，甚至經常遭到取笑。

不過，舒密特與康美樂博士並非如此。他們接受了瓦伯格畢生的研究，並且謹守他的方式。

排除飲食當中的醣分，真的能夠不讓癌症增生嗎？他們在三個月的期間內，利用生酮飲食治療五位癌症患者的初步成果相當樂觀：所有的患者都存活了下來，癌症的情況不是趨於穩定，就是有所改善；腫瘤不是生長緩慢，而是停止生長，或是萎縮了。

在得到這樣的成果後，舒密特和康美樂擴大了研究範圍，相信未來我們將會聽到更多的研究成果。

他們的第二份研究結果，刊載在二〇一一年七月二十七日的《營養與新陳代謝》期刊上。在這次的研究中，他們利用生酮飲食治療了十六位末期癌症患者。其中八位因為各種因素停止接受實驗，但在剩下的八位中，有六位的生活品質獲得了改善，腫瘤惡化的速度也減緩了。我們需要有更多具有好奇心的研究人員，使用高脂肪、低碳水化合物飲食來治療別無他法的癌症患者。感謝老天，還有研究人員願意這麼做！

波士頓大學神經科學家湯瑪士・薛弗萊德曾經進行了一些傑出的研究，內容為利用限制碳水化合物的飲食，作為治療腦癌的方式。雖然他的研究對象為白鼠，但確認這對人類來說，會是「治療癌症的無毒方式」。他二〇一二年出版的《新陳代謝疾病癌症》，是每位想了解營養對癌症有何影響的人不可不讀的書。可以說，薛弗萊德博士的作品為更大規模的人體研究奠立了紮實基礎。

專家聲明

尤金・芬恩（Eugene Fine）博士有關治療末期癌症患者的論文，引起了廣大的迴響，因為每個人立刻就能了解其論文的價值，但那篇論文竟是二十年前就已出現的研究。

芬恩博士的假設是，如果我們從基因的角度來看癌症，那麼我們可以把癌細胞想成會隨著個人的生命過程進化，因為現代人體的系統中，不太可能出現很高的酮體值。現代人面臨著無法以酮體作為燃料的壓力，但令人難以置信的是，在他的實驗中，病情穩定或部分緩解的患者，正是體內酮體值最高的那些。

—理查・費因曼

另一個探討生酮飲食對癌症患者影響的研究，為倫敦艾伯特・愛因斯坦醫學院尤金・芬恩博士的研究。他使用減少碳水化合物對抗頑固腫瘤生長，針對十位藥石罔效的癌症患者進行為期二十八天的生酮飲食實驗，檢視實驗的安全性與可行性，並且在實驗開始與結束時，透過正子掃描判定是否有所改變。

這個小型研究的結果發表在二〇一二年十月的《營養學》期刊上。當中有四位的病情持續惡化，五位的病情趨於穩定且無惡化的跡象，其中一位則達到部分緩解。那些新陳代謝結果最好的人，也就是胰島素值降低最多、酮體值上升最多的人，病情的改善也最多。

其他探討這個問題的研究人員，還包括匹茲堡的匹茲堡癌症機構的科林・前浦（Colin Champ）博士，南佛羅里達大學的多明尼克・達古斯提諾博士。未來如果有更多研究人員研究如何用生酮飲食治療當代這種可怕的疾病，我一點也不意外。如果治癒癌症的方式，也就是採用低碳水化合物、高脂肪飲食的營養方式，就出現在我們眼前，這實在是很棒的是一件事，不是嗎？

自閉症

專家聲明

有些自閉症兒童似乎對低碳水化合物、高脂肪及／或中鏈脂肪酸油飲食有良好的反應。

—瑪麗・紐波特

發表在二〇〇三年二月號《兒童神經學》的一篇論文，研究了三十位出現自閉行為的四至十歲兒童。他們在六個月的期間中，間歇採用生酮飲食，連續採用四週後，暫停二週。雖然並非所有的兒童都能忍受這種低碳水化合物、高脂肪飲食（其中有七位患者立刻退出實驗，另外有五位在實驗進行一至二個月後陸續退出），大部分持續採用這種飲食法的患者，自閉症兒童行為檢核表中的參數值都有所改善。這份研究並不出色，但確實為使用生酮飲食治療自閉症帶來一線希望。

纖維肌痛、慢性疼痛、偏頭痛

專家聲明

我們目前即將收到補助款項，用來進行利用營養密集的低醣飲食與生酮飲食治療纖維肌痛的研究。

—泰瑞・華爾斯

目前尚未出現利用生酮飲食治療纖維肌痛、慢性疼痛、偏頭痛的研究論文。雖然許多採用這種方式的醫療從業人員以及患者都說病況有所改善，但這些僅是個案，還有待更具說服力的嚴謹臨床研究支持。

有篇發表在二〇一三年十二月號《肌肉骨骼疼痛》期刊的論文，研究了非生酮低碳水化合物飲食對纖維肌痛症狀的影響，包括疼痛程度、心情、體力方面的影響，研究對象為三十三位中年婦女。

研究結果如何？她們纖維肌痛影響問卷的症狀分數降低了，體力也有所增加，疼痛的程度也降低了。生酮飲食是否能有同樣的效果，或是有更好的效果，仍有待研究。

創傷性腦損傷與中風

專家聲明

我們的實驗室正在研究利用生酮飲食用來治療多發性硬化症的效果。在我的創傷性腦損傷診所以及生活型態治療診所中，我採用低醣、營養密集的飲食治療每位患者，此外，如果患者願意的話，我們也提供了生酮飲食的治療方式。

—泰瑞・華爾斯

發表在二〇〇六年九月號《行為藥理學》的一篇論文，檢視了用生酮飲食治療腦部創傷以及中風的結果，提到 β-羥基丁酸（血液中的酮體）扮演了重要的角色，能夠減少發炎，保護神經元，藉此達到保護腦部的功效。

另外，有份發表在二〇〇九年五月號《腦損傷》期刊的研究報告指出，將生酮飲食保護神經的作用，在六十隻腦損傷老鼠上進行測試。雖然那只是動物研究，但用酮體治療腦損傷的結果卻相當正面。

最近，丹麥哥本哈根的研究人員自二〇一三年十一月起，開始招募受試者，進行生酮飲食對急性中風患者的研究。

這個隨機對照實驗的研究目的，在於研究相較於攝取傳統飲食，與攝取生酮飲食一週，對急性中風住院患者的血糖、死亡率、患者功能是否有正面的影響。這個實驗的假設，是腦細胞一旦獲得的血糖減少，可以讓腦部功能獲得改善。

牙周病與蛀牙

由於在生酮飲食中沒有任何穀類或醣分，因此，牙周病與蛀牙的問題會完全消失。美國公共廣播電臺在二〇一三年二月二十四日播出的報導中，探討了祖先的蛀牙問題，發現儘管他們沒有牙刷、牙膏、牙線，但他們的牙齒依舊相當健康。報導指出，我們會有蛀牙與牙周病，都是今日我們攝取醣分的結果。

我自己則是發現，幾年前咬碎硬糖果時出現蛀牙的問題，後來採用低碳水化合物、高脂肪飲食時，才完全沒有蛀牙的問題。此外，牙斑菌與牙結石的問題也在我不攝取加工處理的穀類與醣類後大幅降低。

我們的確需要更多有關這方面的研究報告，因為我們的牙齒與牙齦問題，確實會對整體健康造成負面影響，包括心血管的健康：牙周病會造成人體發炎，增加心臟病突發的風險（如果你對這個主題有興趣，請收聽《低碳水化合物生活》節目的第三百六十四集，節目中整體醫學牙醫凱文・波恩〔Kevin Boehm〕詳細說明了牙齒健康與心血管健康的關係）。

粉刺

有篇由義大利學者安東尼奧・保利（Antonio Paoli）撰寫探討針對粉刺的「生酮飲食潛在療效」論文，發表在二〇一二年四月號的《皮膚藥理學與生理學》期刊中。

他列出了低碳水化合物、高脂肪飲食可能對治療粉刺有效的生理與生化因素，他的理論基礎認為，粉刺是胰島素阻抗的展現，但目前仍沒有針對這方面進行的長期研究（知名原始人飲食法作者羅倫・柯爾登所著的《粉刺的飲食療法》詳細探討了這個概念）。

保利和傑夫・沃雷克博士以及其他研究人員，共同探討生酮飲食除了減重外的其他可能，結果發表在二〇一三年五月十九日的《歐洲臨床營養學》期刊中，這方面仍有待隨機的臨床實驗，進一步檢驗這方面的效果。

視力

雖然目前尚未有已發表的資料顯示，生酮飲食對視力的影響，但有很多開始採用低碳水化合物、高脂肪飲食的人發現，自己的視力有所改善了。由於血糖升高可能造成視力模糊，或許是因為酮症讓血糖恢復正常，因此讓視力有所改善。

我的妻子克莉絲汀因為生產時吸入過多氧氣，造成一眼失明，另一眼視力不良。她認真採用生酮飲食後，在二〇一一年十月接受視力檢查，這是自第一次檢查後，發現視力改善的情形。

有太多進入酮症狀態的人表示，自己也有這樣的情形，因此研究人員未來不應再忽略這點。

肌萎縮性脊髓側索硬化症（漸凍人症）

研究者卡爾・史達福史特朗（Carl E. Stafstrom）在尋找肌萎縮性脊髓側索硬化症（ALS），也就是漸凍人症的天然療法時，在二〇一二年四月九號的《藥學先驅》期刊上，發表可考慮採用生酮飲食的論點。

二〇〇六年四月三日號《BMC 神經科學》期刊的一篇研究報告，檢視了用生酮飲食治療肌萎縮性脊髓側索硬化症的結果，看酮體值增加對罹患該疾病的老鼠有何影響。這是首次有報告提及這種飲食法能夠改善肌萎縮性脊髓側索硬化症。希望這篇研究能夠拋磚引玉，在未來引發更多的相關研究。

專家聲明

酮體對腦部問題的療效，目前已進行研究中，問題包含了阿茲海默症、腦癌、帕金森氏症、肌萎縮性脊髓側索硬化症、多發性硬化症等。

—凱斯・朗揚

多發性硬化症與亨丁頓舞蹈症

近年來，有幾個動物實驗，探討使用生酮飲食治療多發性硬化症（MS）與亨丁頓舞蹈症（HD）的療效，但至今仍沒有進行人體實驗。

發表在二〇一二年五月二日號《PLOS ONE》期刊的報告，指出生酮飲食能夠降低多發性硬化症老鼠的腦部發炎情形，作為一種保護措施。

此外，發表在二〇一一年七月六日號《生理學與行為》期刊的論文指出，生酮飲食能夠減緩罹患亨丁頓舞蹈症病鼠的典型體重減輕情形。這些研究結果是否能適用於人類身上，仍有待未來的研究解答。

請密切注意泰瑞・華爾斯博士在二〇一四年出版的著作《華爾斯法則：我如何利用原始人飲食法與功能醫學擊敗漸進式多發性硬化症》。泰瑞・華爾斯博士進入輕微的酮症狀態，讓腦部與身體能夠利用脂肪與酮體發揮正常的作用，藉此擺脫多發性硬化症。她正在尋求資金挹注，以進行更徹底的研究，以了解酮症改善多發性硬化症的確切機轉。

專家聲明

處在酮症當中時，我的頭腦較為清楚，整天也能夠維持精力充沛。在臨床實驗中，我們比較了低升糖指數、營養密集的飲食（華爾斯飲食）以及營養密集的生酮飲食（華爾斯原始人飲食），看看疲勞減輕、記憶力與回憶能力、內皮細胞（血管）健康的情形。

—泰瑞・華爾斯

老化

在酵母菌、蠕蟲、果蠅、老鼠的實驗中，限制飲食所攝取的熱量，就能夠增加壽命。似乎胰島素值越低，壽命就越長，因為這能夠減少氧化壓力。氧化壓力會減損解毒與修復細胞的能力。因此，理論上維持低胰島素值，如採用低碳水化合物、高脂肪飲食，就能夠延長壽命。

聲明時刻

我相信，我們採用生酮飲食能夠減緩老化，尤其是加快修復的速率。因此，所有老化的徵兆，也就是我們所說的老化疾病，只要透過這種方式就能有效改善，甚至是完全逆轉，我相信這也是目前我們所能做的事。

—朗・羅斯戴爾

在二〇〇四年時，亞澳抗老化醫學會在墨爾本舉行的抗老與美學醫學會議主題，為生酮飲食在肥胖、新陳代謝症候群、老化當中扮演的角色。世界各地都對這種飲食法抗老化的影響相當有興趣，不久之後將會進行人體實驗，探討這種營養方式作為抗老化治療的可能。

腎臟病

神經學家暨內分泌學家查爾斯・莫布斯博士在紐約西奈山醫學院的實

驗室中，對老鼠進行了生酮飲食實驗，結果發表在二〇一一年四月二十日的《PLOS ONE》期刊上。

莫布斯博士提到，如果他在動物實驗的結果也適用於人類身上，那麼低碳水化合物、高脂肪的飲食就可能用來取代透析。研究人員研究了罹患第一型與第二型糖尿病且有早期腎臟病的小鼠，發現採用生酮飲食後，無論在腎臟功能與血糖及胰島素值（預期之內的結果）都有所改善。這是相當初步的研究，還無法用來推論應用在人類身上的結果，但這顯然已奠立了基礎，未來可望會有更多令人感到興奮的研究。

腿不寧症候群

目前沒有任何研究探討腿不寧症候群（RLS）與生酮飲食間的關係。但我論壇中的一位成員表示，在採用生酮飲食並且進行舉重鍛鍊後，她的腿不寧症候群就完全痊癒了，其他也有些案例也證實這一點，因此，這方面值得再進行深入研究。

關節炎

處在酮症中就能夠對抗發炎，因此說這會對關節炎的患者帶來好處，顯然有幾分道理。但到目前為止，仍沒有任何科學證據，可證實生酮飲食對關節炎有幫助。然而，許多人相信，他們開始採用低碳水化合物、高脂肪的飲食後，關節炎的情形就有所改善了。

脫髮與掉髮

有些人認為，生酮飲食是掉髮的原因，但這多半是因為這些人攝取的熱量過低，因此造成頭髮脫落。但如果攝取足夠的熱量，採用生酮飲食就不是問題。幸福專家瑪莉雅・艾莫里希指出，她看到許多數年來有脫髮問題的患者，在採用生酮飲食後，長了一頭茂密的頭髮。這可能會帶來正面的結果，值得進一步研究。

葡萄糖轉運蛋白1缺乏症候群

葡萄糖轉運蛋白 1 缺乏症候群（GLUT1 deficiency syndrome）是相當罕見的基因疾病，全世界約有三百人左右受到影響，出現的神經症狀，包括無法言語在內。在二〇一三年七月十八日《每日郵報》網站 MailOnline 有篇報導指出，有位三歲的患者在採用低碳水化合物、高脂肪飲食產生酮體作為腦部的替代燃料來源後，病情便有所改善，開始能夠開口說話。

是的，這確實是個案，但這不正代表我們需要進一步研究生酮飲食的療法嗎？當然是這樣！

我真心相信，目前我們對生酮飲食影響的研究才剛起步而已。如果低碳水化合物、適量蛋白質、高脂肪飲食能夠出現在處方上，那麼科學界就會將之奉為圭臬，認為那是有史以來最偉大的醫學發現。但由於改變飲食這種簡單的方式無利可圖，目前傳統醫學仍對此嗤之以鼻。這點需要改變，生酮飲食也必須在捍衛健康方面獲得一席之地。

在我們了解酮症可能改善的所有領域後，就讓我們去採買食物，讓體內的酮體增加，讓身體處在應有的最佳療癒強健狀態。

在下一章中，我們要和你分享方便的購物清單，來幫助你選擇正確的食物，以利進入酮症狀態中。

生酮飲食的重要觀念

- 雖然尚未獲得研究證實，但已有零星案例證實，許多健康問題能夠透過生酮飲食改善。

- 癌症或許是低碳水化合物、高脂肪飲食能夠改善的領域。
- 生酮飲食為自閉症、纖維肌痛、慢性疼痛、偏頭痛帶來了一線希望。
- 各種研究開始探索生酮飲食用來治療創傷性腦損傷與中風的可能。
- 處在酮症中的人表示，牙周病、蛀牙、視力都有所改善。
- 漸凍人症、多發性硬化症、亨丁頓舞蹈症，都值得進行更多生酮飲食療法的研究。
- 生酮飲食或許能夠減緩老化，並且增加細胞修復的速率。
- 在老鼠身上，腎臟病可透過生酮飲食逆轉。
- 腿不寧症候群、關節炎、落髮、葡萄糖轉運蛋白1缺乏症候群與更多健康問題，都需要進一步研究，以證實酮症對這些問題的有利影響。
- 如果有藥品能夠達到酮症的效果，那麼一定會被視為有史以來最偉大的醫學發現。

Part

03

生酮飲食進行式

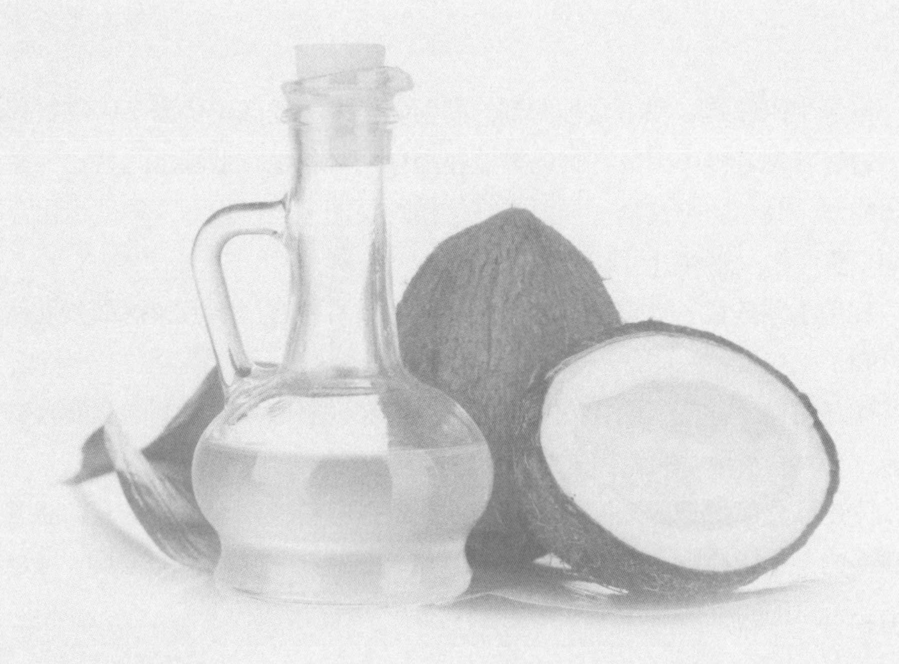

第十九章

創造酮症的食物選購清單

專家聲明

你的身體分解脂肪作為能量時，大部分的脂肪都會轉換為三磷酸腺苷能量（細胞使用的能量形式）。一旦你攝取的碳水化合物變少時，身體就會改以脂肪作為主要的能量來源，在那個過程中，便會產生大量的酮體。有些酮體會直接用來產生能量。

事實上，有些身體的器官，如心臟、橫膈膜、腎臟等，喜歡酮體勝過葡萄糖。而你體內大部分的細胞，包括腦細胞在內，都能夠使用酮體作為能量來源。

—班・格林費爾德

關於生酮飲食，我最常被問到的問題就是：「我該吃什麼？」這對我來說，總是有點奇怪，因為答案已經擺在那裡了：就是吃低碳水化合物、適量的蛋白質、高脂肪的食物。只要遵守這樣的原則，記得你個人的碳水化合物與蛋白質門檻，這樣就可以了。

採用生酮飲食，其實並不會因此讓你重新看待自己攝取與選擇放進嘴裡的食物。

本章可作為你個人購物的準則，藉以幫助你攝取適合生酮飲食的食物。別忘了，有些清單中的食物可能不適合你食用。

生酮飲食的標準因人而異，有些人能夠攝取較多蔬菜，有些人則能夠攝取較多的碳水化合物。請使用本書中第三、四、五、六章中的工具，據以判定最適合自己的食物。

專家聲明

我告訴大家要增加脂肪的攝取量，如增加豬肉或牛肉的脂肪，吃有脂肪部位的肉，吃深色的肉類，以及帶皮雞肉，要吃骨髓，並且在煮大骨湯時，冷卻後不要撈掉表面的肉凍或油脂。

我要他們增加椰子油的攝取，更多初榨橄欖油，以及在食物當中加入有機的澄清奶油或普通奶油。如果還是沒有進入酮症狀態，那麼就該計算碳水化合物的攝取量。

—威廉・戴維斯

雖然要列出大家都適用的生酮食物清單相當不容易，但我相信，看見一串可購買食物清單，有助於讓你了解哪些食物能夠產生較多酮體。至少，你能夠修正採買食物的習慣，讓自己進入酮症狀態。

讓我們來看看以下三項主要營養素（碳水化合物、蛋白質、脂肪），以利你找出每個類別當中最適合的食物。

切記，雖然列出的許多食物中都含有不同類別的主要營養素，卻是依照成分最多的營養素來作歸類。

你準備好要看看生酮飲食中能吃哪些東西了嗎？一起來看看這些美味的食物吧！

碳水化合物

專家聲明

要進入酮症，主要必須透過限制碳水化合物的攝取。飲食當中能夠引發酮症的碳水化合物值，主要視能量平衡而定。

—比爾・拉格科斯

這份碳水化合物為主的食物清單其實相當長，但那並不代表你在生酮飲食中能夠攝取所有的食物。

雖然有一些人能夠吃許多清單當中的食物，依舊能夠進入酮症狀態，但另一些人則僅僅只能攝取清單上的綠色葉菜類，甚至根本不能夠攝取任何的碳水化合物。

必須再次強調，請先找出你自己的碳水化合物耐受度，接著再聰明地從中挑選。

- 芝麻菜
- 朝鮮薊
- 蘆筍
- 黑莓
- 藍莓
- 白菜
- 青花菜
- 魚翅瓜（spaghetti squash）
- 包心菜
- 白色花椰菜
- 芹菜
- 菊苣葉
- 小紅莓
- 小黃瓜
- 茄子
- 大蒜
- 四季豆
- 豆薯
- 羽衣甘藍
- 韭菜
- 檸檬
- 萵苣
- 萊姆
- 蘑菇
- 秋葵
- 洋蔥
- 洋香菜
- 彩椒
- 南瓜
- 紫葉菊苣
- 甜菜
- 覆盆莓
- 大黃
- 蔥
- 紅蔥
- 荷蘭豆
- 抱子甘藍
- 菠菜
- 草莓
- 夏南瓜
- 番茄
- 西洋菜
- 敏豆
- 櫛瓜

蛋白質

專家聲明

想要達到有療效的酮症，如果限制碳水化合物還無法達到酮體值的目標，那麼就可能要限制蛋白質的攝取量了。

—凱斯・朗揚

正如我們在第四章中提到的，想要產生酮體，必須注意你的蛋白質攝取量，不要超過個人的門檻，這點相當重要。

由於飲食當中的脂肪對產生酮體來說相當重要，因此在攝取蛋白質食品時，請選擇脂肪最多的部位。不用說，雞胸肉百分之九十九都不含脂肪，因此可能不是很好的選項（尤其如果你對碳水化合物敏感，這代表你必須相當留意蛋白質的絕對攝取量）。理想上來說，食物中脂肪與蛋白質的比值應該要是一比一或是更高。如果你查看食物的營養成分表，發現該項食品含有七公克的脂肪，以及七公克的蛋白質，那麼就吃吧。

不過，脂肪在食物中的含量越高越好。

- 培根（火雞肉培根除外）
- 牛肉乾（請留意添加的糖分）
- 野雞
- 牛肋排
- 烤牛肉
- 德式香腸
- 鵪鶉
- 鴨肉
- 貝類（干貝、蝦、蟹肉、淡菜、牡蠣）
- 牛絞肉（非瘦肉）
- 鵝
- 火腿
- 熱狗（Nathan's 牌最好）
- 波蘭香腸
- 義式辣味香腸
- 豬排
- 豬肋排
- 豬皮
- 烤豬肉
- 香腸
- 義式臘腸
- 蛋（全蛋）
- 牛排（油脂越多越好）
- 鮪魚
- 火雞（深色部位較佳）
- 小牛肉
- 雞肉（請選擇顏色最深的部分，帶皮食用）
- 魚（鮭魚、銀花鱸魚、鯉魚、比目魚、扁鱈、鯖魚、沙丁魚、鱒魚）

脂肪

專家聲明

酮症的好處，是能夠利用人體儲存的脂肪，以及飲食當中攝取的脂肪作為燃料，也就是脂肪應有的用途。我們都有大量儲存的能量，能夠符合人體的需求，而不需要靠那些加工處理過的食物，既缺乏營養，又含有大量的碳水化合物。

—賈桂琳．艾伯斯坦

最後，我們談到了生酮飲食當中最棒的部分，就是可以攝取大量美味、帶來飽足感、營養的脂肪！

我不在乎其他人怎麼看待脂肪，但我認為食物的美味就來自於此，讓這種飲食法相當愉快，更重要的是，能夠讓你一輩子都這樣吃（有多少採用低脂飲食的人真的認為如此）。

我鼓勵你在用餐時補充大量的脂肪，可完全消除你的飢餓感。脂肪就是這樣，這是生酮飲食廚房當中最棒的部分！

- 杏仁
- 杏仁奶油
- 酪梨
- 酪梨油
- 牛油
- 藍起司
- 巴西堅果
- 奶油（Kerrygold 牌的品質相當良好）
- 美乃滋（請見第二十章的食譜）
- 橄欖油
- 奇亞籽
- 雞油
- 椰子
- 椰奶
- 酸乳酪
- 椰子油
- 魚油（Carlson 牌的魚肝油很棒）
- 不加糖的杏仁牛奶
- 澄清奶油
- 希臘優格
- 鮮奶油
- 豬油
- 夏威夷果油
- 夏威夷豆
- 乳酪起司
- 胡桃
- 霹靂豆
- 開心果
- 不加糖的椰漿
- 葵花籽
- 核桃
- 黑巧克力（百分之八十以上）
- 亞麻籽油（男性不該攝取這種油，因為可能會提升前列腺癌的風險）
- 起司（切達、柯爾比、羊奶莫札瑞拉、菠蘿芙洛、瑞扣塔瑞士與其他種類）

千萬記得，如果你攝取了清單中的食物，卻還是無法產生足夠的酮體，或是無法控制血糖時，請先看看自己攝取的碳水化合物與蛋白質。別忘了 KETO 公式（維持低碳水化合物、攝取更多脂肪、經常檢驗你的酮體、攝取過多蛋白質不好），並且要遵守你個人的碳水化合物耐受度與蛋白質門檻，攝取上述的脂肪則沒有上限。如果你這麼做，自然就能在生酮飲食方面大獲成功。

在下一章中，我們會提供美味與營養的生酮食譜，許多道食譜是來自我最喜歡的原始人與低碳水化合物食譜、作者、部落格主。我已經開始垂涎三尺了呢！

專家聲明

我認為在飲食當中，在生酮飲食中加入富含營養的食物相當有益，如內臟、大骨湯、醱酵食物、海菜等。

—布萊恩・巴克史達爾

第二十章

營養性酮化食譜

專家聲明

飲食當中碳水化合物的含量越低，脂肪越高，體內的 β- 羥基丁酸也會越高。

—瑪麗．紐波特

我總是喜歡在廚房裡烹煮低碳水化合物、適量蛋白質、高脂肪的餐點（我太太也說我煮得很棒），所以在這裡，我也願意在接下來的頁面當中和大家分享一些我最喜歡的生酮菜餚。但除此之外，在原始人飲食法與低碳水化合物健康社群朋友中，還有許多令人驚喜的食譜，我很高興能在本章裡分享他們喜歡的生酮菜單。

這些食譜的碳水化合物含量都很低，擁有適量的蛋白質，以及大量的膳食脂肪。如果你在飲食中能夠耐受較多的碳水化合物與蛋白質，隨時都可以在餐點當中加入那些。同樣的，如果食譜中含有的碳水化合物或蛋白質超過你的耐受度，那麼請調整其中的成分，以符合你個人的情況。只有你能夠判斷什麼最適合你自己。有疑問時，就增加脂肪吧！

生酮蛋

吉米．摩爾

▶份量：1 至 2 人份　▶準備時間：5 分鐘　▶烹飪時間：15 分鐘

這絕對是我最喜歡的一道菜，能夠幫助我增加大量酮體。這道菜做起來很簡單，嚐起來很可口，不只是自賣自誇而已。別忘了很重要的一點是，要加入高脂的肉類（不要加火雞培根或香腸），才能夠達到最佳的生酮效果。

我使用的香腸牌子為 Sam's Club 的 Swaggerty's Farm，每塊含有十三公克脂肪，以及五公克的蛋白質，相較於蛋白質（僅占二十大卡），脂肪含量真是高到相當驚人（一百四十大卡中占了一百十七大卡）。這就是你尋找食材時應該找的目標。

食材

- 3 大片厚片培根或 2 片香腸肉餅
- $\frac{1}{4}$ 至 $\frac{1}{3}$ 杯的牧草奶油或椰子油
- 1 至 5 個牧場雞蛋
- 海鹽少許
- 洋香菜（或是你喜歡的調味料）少許
- $\frac{1}{4}$ 杯磨碎的全脂起司（視需要添加）
- 3 茶匙酸乳酪，裝盤時再加
- $\frac{1}{2}$ 顆酪梨，裝盤時再加

作法

1. 在煎鍋或炒鍋上用中火煎培根或香腸肉餅，直到全熟為止。用鍋鏟將培根或肉餅盛起放置一旁，讓油留在鍋中。
2. 加入奶油，融化後，直接將蛋打到鍋中。加入鹽巴、洋香菜、起司。用鍋鏟拌炒所有食材，直到你喜歡的熟度為止。
3. 一起將蛋與肉裝盤，同時加上酸乳酪與酪梨。

生酮義式烘蛋披薩

黛安・史丹飛利浦（BalancedBites.com），為紐約時報暢銷書《原始人飲食法應用：客製的健康與全食物生活方式》、《二十一天糖解毒》、《二十一天糖解毒食譜》作者。

▶份數：6 人份　▶準備時間：15 分鐘　▶烹飪時間：35 分鐘

誰不喜歡披薩？你或許會認為採用生酮飲食，吃披薩就破功了。但這道令人垂涎三尺的食譜來自我最喜歡的食譜作者之一，非常適合生酮飲食，沒有大部分披薩的小麥炸彈餅皮。

你選擇優良食材的食物時，就不會對你身體的新陳代謝造成負面影響，同時也會滋養你的身體，接著你會發現，可以讓你成功管理體重與健康的觀念。恭喜你！

食材

- 義式綜合香料（1 茶匙鹽、1 大匙茴香、1 大匙磨碎的鼠尾草、1 茶匙洋蔥粉、$\frac{1}{4}$ 茶匙白胡椒或 1 茶匙黑胡椒、2 茶匙乾燥洋香菜）
- 約 227 公克豬絞肉
- 8 顆蛋
- 1 $\frac{1}{4}$ 茶匙海鹽，磨碎
- $\frac{1}{2}$ 茶匙現磨黑胡椒
- $\frac{1}{2}$ 杯番茄醬
- $\frac{1}{2}$ 茶匙乾羅勒
- $\frac{1}{2}$ 茶匙乾奧勒岡葉
- $\frac{1}{2}$ 茶匙蒜粒
- 1 大匙椰子油或奶油
- 1 顆甜椒，去籽切成條狀
- 5 顆白蘑菇，切片
- 3 根蔥，切成蔥花
- $\frac{1}{2}$ 杯切片橄欖

作法

1. 將烤箱預熱至約攝氏 200 度。
2. 在小碗中混合所有香料，放在一旁備用。本食譜只會用到 1 大匙，其餘的香料可放在密封罐中保存 6 個月。
3. 將可放進烤箱的煎鍋用中火加熱，在等待熱鍋的期間，將豬絞肉裝進中型攪拌盆中，加入 1 大匙香料拌勻。把肉放入煎鍋，大約煎 10 分鐘，煎到

只剩下一點粉紅色，用耐熱鍋鏟或木頭鍋鏟將肉分開。將肉盛起放在一旁備用（不需要洗鍋，待會兒還會使用）。

4. 在一個小碗中打蛋，加入 1 茶匙鹽與胡椒打勻。在另一個小碗中加入番茄醬、羅勒、奧勒岡葉、大蒜末，以及剩下 $\frac{1}{4}$ 茶匙的鹽。將兩個小碗放在一旁備用。
5. 在煎豬肉的鍋子中加入椰子油，讓油融化，接著加入彩椒，炒到開始變軟為止，大概需要 5 分鐘。加入蘑菇煮 2 分鐘，或是變得較軟為止。把豬肉放回鍋中，並且加入大部分的蔥（保留一小部分作為裝飾）與橄欖，接著混合所有的食材。
6. 把混合好的蛋液倒入鍋中，並讓鍋子朝不同方向傾斜，讓蛋液覆蓋整個鍋面。必要的話，輕輕攪拌食材，讓食材較為均勻。接著煮 5 分鐘，直到蛋的邊緣開始凝固為止。
7. 將番茄醬灑在蛋上，接著把煎鍋放入烤箱烤 8 至 10 分鐘，或是烤到蛋凝固為止。可用刀子切開烘蛋中央檢查，如果切口還有生蛋液流動，再烤 2 至 3 分鐘後再檢查一次。烤好後放置 5 分鐘，即可切片上菜。

完美生酮烤雞

艾蓮娜・阿姆斯特丹（ElanasPantry.com），是《愛蓮娜廚房的原始人烹飪法：無麩質、無穀類、無奶類食譜》作者。

▶份數：4 人份　▶準備時間：10 分鐘　▶烹飪時間：1.5 小時

愛蓮娜筆記：這個食譜是根據英娜・嘉頓（Ina Garten）的《赤腳伯爵夫人食譜》而來。我從小最要好的朋友海倫介紹我認識英娜，從此之後我就迷上了她的書。雖然英娜的食譜需要麵粉、雞湯、奶油，但我的則簡單許多，也是無麩質的食譜。我每週至少會做一次這道簡單的菜，用雞骨熬高湯。我的兒子們都很喜歡這道菜。

食材

- 1 隻（約 1 公斤）的全雞
- 海鹽

- 現磨黑胡椒
- 1 把新鮮的百里香
- 1 顆檸檬對切
- 1 顆蒜頭，剝皮對切
- 2 茶匙初榨橄欖油
- 1 顆中的洋蔥切成 4 等份

作法

1. 烤箱預熱至約攝氏 220 度。
2. 去除雞的內臟，翻開整隻雞清洗，並拍打晾乾。把全雞放入 23×33 公分大小的烤盤中，在雞內任意撒些鹽與胡椒。
3. 在雞內側塞入百里香、檸檬、大蒜。雞的外側則抹上橄欖油，再撒些鹽與胡椒。
4. 用棉繩把雞腳綁在一起，將雞翅塞進雞身下方。在烤盤四個角落分別放上 $\frac{1}{4}$ 顆洋蔥。放入烤箱烤 0.5 小時，或是直到流出清澈的雞湯為止。稍微冷卻後即可上菜。

杏仁奶油生酮炸彈

營養師凱西

▶份數：16 片　▶準備時間：5 分鐘　▶烹飪時間：2 小時冷凍

凱西筆記：我最喜歡的睡前點心，能夠穩定血糖，含有健康的綜合脂肪，少量碳水化合物，帶點甜味卻沒有糖。這些杏仁奶油生酮炸彈是我用健康脂肪實驗的結果。

食材

- 1 杯杏仁奶油
- $\frac{3}{4}$ 杯有機未精煉的椰子油
- 2 茶匙無鹽奶油

- 2 至 3 茶匙甜菊粉精

作法

1. 將所有的食材放進大碗中微波 45 秒。
2. 將所有的食材攪拌均勻，倒入冰塊盒中，冷凍 2 小時。
3. 結冰後，將脂肪炸彈從冰塊盒裡倒進密封袋中，冷凍儲存，或是繼續放在冰塊盒上保存亦可。

卡蜜兒的生酮能量棒

卡蜜兒・馬葛（CamilleMacres.com），《原始人高潮：一百五十道讓你欲罷不能的穀類、乳製品與無糖食譜》作者。

▶份數：18 至 24 條　▶準備時間：10 分鐘　▶烹飪時間：冷卻 3 小時

卡蜜兒筆記：這是我到目前為止最喜歡的點心食譜，當中含有健康的脂肪與蛋白質，方便隨手取用，讓血糖整天都能維持穩定。在運動之前吃能量棒相當不錯。

或許你可以直接使用某個品牌的蛋白粉，但我較喜歡 Sun Warrior 香草蛋白質粉，因為當中的成分簡單，不含大豆或乳製品，並且使用甜菊糖調味，讓能量棒帶有甜味，卻完全不含糖分。

食材

- 1 杯融化的椰子油
- 1 杯杏仁奶油、夏威夷豆奶油，或核桃奶油
- $\frac{1}{2}$ 杯蛋白粉
- 1 杯切碎的無糖椰肉
- $\frac{1}{2}$ 杯小紅莓乾、葡萄乾，或其他莓果乾
- 1 杯切片杏仁、核桃、胡桃、榛果
- 1 杯可可碎仁
- 1 茶匙肉桂（視喜好添加）
- $\frac{1}{4}$ 茶匙海鹽

作法

1. 在中型攪拌盆中將椰子油、堅果奶油、蛋白質粉拌打至均勻為止。加入其他食材繼續攪拌。
2. 在烤盤上放 1 張烤盤紙，或是在杯子蛋糕模中放上紙模，留意側邊必須完全覆蓋到。放入麵糊（請注意，不要讓麵糊沾到烤盤，否則很容易破碎，也很難取下）。覆蓋後放入冰箱冷藏 3 小時，或是冰到凝固為止。
3. 將能量棒取出，下方襯著紙切成方塊狀即可食用。
4. 將能量棒放在冰箱中保存。如果溫度太高，椰子油會融成一灘。

自製生酮蘸肉濃醬

吉米・摩爾

▶份數：1 杯　▶準備時間：5 至 10 分鐘　▶烹飪時間：20 至 25 分鐘

採用生酮飲食很長一段時間後，你就會開始注意如何在餐點中加入更健康的脂肪，尤其是飽和脂肪酸。在我上網瀏覽過後，從飲食醫師（DietDoctor.com）網站獲得靈感，這是我朋友瑞典醫師安德里亞斯・恩非德特（Andreas Eenfeldt）的部落格。他在網頁上放了一張家中典型低碳水化合物餐點的照片：一塊牛排，一些奶油蔬菜，一杯蘸肉濃醬。

坦白說，我之前還沒親自做過蘸肉濃醬，但看起來相當簡單。那真是令人驚喜的發現，我想你一定會喜歡。

食材

- 5 茶匙含鹽牧場奶油（我喜歡 Kerrygold 牌的奶油）
- 12 顆牧場放養雞蛋
- $\frac{1}{4}$ 杯白酒醋
- 1 撮乾羅勒或其他你喜歡的香料（如義式香料或龍蒿）
- 1 撮海鹽
- 1 撮現磨黑胡椒

作法

1. 小煎鍋開中大火加熱奶油。等待奶油融化的同時，在大攪拌盆內將蛋白與蛋黃分離，僅留下蛋黃。仔細將蛋黃打散，打到光滑呈現奶油狀為止。
2. 在煎鍋中加入白酒醋、乾羅勒、海鹽、胡椒，並將火轉為中小火。讓醬料在鍋中煮 10 至 15 分鐘，過程中不時攪拌一下。
3. 關火後，讓醬料冷卻 10 分鐘，接著緩緩將含有香料的奶油倒入打過的蛋黃中，過程必須不斷攪拌。在所有奶油都倒進攪拌盆中後，迅速用打蛋器攪拌，直到出現美麗的乳狀醬汁為止。
4. 醬汁立刻就可食用，可加在魚翅瓜、牧草放養牛排上，或任何你希望能增加脂肪的食物上。

綜合漢堡排

琳達・堅諾

▶份數：6 至 8 份　▶準備時間：10 分鐘　▶烹飪時間：40 至 50 分鐘

琳達的筆記：這是我最愛的菜餚之一，我每個月都會煮幾次。做起來的份量很多，所以很適合多做一點，留待之後食用。我使用含脂量最高的牛絞肉，在把肉煎到金黃色後，我不會瀝乾油脂。鍋子涼了之後，油脂就會留在鍋子上，如果你不覺得麻煩，可以不用加帕瑪森起司，而是在肉排冷卻的過程中不時攪動，讓油脂留在肉排上。

食材

- 約 900 公克牧草放養的牛絞肉
- 1 顆小顆的洋蔥，切碎
- 2 瓣蒜頭，切碎
- 450 公克新鮮蘑菇，切片
- 230 公克奶油乳酪，放軟
- $\frac{1}{2}$ 杯磨碎的帕瑪森起司（約 57 公克），剩下的裝盤時使用（依個人洗好添加）

- $\frac{1}{2}$ 杯鮮奶油
- $\frac{1}{2}$ 茶匙大蒜粉
- $1\frac{1}{2}$ 茶匙海鹽
- $\frac{1}{2}$ 茶匙現磨黑胡椒
- 用來替烤盤上油的奶油、豬油、牛油

作法

1. 烤箱預熱至約攝氏 180 度。
2. 以中大火加熱大鍋或荷蘭鍋，將漢堡肉、洋蔥、大蒜煎到呈金黃色；如果你想的話，可以把油瀝乾（我自己則是把油留下來）。加入蘑菇翻炒，直到蘑菇熟軟為止，大約需要 5 分鐘的時間。
3. 加入放軟的奶油乳酪，在肉上壓碎並且均勻混合。加入帕瑪森起司與奶油，充分攪拌均勻，接著再加入大蒜粉、鹽巴、胡椒，並且調整口味。
4. 替烤盤抹上油脂，接著倒入以上的混合食材。如果你喜歡，可以在最上方撒些額外的帕瑪森起司。不需加蓋，直接烤 30 至 35 分鐘，直到表面冒泡並呈現褐色。

椰子杏仁粥

路易絲・韓頓（paleomagazine.com），《三十分鐘原始人點心食譜：幫助減重的簡單無麩質原始人點心》作者。

▶份數：1 人份　▶準備時間：10 分鐘

路易絲筆記：我喜歡嘗試異國料理，這也是為何我和先生會踏上為期四年環遊世界之旅的原因！

我許多食譜的靈感，都來自世界各地的料理。這道點心的靈感來源是摩洛哥的阿穆魯，也就是他們早餐常吃的甜杏仁糊。

要買到無糖椰子奶油相當不容易。替代方式是從冷藏椰奶罐頭頂端取下那層油。

如果你想做稀一點的版本，則可以直接用椰奶代替。

食材

- $\frac{3}{4}$ 杯椰子奶油
- $\frac{1}{2}$ 杯碎杏仁
- 甜菊糖
- 1 茶匙碎肉桂
- 1 撮肉豆蔻
- 1 撮丁香
- 1 杯鮮奶油
- 1 撮小荳蔻（依喜好添加）

作法

1. 在小平底鍋中用中火加熱椰子奶油，直到融化為止。
2. 加入碎杏仁與甜菊糖，並嚐嚐味道，調整到自己喜歡的甜度，並攪拌均勻。持續攪拌約 5 分鐘，直到變稠為止。
3. 加入肉桂、肉豆蔻、丁香以及小荳蔻；嚐嚐味道，依需要再添加香料。趁熱食用。

培根抱子甘藍

阿別爾・詹姆士與艾立森・羅斯（FatBurningMan.com）。

▶份數：2 至 3 人份　▶準備時間：10 分鐘　▶烹飪時間：30 分鐘

食譜簡單永遠是件好事。只要四種能夠產生酮體的驚喜成分，就能夠做出讓你驚喜的配菜，供你搭配午餐或晚餐。

我朋友阿別爾與艾立森了解飲食當中的脂肪有助於燃脂，這份美味的食譜能夠為你增加不少脂肪。

食材

- 3 條培根
- 3 杯對切的抱子甘藍

- 1 大匙大蒜粉
- 海鹽少許

作法

1. 在煎鍋或炒鍋裡煎培根，煎好後將培根盛起放在一旁。
2. 將抱子甘藍進鍋中，用培根油以中小火煎至變軟，呈金黃色，約需要 18 分鐘，每 3 分鐘翻攪一次。在煮甘藍時，將煎好的培根壓碎，或是切片，成為培根塊。
3. 在抱子甘藍中加入培根與大蒜粉、海鹽以增添風味。

烤奶油菠菜

凱瑞・布朗（CarrieBrown.com）。

▶份數：4 至 6 人份　▶準備時間：10 分鐘　▶烹飪時間：50 分鐘

凱瑞的筆記：你覺得綠色蔬菜難以下嚥嗎？我痛恨菠菜多年，直到有一天，我決定要找個方法讓菠菜變好吃為止。

讓我覺得很驚奇的是，加入了一些健康的脂肪後，我就能夠吃下一大堆健康的綠色蔬菜！現在我總會吃菠菜，這份食譜是我最喜歡的蔬菜菜餚之一。真好吃！

蒟蒻粉與聚葡甘露糖粉可以在健康食品或營養品店買到，但最簡單的方式，就是到亞馬遜網站上訂購。

食材

- 約 900 公克新鮮菠菜
- 1 大匙椰子油
- 450 公克洋蔥，切末
- 2 茶匙蒟蒻粉或聚葡甘露糖粉
- 2 杯椰漿，須分成 2 杯
- $\frac{1}{4}$ 杯鮮奶油

- 1 撮海鹽
- 1 撮現磨黑胡椒
- 1 茶匙磨碎的小茴香
- 2 顆蛋，蛋黃蛋白分離

作法

1. 烤箱預熱至攝氏 180 度。
2. 將菠菜放在乾燥的大平底鍋上，蓋上鍋蓋後，用中火煮 10 分鐘，或是煮到完全縮小為止。將菠菜取出瀝乾，切成細末，放在一旁備用。
3. 用同一個鍋子開中火融化椰子油。加入切碎的洋蔥，煮到透明為止，約需要 5 分鐘。
4. 在小碗中加入蒟蒻粉，倒入 1 杯椰漿，迅速打散。將混合好的椰漿倒入洋蔥當中攪拌，直到變稠為止，約需要 2 分鐘。將剩下的椰漿、奶油、鹽、胡椒、小茴香、蛋黃、菠菜末攪拌均勻。把火轉小煮滾，再加入蛋白。
5. 在小碗中，用手持式打蛋器將蛋白打到硬挺不會滴下的程度。把菠菜取出，迅速小心加入打發的蛋白。將混合好的食材放進烤盤當中，烘烤 30 分鐘，或是表面呈現金黃色為止。

生酮希臘麵包醬（希臘大蒜醬）

瑪莉雅・艾莫里希（mariamindbodyhealth.com），《適應酮症：加速減重與健康療癒指南》與《健康飲食的藝術——美味：無穀類低碳水化合物創新飲食》作者。

▶份數：12 人份 ▶準備時間：10 分鐘 ▶烹飪時間：烤大蒜 40 分鐘至 1 小時

瑪莉雅的筆記：幾年前，我丈夫克雷格和我去了一間叫做西西的希臘餐廳，在明尼蘇達州的聖保羅大道上。克雷格點了烤肉串，配上很棒的大蒜沾醬，充滿了美妙的滋味，因此我決定在家也要來做做看。我後來查了一下，發現是馬鈴薯做的，所以決定自創生酮版本，使用大量健康的脂肪，以及很少的碳水化合物。

烤大蒜讓這道菜變得更甜，大蒜味變淡了，但如果你喜歡的話，也可以用生大蒜代替。

食材

- 1 整顆蒜頭
- $\frac{3}{4}$ 杯中鏈脂肪酸油
- $\frac{1}{2}$ 茶匙海鹽
- 2 大顆熟酪梨，去皮後切對半，除去果核
- $\frac{1}{4}$ 杯新鮮檸檬汁
- 1 大匙椰子醋或蘋果醋
- $\frac{1}{2}$ 茶匙現磨黑胡椒

作法

1. 將烤箱預熱至攝氏 200 度。
2. 將蒜頭放在烤盤紙上，撒上中鏈脂肪酸油，烤 40 至 60 分鐘，烤到蒜頭捏下去變軟為止即可。
3. 將蒜頭從烤箱中取出放涼，接著撥開蒜瓣。這份食譜會使用其中 8 瓣，剩下的可留待未來使用。
4. 將 8 瓣蒜頭與鹽放進打蛋機或是食物調理機當中磨成泥。把打好的泥放入酪梨中拌勻。
5. 緩緩將中鏈脂肪酸油、檸檬汁、醋加入食物泥當中，可以分次輪流添加，再加入黑胡椒，用叉子迅速攪拌至光滑為止。
6. 可和烤肉串或是切片的彩椒一起食用。沾醬放在冰箱當中可保存 1 週左右。在食用之前幾小時，可先將沾醬拿出來回溫。

健康生酮「豆泥」

瑪莉雅．艾莫里希（mariamindbodyhealth.com），《適應酮症：加速減重與健康療癒指南》與《健康飲食的藝術——美味：無穀類低碳水化合物創新飲食》作者。

▶份數：4 人份　▶準備時間：10 分鐘　▶烹飪時間：25 至 30 分鐘

瑪莉雅的筆記：豆泥傳統上都用斑豆製作，但豆類的碳水化合物含量都很高，對想進入酮症的人來說，會造成反效果。此外，你在超市中買到的豆泥含有一些不明成分，所以最好有其他選擇。

這份「豆泥」食譜中的澱粉與穀類含量都很低，也不含豆類。我知道這聽起來很瘋狂，但這道菜非常好吃！所以，許多人都跟我說，他們的另一半都不知道這不是真正的豆泥。

如果你吃素，可以不要加入培根，可用煙燻茄子代替天然培根的味道：把茄子去皮切片，包在鋁箔當中，放入醃燻機中 2 小時。接著將茄子切丁，略過翻炒的步驟，直接將茄子磨成泥即可。

食材

- 1 根茄子或櫛瓜，去皮切丁（約 4 杯）
- 4 條培根
- 1 杯切碎的黃洋蔥
- 1 大匙蒜末
- 1 大匙墨西哥辣椒，去籽切丁
- 1 大匙辣椒粉
- 1 茶匙磨碎的孜然
- $\frac{1}{2}$ 茶匙海鹽
- 1 撮紅辣椒
- $\frac{1}{2}$ 茶匙切碎的奧勒岡葉
- $\frac{1}{2}$ 杯碎的克索布蘭可白起司或切達起司，裝飾用（依喜好添加）
- $\frac{1}{4}$ 杯切碎的新鮮芫荽葉，裝飾用（依喜好添加）

作法

1. 在煎鍋或炒鍋中以中大火翻炒茄子與培根，直到培根變脆，茄子變得軟熟，約 10 分鐘。將培根的油脂留在鍋中，把培根與茄子放入調理機中磨成泥。
2. 在大炒鍋中用中大火加熱培根留下的油脂。加入洋蔥翻炒至變軟，約 3 分鐘。加入蒜末、墨西哥辣椒、辣椒粉、孜然、鹽、紅辣椒。邊煮邊攪動，直到飄出香味為止，約 45 秒至 1 分鐘。加入茄子泥與奧勒岡葉攪拌均勻。
3. 讓所有的食材繼續煮到變成糊狀，煮的時候要不斷用大木鏟攪拌，約需 5 至 10 分鐘，並且加入 1 大匙的水避免變得過乾。裝盤後撒上起司、芫荽葉即可上桌。

培根捲鮭魚

吉米・摩爾

▶份數：2 人份　▶準備時間：5 至 10 分鐘　▶烹飪時間：20 至 25 分鐘

我太太克莉絲汀超愛鮭魚。我每星期通常至少會煮一次這道菜給她吃。某天晚上，我決定要做點不一樣的，因此，在鮭魚外先捲了培根才放進鍋中煎。我想她看到這道原本就很喜歡的餐點，因為培根而變得更美味，充滿了滑順的脂肪口感，這也是讓你變成燃燒酮體機器的美味菜餚。

食材

- 2 大匙牧場奶油
- 6 大片厚片培根（別買薄片，薄片沒有用）
- 2 片阿拉斯加野生鮭魚排
- 4 大匙酸奶油
- 大蒜鹽

作法

1. 用中火加熱煎鍋，並加入奶油。在等待奶油融化的同時，用 3 片厚片培根完全包裹鮭魚排，必須緊緊裹住。
2. 小心將培根包裹的鮭魚放進鍋中煎 7 至 8 分鐘，直到培根焦黃變脆。翻面，把熱奶油淋在側邊，以利培根與鮭魚熟透。
3. 混合酸奶油與大蒜鹽並嚐嚐看味道，分成 2 份搭配鮭魚排食用。

蓋瑞原始人的生酮巧克力

蓋瑞・柯林斯（PrimalPowerMethod.com）。

▶份數：2 至 4 人份　▶烹飪時間：15 分鐘，外加 15 至 30 分鐘冷卻

蓋瑞的筆記：相較於市面上販售的巧克力，這道健康的巧克力食譜含糖量很低，卻營養許多，當中含有許多健康的脂肪酸，卻完全不含乳製品或穀物，也完全不含麩質。

這當然是原始的低碳水化合物原始人飲食。

當中的主要成分可可脂與可可粉是未精煉過的可可產品，大部分的健康食品店都買得到。

你或許需要實驗一下，才能找到自己最喜歡的混合比例。

盡可能使用小平底鍋。鍋子越小，就越容易混合均勻。

食材

- 2 大匙椰子油
- 2 大匙尖尖的可可脂
- 3 大匙可可粉
- 3 至 4 大匙椰漿或杏仁漿（視喜好添加）
- 1 茶匙香草精
- 1 茶匙肉桂
- 1 撮海鹽
- 甜菊糖

作法

1. 用小火在平底鍋中讓椰子油與可可脂融化，不可以煮滾，融化的速度越慢越好。在兩種成分完全融化後，關火並拌入可可粉。融化的自製巧克力沒有店裡賣的黏稠，但看起來應該呈現深色乳狀。
2. 如果你希望嚐起來比較像牛奶巧克力，就加入椰奶。加入香草精、肉桂、鹽，以及所需的甜菊糖，並攪拌均勻。
3. 讓巧克力在鍋中冷卻至室溫，嚐嚐味道，並調整所需的調味料。再均勻攪拌一次，蓋上蓋子放進冰箱冷藏 30 分鐘，或冷凍 15 分鐘，直到凝固為止。在你冷藏的時候，每 5 至 10 分鐘必須檢查一次，並用湯匙再次攪拌均勻，重複進行 2 至 3 次，直到開始凝固為止，因為油脂往往會分離（如果冷凍就不用這麼做）。
4. 巧克力變硬後，將巧克力分成幾片，放進玻璃容器中儲存食用。真正的巧克力低於室溫就會融化，和商店販售的巧克力不同，所以請務必存放在冰箱裡。

瘦身生酮披薩

鮑伯・蒙哥馬利（NotSoFastFood.com），加州聖地牙哥Not So Fast!餐車老闆暨所有人。

▶份數：4 人份　▶準備時間：15 分鐘　▶烹飪時間：45 分鐘

鮑伯的筆記：我二〇〇六至二〇〇八年間住在德州達拉斯時，都在努力健身，以為自己吃的都是健康食物。但事實上，我吃的飲食很糟糕，不僅讓我體重增加，整天也都昏昏沉沉。我努力尋找替代的飲食法，最後發現生酮飲食。我透過這種飲食法變瘦且變強壯之後，覺得真的很棒，但我必須承認，自己真的很想念披薩。我在網路上找到生酮的披薩食譜，使用豬皮、奶油乳酪與莫札瑞拉起司作為餅皮，帕瑪森起司作為餡料。由於我自己對乳製品的反應不太好，只能吃一點牧草放養牛的鮮奶起司，因此我決定修改食譜，讓這道料理更適合像我一樣的人食用。

這是到目前為止我最喜歡的食譜之一。如果你的身體能夠承受較多的乳製品，就儘管加無妨，你也可以加上其他生酮的食材。我自己喜歡 Applegate Farms 的新鮮義大利辣香腸、雞腿肉、烤牛骨髓等。希望你會喜歡！

食材

- $\frac{1}{2}$ 杯碎豬皮或是豬皮
- $\frac{3}{4}$ 杯碎雞皮
- 2 茶匙義式香料
- 1 茶匙大蒜粉
- 4 大顆土雞蛋
- 奶油或澄清奶油，用來替烤盤上油
- $\frac{1}{2}$ 杯義式番茄醬、烤肉醬或其他醬
- $\frac{1}{2}$ 杯生牛奶帕瑪森起司

作法

1. 將烤箱預熱至攝氏 170 度。
2. 在中型攪拌盆中混合碎豬皮、雞皮、義式香料、大蒜粉。在另一個大碗中，將蛋打散，將混合好後的乾燥材料倒入蛋液中做成麵糰。用手或桿麵棍將

麵糰壓成想要的大小。

3. 在烘焙紙上抹一些奶油或澄清奶油，將披薩麵糰放在紙上，入烤箱烘烤 20 至 25 分鐘，直到麵皮呈現焦脆的金黃色。從烤箱內取出麵皮，靜置 5 分鐘。
4. 在麵皮上塗上醬料，加入你喜歡的餡料。放回烤箱烤到起司融化，約需 12 至 15 分鐘。

生酮俄羅斯酸奶牛肉

富瑞妲・曼考區，《用食物對抗老化：找回健康、能量、活力！》作者。

▶份數：4 人份　▶準備時間：10 分鐘　▶烹飪時間：20 至 30 分鐘

富瑞妲激勵人心的故事出現在本書第十四章中。她創造的這道菜，讓從小在美國吃料理包長大的我們相當懷念。我小時候在家裡替全家人準備餐點時，料理包的酸奶牛肉就是我們的主食。由於我現在不想再吃義大利麵或任何含有人工添加劑的食物，這道生酮食譜確實相當成功，含有所有我喜歡的味道，卻沒有任何會阻礙酮體產生的成分。如果你想要做營養加強版的食譜，除了牛絞肉外，可以加入 85 公克的冷凍牛肝絞肉。

食材

- 1 大匙牧草奶油
- 1 顆中型洋蔥，切碎
- 2 至 3 瓣大蒜，切碎
- 450 公克牧草放養牛絞肉
- 57 至 85 公克切達或其他種類的硬起司，切碎
- 2 大匙奶油
- 海鹽與現磨黑胡椒
- 2 把新鮮菠菜或其他綠色蔬菜，上菜時裝飾用

作法

1. 用中大火加熱鑄鐵盤，並加入奶油。奶油融化後，加入洋蔥與大蒜，煮到

呈透明狀，約 5 至 7 分鐘。

2. 加入牛絞肉，煮到想要的熟度，邊煮邊把絞肉打散。把火轉小，加入起司使其慢慢融化。
3. 關火後加入奶油攪拌，達到你想要的濃稠度為止。加入鹽與胡椒，調整味道並攪拌均勻。
4. 放在菠菜上即可食用。

自製真正生酮美乃滋

吉米・摩爾

▶份數：1 $\frac{1}{3}$ 杯　▶準備時間：5 至 10 分鐘

我在二〇〇四年開始採用生酮飲食時，開始會注意食物的標示，以尋找含有少量碳水化合物與大量脂肪的食品。

當時我不了解的是，真正食物中的飽和脂肪酸與單元不飽和脂肪酸（如椰子油、奶油中的飽和脂肪酸，以及酪梨與橄欖中的單元不飽和脂肪酸），以及植物油當中的多元不飽和脂肪酸（如黃豆沙拉油、玉米油、棉籽油、菜籽油）有什麼差別。這些多元不飽和脂肪酸正是造成發炎的高風險因子，應該盡量不要使用。

可惜，幾乎所有商業販售的美乃滋產品都含有大豆沙拉油，即使商品的名稱叫做「真正的」美乃滋，或是在標籤上標示「含橄欖油」想要欺騙大眾，但大部分含的都還是沙拉油。

再看看罐上的標示與當中所含的糖及其他可疑成分，這讓在家中自製美乃滋變得有其必要。做美乃滋比你想像中容易，這份食譜能夠提供你所需的乳製品來源，卻不添加任何糖。

你可用等量的培根脂肪取代食譜中的橄欖油。在你沒吃過培根美乃滋之前，你實在是白活了！

食材

- 2 大顆雞蛋
- 2 個蛋黃

- $\frac{1}{2}$ 茶匙海鹽
- 1 大匙芥末
- 2 大匙檸檬汁
- 1 大匙白酒醋
- $\frac{1}{2}$ 杯初榨橄欖油
- $\frac{1}{2}$ 杯椰子油

作法

1. 如果你使用電動打蛋機或是調理機，請將所有的食材放入大調理盆中，打到你想要的濃稠度。
2. 放進玻璃罐或密封容器中冷藏，可保存大約 10 天（但在那之前，你應該早就用光了）。

西非燉雞肉

梅麗莎・喬爾灣（meljoulwan.com），《吃得好：美食愛好者吃得好的原始人飲食食譜2》、《美食愛好者的更多原始人食譜》作者

▶份數：4 人份　▶準備時間：10 分鐘　▶烹飪時間：1 小時

梅麗莎筆記：我愛花生醬，愛到無法自拔，尤其喜歡出其不意的花生醬，如在湯裡或美食裡出現的花生醬。我知道花生是豆類的那天，真是心碎了，因此只好忍痛分手。但杏仁奶油則是個不錯的伴侶，這道菜中添加的柔滑杏仁奶油會贏得你的芳心，還有適量的薑與辣椒口感，以及隱含的香草與芫荽甜味，一定讓你愛不釋口。

食材

- 450 公克去骨去皮的雞腿肉
- 海鹽與現磨黑胡椒
- 1 大匙椰子油
- $\frac{1}{2}$ 顆中型洋蔥切丁（約 $\frac{1}{2}$ 杯）
- 1 根（約 2.5 公分長）嫩薑，磨成末（約 1 大匙）

- 3 瓣蒜頭，切碎（約 1 大匙）
- $\frac{1}{2}$ 大匙芫荽，切末
- $\frac{1}{2}$ 茶匙辣椒
- 1 片月桂葉
- 1 杯罐頭番茄泥
- $\frac{1}{4}$ 杯水
- $\frac{1}{4}$ 杯杏仁奶油（無糖）
- $\frac{1}{4}$ 茶匙香草精
- 碎洋香菜，裝飾用
- 奶油（依喜好添加，增加脂肪的含量）

作法

1. 在雞肉表面抹上鹽和胡椒。用中火加熱大湯鍋，約 3 分鐘。加入椰子油使其融化。將雞肉放入鍋中攤平，勿重疊，煎到雙面皆呈焦黃，約 10 分鐘（不要讓雞肉太擠，必要的話請分批煎熟）。將煎好的雞肉放到碗中。
2. 用原本的鍋子煮洋蔥和薑，直到軟熟為止，約 5 至 7 分鐘。加入蒜瓣、芫荽、辣椒、月桂葉，煮到飄出香味，約 30 秒。加入番茄和水攪拌均勻。將雞肉浸入醬汁中，並把碗中的雞汁一起倒入鍋中。開大火煮沸，接著轉小火燜煮 25 分鐘。
3. 把雞肉從鍋中取出，這時雞肉應該相當軟嫩。用木鍋鏟將雞肉分成幾塊，並在鍋中加入杏仁奶油與香草精拌勻。將雞肉放回鍋中，加蓋繼續煮到沸騰，約 5 分鐘，接著起鍋撒上洋香菜即可食用。如果想攝取更多脂肪，可在雞肉上加一些奶油。

夏威夷豆酪梨冰軟糖

雪碧・馬拉泰爾（CavemanTruck.com），印第安納州印第安納波利斯Caveman餐車老闆。

▶份數：2 杯　▶準備時間：15 分鐘　▶烹飪時間：10 分鐘，及 3 小時冷凍

雪碧的筆記：這份食譜的靈感來源是出自我對黑巧克力的熱愛，希望創

造出軟巧克力糖般的甜點。在網路上看到類似的甜點時，讓我更加有信心。但問題是，許多這類的食譜加了大量的蜂蜜與香蕉，以維持質地的綿密並增加甜味，但我想做的卻是生酮飲食者也能吃的點心。

所以，在我試了幾個不同的版本之後，最後創造出了這份完全符合我需求的食譜。

食材

- $\frac{1}{2}$ 杯夏威夷豆
- $\frac{1}{4}$ 杯磨碎或切片的黑巧克力（百分百可可）（約 57 公克）
- $\frac{1}{4}$ 杯澄清奶油
- $\frac{1}{4}$ 杯椰子奶油
- 甜菊糖液，增加甜味用
- $\frac{1}{4}$ 茶匙香草精
- $\frac{1}{8}$ 茶匙海鹽
- 4 顆大顆的蛋黃
- 1 顆中型的酪梨，削皮切對半後去籽
- 2 大匙中鏈脂肪酸油

作法

1. 在雙層蒸鍋上方，混合夏威夷豆、巧克力、澄清奶油、椰子奶油、甜菊糖、香草、鹽。在蒸鍋下方放 $\frac{1}{2}$ 杯的水，上方則放置巧克力混合物，用中大火蒸。讓巧克力完全融化，並不時攪拌。
2. 在融化並充分混合後，放入果汁機中，打到堅果變細為止。由於之前已經先蒸過了，因此這個步驟應該相當快。打好後，加入蛋黃、酪梨、中鏈脂肪酸油，再次用果汁機打勻。
3. 打好後應呈現綿滑的布丁狀。你可以立刻食用，或是冷凍等凝固後再食用。如果要放進冰箱冷凍，請將溶液倒入碗中、餅乾模中，或是矽膠馬芬模中，吃的時候較容易取出。請放入冰箱中冷凍 3 小時。
4. 請放在冰箱或冷凍庫中（視溶液的密度以及你喜歡的溫度而定）保存，想吃的時候倒一個出來，就能立刻享用營養高脂又高熱量的點心。

美味檸檬棒

凱特琳・維克斯（grassFedGirl.com），《地中海原始人食譜：挑逗你味蕾的一百三十五道無穀類食譜》作者。

▶份數：9 塊　▶準備時間：15 分鐘　▶烹飪時間：5 分鐘，及 2 小時冷卻

凱特琳的筆記：你或許從沒聽過奇亞籽，但其實那是很健康的 omega-3 脂肪酸來源，也是絕佳的蛋替代品。有些人不喜歡奇亞籽的顆粒口感，所以你可以將奇亞籽磨碎，比較好使用（你也可以買磨好的奇亞籽）。在這份食譜中，有許多健康的脂肪能夠讓你進入酮症當中。

食材

- 2 杯全脂椰奶
- $\frac{1}{2}$ 杯水
- 1 大尖匙牧場放養吉利丁
- 1 茶匙甜菊糖精粉
- 2 大匙檸檬汁
- 2 茶匙檸檬皮
- 2 大匙奇亞籽
- 1 杯杏仁粉
- $\frac{1}{4}$ 茶匙海鹽
- $\frac{1}{4}$ 杯融化的椰子油
- 奶油或椰子油，用來替平底鍋上油

作法

1. 用小鍋加熱椰奶和水。加入吉利丁，攪拌至溶解為止。加入甜菊糖、檸檬汁、檸檬皮攪拌，之後關火放在一旁待用。
2. 用磨豆機將奇亞籽磨成細粉。在中碗中，混合磨碎的奇亞籽、杏仁粉、海鹽、融化的椰子油，直到拌勻為止。
3. 在約 20×20 公分的玻璃烤盤上抹油，接著倒入拌好的奇亞籽，用手指將奇亞籽鋪平。接著將檸檬吉利丁倒入烤盤中，放入冰箱冷藏 2 小時後，即可切片食用。

煎裹粉豬排佐炒羽衣甘藍

凱爾西・愛爾伯斯（IgniteNourishThrive.com）。

▶份數：2 人份　▶準備時間：10 分鐘　▶烹飪時間：20 分鐘

凱爾西的筆記：我祖父素馬非常喜歡裹粉豬排。他喜歡到每次都一口接著一口，沒吃完絕不停下來。小時候，我幫媽媽一起做裹粉豬排給祖父吃時，都覺得既驕傲又興奮。如果素馬祖父當初看到這本書的話，必定獲益良多。他有糖尿病，醫師禁止他吃炸物和麵包，叫他改喝健怡可樂、無糖點心，以及低碳水化合物的「健康」穀類食品。

最近我向農場主人買了一些特價的豬排，祖父吃裹粉豬排的回憶立刻湧上心頭，因此出現了下面美妙又令人滿足的食譜。我多麼希望祖父還活著，我就能跟他分享這份食譜，但我只能和大家分享這份食譜來紀念他。我希望這份食譜能夠幫助你或你摯愛的人改吃真正的食物！

食材

- 2 大匙椰子粉
- $\frac{3}{4}$ 茶匙洋蔥粉，分為 2 份
- $\frac{1}{2}$ 茶匙大蒜粉
- $\frac{1}{2}$ 茶匙海鹽，分 2 份
- $\frac{1}{2}$ 茶匙現磨黑胡椒，分 2 份
- 2 片豬排（共約 156 公克）
- 2 大匙椰子油
- $\frac{1}{2}$ 瓣蒜頭，壓碎
- $\frac{1}{2}$ 把羽衣甘藍，去梗後切碎

作法

1. 在中型的碗中混合椰子粉、$\frac{1}{2}$ 茶匙洋蔥粉、大蒜粉、$\frac{1}{4}$ 茶匙的鹽，以及 $\frac{1}{4}$ 茶匙的胡椒。將豬排埋進粉中，直到各面都沾滿為止。
2. 在鑄鐵煎鍋中用中大火融化椰子油。加入豬排，一面煎 4 至 6 分鐘，或煎到呈金黃色為止。關火後將豬排靜置 5 分鐘。

3. 在這段時間中，利用原本煎鍋的熱度輕炒大蒜 2 分鐘，加入羽衣甘藍，以及剩下的 $\frac{1}{4}$ 茶匙洋蔥粉、$\frac{1}{4}$ 茶匙鹽、$\frac{1}{4}$ 茶匙胡椒，炒至羽衣甘藍稍微縮小，約 5 分鐘，即可上菜！

生酮燉肉

勞瑞・普雷特（來自伊利諾州奧蘭德公園的讀者）。

▶份數：4 人份　▶準備時間：10 分鐘　▶烹飪時間：3.5 小時

勞瑞的筆記：我開始採用生酮飲食時，本來就喜歡下廚，發現自己能想出許多新食譜，也覺得相當興奮。

這份食譜讓我不會自欺欺人，因為真的很好吃。其實聞起來真的很香，每次我在煮的時候，家裡的狗都會在旁邊叫！

在吃了這樣的一餐之後，我總覺得精神百倍。這道菜很適合所有採用生酮飲食法的人。

食材

- 約 1.4 公斤溫體牛肩胛肉
- 海鹽與現磨黑胡椒
- 2 大匙椰子油
- $\frac{1}{4}$ 杯牛肉高湯
- 2 顆小洋蔥，對切
- 1 茶匙大蒜末
- 約 900 公克大蘑菇，對切
- $\frac{1}{4}$ 杯牧草奶油

作法

1. 將牛肉兩面都抹上鹽和胡椒。開大火在荷蘭鍋中讓椰子油融化，再煮 1 分鐘讓油變熱。加入牛肩胛肉，煎到兩面呈金黃色，約 4 分鐘。將火關小，加入牛肉高湯，蓋上鍋蓋燉 2.5 小時。

2. 將切成對半的洋蔥放在牛肉上，避免接觸到湯汁。加入大蒜、洋菇、奶油繼續煮 1 小時。
3. 取出洋蔥丟棄後，將牛肉切片（應該已經四分五裂了），即可上桌。

魚翅瓜寬麵

吉米・摩爾

▶份數：2 人份　▶準備時間：5 分鐘　▶烹飪時間：40 至 55 分鐘

我以前嗜吃碳水化合物時，都認為奶油寬板麵會阻塞我的血管，讓我心臟病發。但現在我知道問題在於小麥製成的麵條，因此我用營養的低碳水化合物版本取代原本不健康的食材：我用魚翅瓜！

相信你嘗過這道之後，就不會再想念高碳水化合物的版本了。

食材

- 1 顆魚翅瓜
- 3 大匙牧草奶油
- 1 杯鮮奶油或椰子油
- 2 撮大蒜鹽
- 2 大匙磨碎的帕瑪森起司
- 1 撮乾燥洋香菜

作法

1. 將烤箱預熱至攝氏 190 度。
2. 將魚翅瓜縱向切開，挖出種子和瓜囊。用鋁箔紙包覆瓜的兩半，正面朝上，放在烤盤紙上，烤 30 至 40 分鐘。冷卻後用叉子挖出果肉，放在一旁備用。
3. 在煎鍋中開中火讓奶油融化，並加入鮮奶油、大蒜鹽、帕瑪森起司、洋香菜。用小火燜煮 10 至 15 分鐘，不時攪拌一下。
4. 加入冷卻後的魚翅瓜，均勻混合之後即可享用。

煎酪梨

溫蒂．麥可克勞（住在印第安納州必克內爾的讀者，他的部落格為TheLowCarbMom.blogspot.com）。

▶份數：2 人份　▶準備時間：5 分鐘　▶烹飪時間：5 分鐘

溫蒂的筆記：我會發明這道食譜，是因為當時手邊有幾顆不太熟的酪梨，但我卻得拿來用（如果你買過酪梨，就會懂我在說什麼）。我的靈感來自烤酪梨與蛋的食譜，但我想做的時候，正好家裡沒有蛋。然後我突然想到，加熱可能會讓不夠熟的酪梨變軟，變得有辦法入口，結果確實如此。我非常喜歡將酪梨搭配炒蛋與培根一起吃。你可以試試看這份生酮食譜唷！

食材

- 1 顆酪梨
- 4 大匙奶油
- 海鹽少許

作法

1. 將酪梨對切去籽，剝皮後切丁，約 2.5 公分大小。
2. 開中火將奶油放在煎鍋中融化，放入酪梨後加蓋煮到變褐色，約 5 分鐘，不時翻攪，最後加上少許鹽調味。

生酮香草冰淇淋

肯特．阿爾特納（YouTube.com/Bowulf），《朋友間的低碳水化合物第一冊》、《朋友間的低碳水化合物第三冊》撰稿人。

▶份數：$\frac{1}{2}$ 杯　▶準備時間：2 分鐘　▶烹飪時間：成形時間 5 分鐘

肯特的筆記：我在二〇一〇年參加了氣溫近攝氏三十度的明尼納波利斯的馬拉松後，我突然很想吃冰淇淋。

那時候我又熱又累又餓，因此回到家後，我的孩子們就想出了這份低碳水化合物、高脂肪的冰淇淋食譜。

這道僅含三樣食材的簡單食譜充滿了香草氣息，卻不含任何店中冰淇淋商品的糖或化學物質。

這確實是解決我對冰淇淋渴望的生酮飲食。

食材

- $\frac{1}{2}$ 杯鮮奶油
- 6 至 9 滴甜菊糖液
- $\frac{1}{2}$ 茶匙香草精
- 3 杯冰塊
- 6 大匙海鹽

作法

1. 將鮮奶油、甜菊糖液、香草精倒入塑膠袋中，用力搖晃以混合均勻。
2. 將冰塊與海鹽放入密封容器中。將做法 1 的塑膠袋放在冰塊上後，蓋上容器，用力搖 2 至 5 分鐘，好讓冰淇淋成形。
3. 從容器中取出塑膠袋，洗去袋子外部的鹽，即可食用。

生酮巧克力脆皮

吉米・摩爾

▶份數：$\frac{1}{4}$ 杯　▶準備時間：5 至 10 分鐘

我開始採用低碳水化合物、高脂肪的飲食時，非常想念冰品上的巧克力脆皮，就是那種倒在冰淇淋上，會神奇地凝固的巧克力糖漿。我碰巧運氣好，發現這道迷人的生酮版甜點，它超越了其他我做的所有甜點。我一開始只是想做巧克力糖漿而已。接著我把它倒在妻子的冰淇淋上拿給她，準備走回廚房弄一份給自己時，我聽到她尖叫：「你去哪弄來這種巧克力脆皮，那真的是低碳水化合物嗎？」我原本不知道她在講什麼，後來我發現那層巧克力醬變硬了。那真是很酷的發明，而且非常有助於酮體的產生！

使用含有最高可可量的黑巧克力，只要不超過你的耐受度即可。我真是喜歡含百分之八十七可可的 Taza 牌。

食材

- 1 茶匙水
- 1 大匙椰子油
- 85 公克黑巧克力（至少含有 80%的可可）

作法

1. 在可微波的碗中混合水、椰子油、黑巧克力。重複微波 15 至 20 秒幾次，直到大部分的巧克力都融化為止，每次都必須均勻攪拌。
2. 持續攪拌液態的巧克力，直到完全融化成光滑的液態為止。立刻倒在冰品上即可享用。

簡單的焗烤起司白花椰菜

妮可・懷斯，（內華達州拉斯維加斯的讀者，她的部落格為menusforlife.wordpress.com）。

▶份數：6 人份　▶準備時間：10 分鐘　▶烹飪時間：45 分鐘

妮可的筆記：起司是這道菜的明星。雖然你可以依照自己的預算與喜好，使用任何你喜歡的起司種類，但我覺得吃起來質感最棒的，是混合大量偏軟的起司（哈瓦蒂、芳汀那）或是偏硬的起司（切達、瑞士、高達、伊甸、科比、蒙特瑞傑克），以及一點味道刺鼻的硬起司（阿細亞哥、帕瑪森、羅曼諾）、一點味道強烈的軟起司（羊乳起司、奶油乳酪、馬斯卡彭）是最棒的。我自己喜歡的配方是 $1\frac{1}{2}$ 杯硬切達起司，$\frac{1}{3}$ 杯羊奶起司或乳酪起司切成小丁，以及一點現磨的羅曼諾，不過用你家裡的任何真正全脂起司都行。

這是很棒的配菜，很適合和風味濃郁的肉類菜餚一起使用，尤其是燉肉。

食材

- 1 大顆白花椰菜
- 2 杯切片起司，任何組合皆可
- 2 杯鮮奶油
- $\frac{1}{4}$ 茶匙現磨黑胡椒
- $\frac{1}{8}$ 茶匙海鹽

- $\frac{1}{4}$ 茶匙磨碎的肉豆蔻

作法

1. 將烤箱預熱至攝氏 200 度。
2. 將白花椰菜切成一口大小，放進蒸籠中。大鍋中加入 2.5 至 5 公分高的水，蓋上鍋蓋後開大火煮沸。水滾後將火轉小，放入裝花椰菜的蒸籠，蓋上鍋蓋，蒸 10 至 15 分鐘，或是叉子能夠穿過為止，接著從鍋子上移開。
3. 在煮白花椰菜的同時，在 23×23 公分大小的烤盤中混合乳酪與鮮奶油。拌入黑胡椒、鹽、肉豆蔻。
4. 將白花椰菜放入起司中混合均勻，烤 30 分鐘，或是表面呈金黃色為止。烤到一半時請查看一次，如果表面已呈褐色，請蓋上蓋子，再繼續烤。
5. 從烤箱中取出烤盤，靜置 5 至 10 分鐘讓醬汁變稠。
6. 如果要用微波爐做這道菜，可用高微波加熱 5 分鐘，靜置 2 分鐘後攪拌一下。持續再微波 5 分鐘、靜置 2 分鐘的循環，看看白花椰菜是否變軟，需要的話，繼續重複同樣的步驟。如果你希望表面能夠變成金黃色，可在烤盤下方加熱到冒泡，但必須經常查看，因為起司很容易燒焦。

這些食譜是不是讓你立刻想動手做低碳水化合物、適量蛋白質、高脂肪飲食的菜呢？現在，你已經擁有這些很棒的生酮食譜了，但請繼續往下看，了解如何擬定成功的生酮計畫，讓你能夠維持一輩子。

在下一章中，我們會條列出二十一天生酮飲食的啟動計畫，讓你立刻就能酮體滿滿。

專家聲明

我看到大家最常犯的錯誤，或許是他們想要進入酮症，卻攝取了「隱藏」的碳水化合物（「你說什麼？水果也是？」或是「你說玉米也是穀類？我以為是蔬菜！」）或攝取了過多的蛋白質，但脂肪的攝取量卻不足。

「有疑問時，將碳水化合物的攝取量降到更低，少吃點蛋白質，多吃很多脂肪！」就會讓許多人大為不同。

—諾菈・傑得高達斯

第二十一章

二十一天生酮飲食啟動計畫

專家聲明

主要營養素的品質與主要營養素的比例一樣重要。碳水化合物應來自地面上的植物。

可能的話，應攝取動物來源的蛋白質，日常飲食的脂肪也應來自飽和脂肪酸與單元不飽和脂肪酸，減少多元不飽和脂肪酸的攝取，omega-3 與 omega-6 的比例應為一比一。

—席山．亞蘭

現在，你已經知道生酮飲食的一切了，清楚為何要攝取生酮飲食，明白採用這種飲食法所能達到的療效證據，以及生酮飲食的食譜為何，現在就讓我們來看看「二十一天生酮飲食啟動計畫」，可以讓你更清楚地邁向成功。

別忘了，這個飲食計畫只是個建議而已。如果你特別喜歡某一樣餐點，又能讓你感到飽足，那麼不斷吃同樣的餐點也無妨（有時候，這代表只吃一種食物）。

切記，我們對碳水化合物與蛋白質的耐受度都不同，所以這裡的重點並非要你完全複製這二十一天的食譜，而是希望你能使用這份食譜作為準則，並且改為最適合你的計畫。

你會發現這個飲食計畫並未列出特定的份數、份量、用餐時間，如早餐、午餐、晚餐。這個計畫就是這樣設計的，有些人喜歡採用傳統的三餐加點心，有些人則是在進入酮症後，可以一天只吃一兩餐份量較多的餐點。

你也會發現，自己進食的頻率越來越低。

切記，**如果你吃飯過後幾個小時，就餓到想要再吃，很可能是因為自己攝取的脂肪或食物量不足。**

專家聲明

達到與維持酮症狀態並不容易，必須透過大幅改變生活型態，才能讓你的大腦了解，你已經由原本使用葡萄糖作為燃料的新陳代謝方式，改為使用酮體作為燃料。

—史蒂芬妮・波森

如同我們在第十一章中提到的，學會分辨真正的飢餓，以及因為其他因素想要進食，因而改變進食的習慣，能夠幫助你在酮症的旅程上一切順利，對想要產生酮體的你更是一大幫助。嚴格遵守你個人碳水化合物的耐受值，以及蛋白質門檻，攝取大量的脂肪，就可以等著看你的酮體劇增。有些人可能在三週內就能成功進入酮症，有些人則需要六週、甚至是更久，才能夠享受到酮症帶來的好處。

請務必有耐心，只要進入酮症當中，替你健康帶來的好處將會不斷湧進，因此值得你為此努力，你也會很高興能夠維持在這樣的狀況中。

所以，讓我們一起來看看漸進式的二十一天生酮飲食啟動計畫。

在最初的一週中，一天吃三餐，但第二餐可以依個人的需求攝取，也就是說，如果你不餓，那就跳過吧。在第二週中，一天改為兩餐，到了第三週則為一天一餐。

你在任何時候只要覺得餓了，請選擇高脂肪的點心（並且在下一餐中考慮多攝取脂肪，這樣你的飽足感就能夠維持得更久）。

請不要認為自己必須完全遵守這個啟動計畫，因為這只是開始採用生酮飲食時的建議方式。相信在二十一天之後，你就能夠找到讓自己維持在酮症的最佳方式。

專家聲明

多數人無法進入酮症最常見的原因，是因為他們意外地攝取了碳水化合物。例如，一罐三百五十五毫升的柳橙汁，就含有高達三十六公克的碳水化合物。此外，想要進入酮症，還必須留意不要攝取過多的蛋白質。

—大衛・博瑪特

二十一天生酮飲食啟動計畫

第一天

第一餐 生酮蛋（第 240 頁）

第二餐 奶油燉豬肉與花椰菜，淋上融化的切達起司（視需要而定）

第三餐 完美的生酮烤雞（第 243 頁）

點　心 夏威夷豆（視需要而定）

第二天

第一餐 綜合漢堡排（第 247 頁）

第二餐 椰子油煎比目魚佐奶油四季豆（視需要而定）

第三餐 培根抱子甘藍（第 249 頁）

點　心 豬皮加奶油乳酪（視需要而定）

第三天

第一餐 卡蜜兒的生酮能量棒（第 245 頁）

第二餐 奶油大蒜鹽煮義式辣腸片與莫札瑞拉起司

第三餐 培根捲鮭魚（第 254 頁）加自製生酮蘸肉濃醬（第 246 頁）

點　心 蓋瑞原始人的生酮巧克力（第 254 頁）

第四天

第一餐 杏仁奶油生酮炸彈（第 244 頁）

第二餐 鮪魚佐吉米・摩爾的真正美乃滋（第 258 頁）（視需要而定）

第三餐 生酮酸奶牛肉（第 257 頁）

點　心 夏威夷豆酪梨冰軟糖（第 260 頁）（視需要而定）

第五天

第一餐　豬肉香腸肉餅
第二餐　火腿與科比傑克起司沾自製真正美乃滋（第 258 頁）（視需要而定）
第三餐　煎裹粉豬排佐炒羽衣甘藍（第 263 頁）
點　心　美味檸檬棒（第 262 頁）（視需要而定）

第六天

第一餐　小黃瓜片佐生酮希臘麵包醬（第 251 頁）
第二餐　杏仁奶油和黑巧克力（百分之八十七可可）（視需要而定）
第三餐　生酮燉肉（第 264 頁）
點　心　生酮香草冰淇淋（第 266 頁）（視需要而定）

第七天

第一餐　芹菜和健康生酮「豆泥」（第 252 頁）
第二餐　牛肋排與奶油煮荷蘭豆（視需要而定）
第三餐　奶油煮六盎司（約一百七十公克）沙朗牛排與烤奶油菠菜（第 250 頁）
點　心　牛肉乾（視需要而定）

在第一週後，你應該注意到自己的飢餓感和對食物的渴望有明顯的改善。事實上，你有可能已經「忘了」吃一餐。一旦發生這種事，不要驚慌，你的身體在從燃燒醣分轉變為燃燒酮體時，這是很正常的現象。

就像第一週一樣，第二週的飲食計畫也納入了點心，讓你在兩餐間感到飢餓時可以補充食物（但別忘了，如果你在兩餐之間餓了，那暗示著你每餐應該要多攝取脂肪）。你沒必要按表操課吃下所有計畫中的點心，列出來只是因應你的需求而已。別忘了，你一天的第一餐可能會在中午，甚至更晚才吃。

專家聲明

為了維持酮體值，我們必須將碳水化合物的攝取量限制在每天五十公克以下。很重要的一點是，我們不僅必須控制碳水化合物的量，也需要注意品質。你只該攝取低升糖指數的碳水化合物，並且要排除所有含糖與高度精緻的加工食品。

這相當接近幾十年前的完全食物飲食法，當時國人都比較苗條，也比較健康。

—賈桂琳・艾伯斯坦

第八天

第一餐 生酮義式烘蛋披薩（第 241 頁）

第二餐 奶油煎漢堡排、培根、瑞士起司加酸乳酪與大蒜鹽（視需要而定）

點　心 生杏仁（視需要而定）

第九天

第一餐 烤鴨佐椰子杏仁粥（第 248 頁）

第二餐 義式臘腸與起司（視需要而定）

點　心 用吉米・摩爾真正美乃滋（第 258 頁）做的魔鬼蛋（視需要而定）

第十天

第一餐 椰子油煎蛋、培根、酪梨

第二餐 豬油煎干貝與生菠菜沙拉佐橄欖油與檸檬汁（視需要而定）

點　心 腰果奶油拌奶油乳酪，加一點肉桂，與幾滴你喜歡的糖液（視需要而定）調味

第十一天

第一餐 西非燉雞肉（第 259 頁）

第二餐 澄清奶油燉小牛肉佐帕瑪森起司與彩椒（視需要而定）

點　心 豬皮拌酸奶油（視需要而定）

第十二天

第一餐 棒棒腿與魚翅瓜寬麵（第 265 頁）

第二餐 夏威夷豆油煎蝦佐吉米・摩爾的自製生酮蘸肉濃醬（第 246 頁）與牛油煎蘆筍（視需要而定）

點　心 鮮奶油與無糖可可粉，加幾滴你喜歡的糖液（視需要而定）

第十三天

第一餐 奶油煎奈森牌熱狗，佐普羅旺斯起司，以及煎酪梨（第 266 頁）

第二餐 火雞肉（深色部分），以及羽衣甘藍沙拉佐藍起司和酪梨油（視需要而定）

點　心 起司條和奶油起司（視需要而定）

第十四天

第一餐 烤雞（深色部分的肉）佐簡單的焗烤起司白花椰菜（第 268 頁）

第二餐 瘦身生酮披薩（第 256 頁）（視需要而定）

點　心 草莓和鮮奶油檸檬水（視需要而定）

在兩週之後，你可能已經感受到在健康與減重方面的好處，尤其是血糖下降、血酮上升。

在第三週時，我們一起來檢驗酮症狀態，看看是否一天只要吃一餐就能夠讓你完全感到飽足。在這週當中，我不列出任何點心，因為我想你不會需要。正如我們在第九章中提過的，「生酮健康指標」的好兆頭之一，就是你在兩餐之間，可以維持十八至二十四個小時不感到飢餓。

這時候，你的身體很可能轉為燃燒脂肪，能夠有效運用酮體，可以準備看看自己的表現了。當然，在這週當中，如果你在任何時候感到飢餓，你知道該做什麼的——就吃吧！

想要一天只吃一餐而不覺得餓，吃東西時就要選擇能夠讓你飽足的食物。現在不是減少蛋白質攝取量的時候。每餐看來都吃很多東西，但實際上，總熱量和你吃三餐與點心加起來差不多。那並不表示你必須要硬吞下自己吃不下去的食物。只要吃到自己覺得飽就行了，但別忘了，要遵守自己的碳水化合物耐受度，以及蛋白質門檻，然後攝取脂肪到飽足。切記，如果你喜歡當中的某一道菜，覺得一週之內再多吃幾次也不會膩，那就吃吧。

專家聲明

別忘了，你攝取的必須是品質良好的食物與膳食脂肪，這點相當重要，否則生酮飲食不一定是健康的飲食。醫院開立的生酮飲食料理包中那些「食物一樣的東西」，含有部分的氫化脂肪與氫化油、高果糖玉米糖漿，以及高度加工的非天然蛋白質粉。所以，「生酮」可以代表許多不同的東西。我非常注重自己吃的東西，盡可能接近我們採集漁獵時代祖先吃的東西。

—諾菈・傑得高達斯

一天只吃一餐是我平常的用餐模式，也相當享受不用擔心自己吃什麼的自由。

別忘了，你再這樣吃沒多久，大約再吃一星期的飲食啟動計畫食物就行了，所以請再加把勁。

如果你在吃了東西的四到十二個小時內感到飢餓，那就代表你吃的食物及／或脂肪不夠多。那麼，請你在下一餐中加入更多奶油或你喜歡的脂肪，看看成果如何。

一天只吃一餐就飽，並非不可能的事，我想這週內你的間歇性斷食時間一定會讓你感到驚訝。

在你採用這種飲食法時，不要忘了注意這點：那些斷食時間能夠幫助你產生更多能達到療癒效果的酮體。

專家聲明

營養性酮化是採用完全食物生酮飲食的自然結果，這種飲食當中包含了家禽、家畜、魚類、蛋類，以及不含澱粉的蔬菜；低糖水果，包括橄欖、酪梨、莓果；堅果與種子，並且加入了天然的脂肪，包括牛油、豬油、奶油、鮮奶油、陳年起司、椰子油、橄欖油。

—凱斯・朗揚

第十五天

第一餐 吉米・摩爾的生酮蛋（第240頁）和夏威夷豆酪梨冰軟糖（第260頁）

第十六天

第一餐　椰子油煎牛肉漢堡肉餅、起司、培根，佐吉米・摩爾的真正美乃滋（第258頁），以及杏仁奶油生酮炸彈（第244頁）

第十七天

第一餐　吉米・摩爾的培根捲鮭魚（第254頁），佐吉米・摩爾的真正美乃滋（第258頁），以及美味的檸檬棒（第262頁）

第十八天

第一餐　奶油煎六盎司（約一百七十公克）沙朗牛排，小黃瓜片佐生酮希臘麵包醬（第251頁）

第十九天

第一餐　奶油煎義式辣腸片和莫札瑞拉起司，以及生酮巧克力（第254頁）

第二十天

第一餐　烤全雞和生酮香草冰淇淋（第266頁）佐生酮巧克力脆皮（第267頁）

第二十一天

第一餐　生酮燉肉（第264頁）與培根抱子甘藍（第249頁）

採用生酮飲食法之初，這些食物看來可能很嚇人，但其實沒有你想像中的困難，只要你願意完全投入生酮飲食來改善自己的健康（對有些人來說，則是減去一些體重），那麼就會變得容易許多。請找出最適合你自己的飲食模式，就能享受追求營養性酮化的過程。

了解你追求生酮飲食的過程會讓我感到相當興奮，因此，麻煩你寫封電子郵件到 livinlowcarbman@charter.net 告訴我你的作法。每次聽到生酮飲食在別人身上發揮良好的效果，都讓我感到十分興奮。

只要你辦到了，無人能擋！

專家聲明

就定義來說，要透過控制脂肪、蛋白質、碳水化合物來產生酮體時，限制碳水化合物的攝取量是飲食的基礎。對糖尿病的患者來說，這代表了減少胰島素的分泌，會降低胰島素值。

—瑪麗・紐波特醫師

後記／

在你得到啟發後，接下來又如何呢？

專家聲明

我發現自己在酮症狀態中時，更有幹勁也更有活力，思緒更清楚，也更有產能。

—布萊恩·巴克史達爾

我不再相信該吃低脂肪、高碳水化合物的飲食來減重與維持健康之後，或許就是我這輩子的轉捩點。自此後，我就不用再以同樣的方式，來注意營養素與其對健康造成的影響。我希望這本書也能讓你有脫胎換骨的經驗，希望書中的知識與智慧，能夠引領你獲得酮症帶來的所有健康益處。

專家聲明

許多不同時期文明的人，都歷經了長時間的營養性酮化。

—席山·亞蘭

許多人都沒聽過這種飲食法，因為這種飲食法不容易懂，也較少出現在主流媒體上。對我來說，這是最可笑的事。你認識的人當中，有多少人能夠因為生酮飲食而不再受疾病的折磨，如第二型糖尿病、肥胖、癲癇、心血管疾病、新陳代謝症候群、腸躁症等等？難道他們不該知道這種比藥物或其他療法更有效的全天然營養療法？當然應該知道！

這也正是讓我寫這本書的動力：用平實的語言，誠實分享酮症的實用資訊。我想讓你們擁有這些資訊、智慧、專業知識，能夠具有更多的信心來追求酮症，並大幅感善健康情形。

專家聲明

現代人活得比較久，卻沒那麼健康，在翹辮子之前，好幾十年裡都過著健康不佳的日子。那都是因為他們失去了與酮體之間的連結。基本上，醫師處理的各種慢性疾病，都是攝取高醣分與加工食品造成的。

—比爾・威爾森

現在，你已經握有相當的籌碼。你的朋友、家人，甚至是醫師，很可能都想知道你為什麼要採用這種飲食法。但現在只要你願意放手一搏，採用生酮飲食，應該具有相當的自信能夠成為活生生的最佳範例，展現酮症美好的一切。

專家聲明

處在酮症狀態中，是迫使身體從燃燒醣分轉變為燃燒脂肪酸與酮體的新陳代謝方式。營養性酮化能夠抑制胰島素的分泌，迫使身體成為「適應脂肪」的狀態，產生各種健康方面的好處。如果能夠結合阻力訓練，營養性酮化就能夠讓身體大為不同，大幅提升整體的新陳代謝。

—多明尼克・達古斯提諾

你的生酮旅程就此展開，從此刻開始！

專家聲明

要有全方位的健康，不一定需要進入營養性酮化狀態，但營養性酮化卻能夠讓你擁有最佳的健康狀態。

—比爾・拉格科斯

健康 Smile 49

健康 Smile 49

健康 Smile 49

健康 Smile 49